全国高等中医药教育规划教材
全国中医药行业高等教育"十四五"创新教材

中医护理学

（供护理学等专业用）

主　编　叶伊琳

全国百佳图书出版单位
中国中医药出版社
·北京·

图书在版编目（CIP）数据

中医护理学 / 叶伊琳主编. --北京：中国中医药

出版社，2025.9. --（全国高等中医药教育规划教材）

（全国中医药行业高等教育"十四五"创新教材）.

ISBN 978-7-5132-9770-7

Ⅰ. R248

中国国家版本馆 CIP 数据核字第 2025UQ2423 号

中国中医药出版社出版

北京经济技术开发区科创十三街 31 号院二区 8 号楼

邮政编码　100176

传真　010-64405721

北京盛通印刷股份有限公司印刷

各地新华书店经销

开本 787×1092　1/16　印张 15　字数 347 千字

2025 年 9 月第 1 版　2025 年 9 月第 1 次印刷

书号　ISBN 978-7-5132-9770-7

定价　49.00 元

网址　www.cptcm.com

服 务 热 线　010-64405510

购 书 热 线　010-89535836

维 权 打 假　010-64405753

微信服务号　zgzyycbs

微商城网址　https://kdt.im/LIdUGr

官 方 微 博　http://e.weibo.com/cptcm

天猫旗舰店网址　https://zgzyycbs.tmall.com

如有印装质量问题请与本社出版部联系（010-64405510）

全国高等中医药教育规划教材
全国中医药行业高等教育"十四五"创新教材

《中医护理学》编委会

主　编　叶伊琳（安徽中医药大学）

副主编　徐为群（安徽中医药大学第一附属医院）
　　　　　袁亚美（安徽中医药大学）

编　委　（以姓氏笔画为序）
　　　　　占婷婷（安徽中医药大学第一附属医院）
　　　　　孙　静（安徽医科大学）
　　　　　李　娜（蚌埠医科大学）
　　　　　李丽华（安徽中医药大学第一附属医院）
　　　　　吴媛媛（安徽中医药大学第一附属医院）
　　　　　汪　静（安徽中医药大学第一附属医院）
　　　　　张凤玲（皖南医学院）
　　　　　张惠玲（安徽中医药大学）
　　　　　陈华荣（安徽中医药大学第一附属医院）
　　　　　孟亚慧（安徽中医药大学）
　　　　　徐雯洁（北京市隆福医院）
　　　　　谢　莉（安徽中医药大学第一附属医院）

编写说明

在 2018 年"安徽省首次护理学本科专业综合评估"活动中，安徽中医药大学护理学院人才培养质量成绩优异，中医护理特色显著，赢得了同行的高度认可。为进一步加强与兄弟院校之间的交流合作，促进护理本科专业的建设与发展，安徽中医药大学承担了牵头编写一部适用于西医院校护理专业学生选修中医护理学课程教材的任务。

编者们殚精竭虑，几易其稿，方克成书。本教材推崇中医文化，理论系统完整，避免语言艰涩，突出学以致用。

本书内容主要涵盖中医护理基础理论和中医护理实用技术两大部分。中医护理基础理论方面，包含了阴阳、五行、藏象、精气血津液、经络腧穴、中医诊断、方药与护理等系统内容，对中西医护理文化进行比较，阐述了中医护理原则，突出了中医理论在护理临床实践中发挥的作用。中医护理实用技术方面，介绍了刮痧、耳穴埋籽、穴位按摩、拔罐、艾灸、中药涂药、中药湿敷、中药足浴、中药热熨、穴位贴敷等十项中医护理实用技术，详细列出技术要领和评分细则，有助于学生训练和教师考核；该部分综合案例题内容丰富，旨在提高学生临证思考和辨证施护能力。

本教材不仅适用于西医院校护理学专业和其他专业学生选修中医护理学，还可以作为各综合性医院提高中医护理服务能力的培训教材，对社区养老和居家养老中的护理工作亦有实际指导作用。

本教材由安徽中医药大学叶伊琳教授组织编写，各章节具体分工如下：第一章中医护理学概述由袁亚美和张凤玲编写；第二章中医护理学的任务、内容与发展简史由袁亚美和叶伊琳编写；第三章中医基础理论与护理由袁亚美和徐雯洁编写；第四章经络学说与中医护理由叶伊琳和袁亚美编写；第五章中医诊断由徐雯洁和袁亚美编写；第六章方药与护理由张惠玲、孟亚慧、徐为群编写；第七章中医护理实用技术由徐为群、孟亚慧、汪静、李娜、陈华荣、占婷婷、张惠玲、吴媛媛、谢莉、李丽华、孙静、袁亚美编写。教材编写过程中，得到安徽中医药大学颜贵明、安徽医科大学洪静芳、蚌埠医学院谢晖、皖南医学院李远珍、合肥医健新安护理院周红等教授、专家的指导。在拍摄教学视频资料的过程中，安徽省中医院程进节、湖北省黄冈职业技术学院黄蓉、安徽三联学院钱进丽、安徽省安庆医药高等专科学校杨飞等青年护理工作者付出了艰苦努力，工作出色；图片制作方面得到叶润东老师的协助，在此一并表示感谢。

在艰苦而漫长的编写过程中，安徽中医药大学护理专业学生连年获得"麦可思"（高校系统外第三方专业机构）发布的评价最优成绩，这一佳绩激励着我们迎难而上。由于我们的知识水平和认识能力有限，书中难免存在疏漏和讹误之处，恳请师生同道及广大读者提出宝贵意见，以便进一步修订完善。

《中医护理学》编委会

2025 年 8 月

目 录

第一章　中医护理学概述 ▷▷▷

　　中医整体护理是指在观察、判断病情及护理疾病时，需要将人体局部病变与机体整体病理变化相统一，重视自然环境对人的影响，结合四时气候、地理环境、居住条件及昼夜晨昏变化等因素，制订适宜的护理计划。

　　辨证施护由辨证和施护两部分组成。所谓辨证，是将四诊（望、闻、问、切）收集的病史、症状、体征，通过分析、综合，辨清疾病的原因、性质、部位及正邪关系，进而概括、判断为某种证候。施护则是根据辨证结果，确立相应的护理原则和方法，制订护理计划及具体措施，并加以实施。辨证是施护的前提与依据，施护是护理疾病的手段和方法。

　　中医护理学秉承中医学整体观念和辨证施护的基本原则，由现代中医护理人员进一步继承和发扬，其核心为整体观念与辨证施护。中医护理原则是护理疾病时需要遵循的准则，是中医学"治则"在护理学中的延伸。治则以辨证为前提，通过探求病因、病位、病性及邪正消长，确定治疗护理的总原则。中医护理原则同样以辨证为基础，根据辨证结果确定施护原则，而护理措施是在原则指导下针对证候的具体方法。护理方法从属于护理原则，包括扶正祛邪、调整阴阳、护病求本、标本缓急、同病异护、异病同护、三因制宜等七项核心策略。

第一节　中医护理的基本原则

一、整体观念

　　所谓整体观念，即认为事物是一个整体，也就是一个系统。组成事物整体的各个要素是互相联系、不可分割的，事物与事物之间也是密切联系、相互影响的。中医护理学的整体观念正是从这一观念出发，将其研究对象"人"视为一个有机整体，既重视人体五脏六腑之间的完整统一性，又注重人与自然环境、社会环境的协调统一。

（一）人体是一个有机的整体

　　中医学认为人体是一个以心为主宰、以五脏为中心的有机整体，通过经络的联系，将各个脏腑、五官、孔窍，以及皮毛、筋肉、骨骼等组织紧密统一成一个完整的体系，故人体的各个组织、器官在结构上是不可分割的。

人体的各种功能互相协调，彼此为用。各脏腑、组织、器官都有着不同的生理功能，如心主血脉、主神志，肺主气、司呼吸等，但五脏各自的功能又都是整体活动的一个组成部分，从而决定了人体各脏腑、组织、器官在生理上是相互联系的。如心主血和肝藏血的关系，人体的血液来源于脾胃所化生的水谷精微，贮藏于肝，通过心来运行全身。心主血功能正常，则血行正常，肝有所藏；若肝不藏血，则心无所主。

人体患病时，体内的各个部分也会相互影响。如肾虚，不但肾本身的功能减退，因肾开窍于耳，故也会影响到耳，出现耳鸣、听力下降、耳聋等症状；肾与膀胱相表里，同样也会影响膀胱的功能，使膀胱固摄无力，可见尿频、遗尿等症；肾主骨，还可影响骨骼，如老年人多骨质疏松，易于骨折。

（二）人与外界环境有密切的联系

社会环境与自然环境均属于外界环境。人生活在天地之间、六合之中的自然环境内，是整个物质世界的一部分，即人和自然环境构成一个整体。因此，当自然环境发生变化时，对人体会产生相应影响，《黄帝内经》云："人与天地相应。"同时，人作为社会的产物，必然受社会环境的影响，而人的行为也会反作用于社会。《黄帝内经》提出习医者须"上知天文，下知地理，中知人事"，以此说明人与外界环境的密切联系。

1. 人和自然界的密切联系

中医古籍中有许多关于季节、昼夜、地理环境等影响人体的记载。

季节对人体的影响非常明显，木、火、土、金、水五行分别对应春、夏、长夏、秋、冬五季，人和自然万物在季节变化的影响下，相应地就有春生（春属木，主升发，草木生发，生机益然）、夏长（夏属火，主生长，其气热，草木葱郁旺盛）、秋收（秋属金，主收敛、沉降，大地秋收，草木凋零）、冬藏（冬属水，主闭藏，其气寒，天寒地冻，动物或冬眠，人或藏于室内）的适应性变化。如《灵枢·五癃津液别》记载："天暑衣厚则腠理开，故汗出……天寒则腠理闭，气湿不行，水下留于膀胱，则为溺与气。"该论述充分体现了人体生理活动与季节变化的紧密联系。

昼夜晨昏的交替是自然界阴阳消长的表现，人体在一日内也随之发生阴阳消长。《灵枢·顺气一日分为四时》说："以一日分为四时，朝则为春，日中为夏，日入为秋，夜半为冬。"人体亦产生相应变化，《素问·生气通天论》云："故阳气者，一日而主外，平旦人气生，日中而阳气隆，日西而阳气已虚，气门乃闭。"病理上，一般疾病白天病情较轻，夜晚较重。《灵枢·顺气一日分为四时》言："夫百病者，多以旦慧，昼安，夕加，夜甚……朝则人气始生，病气衰，故旦慧；日中人气长，长则胜邪，故安；夕则人气始衰，邪气始生，故加；夜半人气入脏，邪气独居于身，故甚也。"即一日四时（早晨、中午、黄昏、夜半），人体阳气遵循生、长、衰、藏的规律，病情也随之出现慧、安、加、甚的变化。

此外，地域差异对疾病的发生、发展也有影响，这将在后续章节中具体论述。

2. 人和社会关系密切

人是社会的组成部分。人能影响社会；反之，社会的变化对人的生理、心理、病理也会产生相应的影响。

首先，社会的进步与安定无疑有利于人体健康。随着社会发展，人们物质文化生活水平提高，可选择的高质量食品更为丰富；同时，随着受教育程度的提升，人们会自主选择有益于身心健康的生活方式、休闲娱乐及防病养生的方法等，因此，人类寿命随社会进步而逐渐延长。

但我们也看到，社会进步带来了一些健康隐患，如工业发展导致的噪声及水、大气、土壤污染，过度紧张的生活和工作节奏引发精神焦虑、失眠、头痛等一系列症状。

另外，社会的治与乱对人体健康的影响显著。社会安定时，人民安居乐业，生活有规律，健康有保障；社会动乱时，民不聊生，流离失所，战乱频发，瘟疫流行，健康成为奢望。

总之，中医学将人体视为以心为主宰、以五脏为中心的整体，同时认为人与外界环境也构成一个整体。这种整体观念贯穿中医学各领域，在中医护理学中得到充分体现，中医整体护理便是整体观念在临床护理中的最佳体现。

（三）中医护理的整体观

现代护理学中"整体护理"的概念是20世纪50年代由亨德森提出的，20世纪90年代在我国各地陆续被采用。其实质是以整体的人为中心，以护理程序为基础，以现代护理理念为指南，实施身心全方位的护理。护理服务的对象包括人的生理、心理和社会各个层面。由此可见，"整体护理"的思想渊源与中医护理的整体观念一脉相承。中医护理工作不仅注重对身体疾病的护理，还强调对精神心理、生活环境、社会关系等全方位的调护，既体现了中医整体观念的特点，也印证了现代医学对"健康"的定义，即健康不仅是没有疾病，还要有良好的心理和社会适应能力。

中医护理是指在观察病情和实施护理时，须将人体局部病变与机体整体病理变化统一考量，重视自然环境对人的影响，结合四时气候、地理环境、居住条件及昼夜晨昏变化等因素，制订适宜的护理计划。例如，护理口舌生疮患者时，既要重视局部病变，遵医嘱外用清热解毒药物，又要意识到"心开窍于舌"，口舌生疮多为心火亢盛、上炎的表现，临床常配以清心泻火方药；饮食护理中，嘱患者忌食油腻煎炸、辛辣刺激等助湿生热之品，宜食绿豆汤、苦瓜等清凉泻火食物；情志护理上，多与患者沟通，鼓励其保持乐观平和的心态，避免情志过激，以致"五志过极，皆能生火"，而火邪亢盛，病情反复。此外，还应注意保持病室环境整洁、安静。

二、辨证施护

辨证施护是中医护理的又一基本原则，是中医学辨证论治原则在中医护理工作中的具体应用。

辨证是施护的前提与依据，施护是护理疾病的手段，通过施护效果可检验辨证的正确性。

辨证施护时应正确看待病、证、症之间的关系。"病"是疾病的总称,"证"是疾病某一阶段的病理概括,包括病变部位、病因、病性及邪正关系,反映病理变化的本质。"症"指症状(如头痛、恶寒、咳嗽、呕吐等)。通俗而言,疾病在发生发展中受外界环境、个体生理心理及社会因素影响,会表现出不同的"证",而不同的"证"又有不同的"症状"表现。辨证的核心是对"证"的分辨。

运用中医护理患者时,应辨病与辨证相结合。如发热、恶寒、头身痛、脉浮的患者,初诊为感冒(病),但因致病因素、机体反应性不同,又分为风寒感冒与风热感冒两种证候。辨清证型须"四诊合参",除上述症状外,还需要询问发热与恶寒的轻重,通过舌诊观察苔薄白或薄黄,脉诊判断脉象浮紧或浮数,综合分析后准确辨证,再确定施护方案。风寒感冒遵循"寒者热之"原则,采取避风寒、保暖措施,室温宜高,饮食给予豆豉汤、生姜、红糖等辛温解表之品;风热感冒则"热者寒之",室温宜低,饮食给予绿豆汤、西瓜、苦瓜等清热生津的凉性食物。

在临床,同一种病可包含不同的证,不同病也可能出现相同的证,因此,可在辨证施护的指导下采取"同病异护"或"异病同护"。

由此可见,中医护理不仅着眼于"病"的异同,更着眼于"证"的区别,即"证同护亦同,证异护亦异"。这是因为"证"的概念包含病机,针对疾病发展中不同质的矛盾采取不同的护理方法,这正是辨证施护的实质。

第二节 中医护理策略

一、扶正祛邪

疾病的发生、发展过程,从邪正关系来说,即正邪斗争的过程。正邪力量的消长盛衰,决定着疾病的发展和转归。邪胜于正,则病进;正胜于邪,则病退。因此,治疗和护理疾病的根本目的,就在于扶助正气、祛除邪气,改变邪正双方的力量对比,促使疾病痊愈、机体康复。

(一)扶正祛邪的基本概念

扶正,就是使用扶助正气的各种治疗和护理手段,如药物、气功、药膳、锻炼、养生等,增强体质,提高机体的抗病能力,以达到战胜疾病、预防疾病的目的。扶正主要适用于单纯正气虚而无外邪,或邪气不盛的虚证,即所谓"虚则补之"。应根据病症不同,分别采用益气、养血、滋阴、助阳等相应的护理措施。如患者气虚乏力,首先嘱其减少活动量,多休息以保存体力;同时适当安排业余文娱生活,帮助其摆脱患病期间的紧张、焦虑等负面情绪,以扶助正气;饮食上,多食用补气养血、滋阴温阳的食物,如大枣、花生、桂圆、甲鱼、黑木耳等。

祛邪,就是排除或削弱病邪侵袭和损害的一种治疗及护理手段,包括解表、攻下、利水、消导、破血逐瘀、豁痰等治疗与护理方法。祛邪适用于以邪实为主而正气未衰的实性病证，邪去则正安。由于邪气所在部位不同，祛邪方法也不同，如外感寒邪病证，用发汗解表法促使寒邪外出，具体方法包括：起居避风寒、注意保暖；汤药宜温热服，服后盖被、啜稀粥以助药力，推动祛邪外出。

（二）扶正祛邪的临床运用

1. 扶正祛邪在临床运用中应遵循的三个原则

一是虚证宜扶正，实证宜祛邪；二是根据邪正盛衰及双方在疾病过程中的主次地位，决定运用方式的先后与主次；三是注意扶正不留邪，祛邪勿伤正。例如，表证、病证在用汗法祛邪时，应以周身微微汗出为度，切忌大汗淋漓而伤正。

2. 扶正与祛邪的运用方式

（1）单独使用　单独使用扶正的方法，适用于纯虚证、正虚邪不盛等以正虚为主要矛盾的病证；单独使用祛邪的方法，适用于纯实证、邪盛正不虚等以邪盛为主要矛盾的病证。

（2）合并使用　扶正与祛邪合并使用，适用于虚实夹杂的病证。由于病理矛盾有主次之分，联合应用时亦须分主次。

（3）先后使用　该方式适用于虚实夹杂证。通常有先扶正后祛邪和先祛邪后扶正两种方法。先扶正后祛邪，适用于正虚邪实，以正虚为主的病证。由于正气过于虚弱，若兼以攻邪，则反而更伤正气，故应先扶正而后祛邪。先祛邪后扶正，适用于虽然邪盛正虚，但正气尚能耐攻，或同时兼顾扶正反而会助邪生长的病证，故应先祛邪后扶正。

二、调整阴阳

调整阴阳是指纠正疾病过程中机体阴阳的偏盛偏衰，损其有余而补其不足，恢复和重建人体阴阳的相对平衡。阴阳的相对平衡维持着人体正常的生命活动，当这种平衡被打破，人体就会出现相应的病理变化，这被认为是疾病发生、发展的内在根据。因而调整阴阳是临床治疗及护理疾病的一条基本策略。

（一）损其有余

损其有余，又称损其偏盛，是指阴或阳一方偏盛有余的病证，应当采用"实则泻之"的方法来治疗及护理。例如，阳偏盛表现出的阳盛而阴相对未虚的实热证，应采用热者寒之、清泻阳热的方法治疗及护理，如病室选择凉爽通风，服药温度宜凉服或微温服，避免情绪过激，饮食上辅以西瓜汁、梨汁、藕汁、绿豆等清热生津之品，以泻阳热之火。

（二）补其不足

补其不足，又称补其偏衰，是指阴或阳偏衰不足的病证，应当用"虚则补之"的方法来治疗及护理。对阴虚、阳虚、阴阳两虚的病证，用滋阴、温阳、阴阳双补进行调理。常用的方法如下。

1. 阴阳互制的补虚方法

（1）滋阴以制阳　对于阴液不足，无以制约阳热，阳热相对偏亢的虚热证，采用滋阴的方法，使阴液复而虚热自退，又称为"阳病治阴""壮水之主，以制阳光"。临床所见阴虚内热所致的五心烦热、盗汗等症，饮食护理上以银耳、百合、甲鱼等滋阴清热之品养阴生津。

（2）扶阳以制阴　对于阳气不足、阴寒之气相对亢盛的虚寒证，用温补阳气的方药，使阳气复而阴寒自消，又称为"阴病治阳""益火之源，以消阴翳"。

2. 阴阳互济的补虚方法

根据阴阳互根原理，治疗阳偏衰时，在扶阳方中适当配伍滋阴药物，使"阳得阴助而生化无穷"，称为"阴中求阳"；治疗阴偏衰时，在滋阴方中适当配伍扶阳药物，使"阴得阳升而泉源不竭"，称为"阳中求阴"。

3. 阴阳双补

阴阳双补适用于阴阳两虚证，临床多见于慢性病后期。运用时须分清主次而双补：阳损及阴者，应在充分补阳的基础上配伍滋阴之剂；阴损及阳者，应在充分滋阴的基础上配伍温阳之品。此外，若出现阴阳亡失，亡阳者重在益气回阳固脱，亡阴者当以益气救阴固脱之法急救。

三、护病求本

治病求本，是指在治疗疾病时，必须寻求疾病的本质，针对其本质进行治疗。所谓护病求本，即治病求本在中医临床护理中的应用。

《素问·阴阳应象大论》说："治病必求于本。""本"与"标"相对而言，具有多种含义。以正邪来说，正气为本，邪气为标；以病因和症状而论，病因为本，症状为标；以病变部位来分，内脏为本，体表为标；以发病先后来说，旧病、原发病为本，新病、继发病为标。在临床只有充分收集疾病各方面的信息，并在中医基础理论的指导下综合分析，才能准确判断疾病的标本情况，找出疾病的根本原因，并针对其"本"确立恰当的治疗护理方法。如头痛可分为外感、内伤等类型，而内伤头痛又可由血虚、血瘀、痰湿等多种原因所致，因而治法和护理方法各不相同。只有护病求本，才能达到疗效。

在疾病发生、发展的过程中，病情变化多端，会出现病情表现与疾病本质一致的情况，也会出现病情表现与疾病本质不一致的情况，基于"护理必求于本"的原理，故有正护法与反护法之分。

1. 正护法

正护法，又称为逆证护理法或逆护法，是指疾病的临床表现与本质相符时所施行的治疗护理方法。"逆"指的是逆其证候性质而治疗护理。正护法是临床最常用的方法，主要有以下四种。

（1）寒者热之　寒性病证表现出寒象，用温热性质的方法治疗护理，称为"寒者热之"，即以热治寒。如寒证患者护理时应注意保暖，室温宜高，选向阳病室，中药温热服，饮食以性温之品为主，忌生冷。

（2）热者寒之　热性病证表现出热象，用寒凉性质的方法治疗护理，称为"热者寒之"。如表热证采用辛凉解表之法，里热证采用苦寒攻里之法等。

（3）虚则补之　虚损病证表现出虚候，用补益类方法治疗护理，称为"虚则补之"。如阳气虚衰，采用温阳益气之法；阴血不足，采用滋阴养血之法等。

（4）实则泻之　邪实病证表现出实证征象，采用攻邪泻实的方法治疗护理，称为"实则泻之"。如瘀血证采用活血化瘀之法，火热毒盛采用清热解毒之法等。

2. 反护法

反护法，又称为从证护理法或从护法，是指顺从疾病外在假象性质而施行的一种治疗护理方法。因其采用的方药性质及方法与证候假象的性质相同，故称为从治法，在护理学领域，称为从护法。它适用于疾病征象与本质不完全一致的病证。由于某些复杂重症的临床表现与本质相比，常有寒热或虚实的真象与假象并存的情况，故常用的反护法主要有以下四种。

（1）寒因寒用　寒因寒用指用寒凉药物及护理方法治疗具有假寒征象的病证，又称以寒治寒，适用于真热假寒证。如热厥证，患者既有壮热、烦渴饮冷、小便短赤等里热征象，又出现四肢厥冷、脉沉等假寒之象，其本质为阳热内盛、格阴于外。治疗护理时需抓住热盛的本质，给予寒凉药物及以清热降温为主的护理，使热退而假寒象自消。

（2）热因热用　热因热用指用温热药物及方法治疗护理具有假热征象的病证，简称以热治热，适用于真寒假热证。即阴寒内盛，格阳于外，患者虽有下利清谷、四肢厥逆、脉微欲绝等真寒征象，却反见身热、面赤等假热之象，护理时应给予温热护理，如进食温热食物、汤药温服、室温偏高并注意保暖等。

（3）塞因塞用　塞因塞用指用补益药物及方法治疗护理具有闭塞症状的虚证，简称以补开塞，适用于真虚假实证。脏腑气血不足、功能低下可致闭塞不通，此时宜针对虚损的本质施以补益之法，助气血充盛、功能恢复，则脏腑健旺、通而不塞。如脾气虚致运化无力，出现脘腹胀满、纳呆、舌淡、脉虚无力等症，宜用健脾益气、以补开塞的护理法，如进食山药粥、大枣粥补中气，配合针灸推拿以振奋脾气，使脾健运则腹胀自消。

（4）通因通用　通因通用指用通利药物及方法治疗护理具有通泄症状的实证，简称以通治通。如瘀血停滞所致的崩漏，表现为子宫出血淋漓不断或突然量多、夹血块、经色紫暗、腹痛拒按等，临床多采用活血化瘀法治疗，护理上可予热敷小腹、温经通络等温热护理法，同时进食温热食物，以达"通因通用"之效。

综上所述，无论正护法还是反护法，均以疾病本质为依据，虽方法各异，但始终遵循"护理必求于本"的原则。

四、标本缓急

分清疾病的标与本，有利于从复杂的疾病矛盾中找出并处理其主要矛盾或矛盾的主要方面。从护理而言，总以护本为要务，但若疾病发展到不同阶段，受多种因素影响，病情会出现轻重缓急的不同表现，因此护理时需要了解疾病全过程，综合分析，透过现象把握本质，再配合治疗，采用"急则护其标，缓则护其本，标本俱急则宜标本兼护"的护理策略。这是针对疾病不同矛盾的灵活处理原则，同样是以疾病本质为核心。

1. 急则护其标

急则护其标，指当标病危急时，若不先治（护）标病，将危及生命或影响本病整体治疗的方法。如溃疡患者出现呕血、便血时，护理上应做好止血及防血脱的抢救准备；哮喘发作时，应给予患者端坐位、吸氧等止喘护理。病程中常见的高热、剧烈呕吐、剧痛、大出血、尿闭、抽搐、喘促、昏迷、虚脱等危重症状，均须急则治（护）其标，否则可能危及生命。

2. 缓则护其本

缓则护其本，指标病不急或已妥善处理时，治疗护理的重点针应对疾病的本质。临床治（护）本时，标病可随之缓解，多见于慢性病或恢复期患者。故护理上应注重精神情志调摄，加强锻炼，增强体质，辅以合理食疗等。

3. 标本兼护

标本兼护，指标病与本病俱急时的治疗护理原则。如气虚患者复感外邪而感冒，气虚为本、外邪为标，单纯祛邪易伤正，此时宜扶正祛邪、标本同治（护）。

五、同病异护，异病同护

在临床，一种疾病可包含几种不同的证候，不同疾病在发展过程中也可能出现同一证候，治疗护理时不仅要辨病，更应辨证，以证候为依据确定施治与施护方法，形成了中医学特有的"同病异护"和"异病同护"理念。这种针对疾病发展过程中不同质的矛盾采用不同方法解决的治疗护理理念，是辨证施治（护）的精神实质。

1. 同病异护

一般情况下，同一疾病通常应采用相同的治疗护理方法，但因病因、病理发展阶段或个体反应的差异，同一种疾病也可辨证为不同证候，治疗及护理措施也应随之调整，此称为同病异护。例如，前文所述的感冒，有风寒证、风热证之分，治疗与护理的方法便不同。再如外感温热病，由于邪气入侵由表及里，会依次出现卫分证、气分证、营分证、血分证四个证候阶段，治疗上相应有解表、清气、清营、凉血之别，护理方法也各有差异。

2. 异病同护

对不同疾病发生发展过程中表现的相同证候，采取相同的方法治疗护理，称为异病同护。如直肠脱垂、子宫下垂是不同疾病，但均属中气下陷证，治疗护理上均应采用升提中气法，具体措施包括：嘱患者注意休息，避免重体力劳动，多做提肛运动；食用黄芪或党参炖母鸡、薏苡仁粥、茯苓粥以益气健脾；多食用蔬菜、水果及芝麻、花生、核桃等富含脂类及纤维的食物，保持大便通畅；针刺百会、关元以补中益气。

六、三因制宜

三因制宜包括因时制宜、因地制宜和因人制宜。天时、气候、地域、环境等因素，以及患病个体的性别、年龄、体质、生活习惯等，对疾病的发生、发展与转归均有不同程度的影响。因而在临床护理中，要全面考量，除掌握一般护理原则外，还应具体情况具体分析，把握每位患者每种疾病的共性与特性，灵活应对。根据患者所处的季节、地域及个体情况，制订差异化的护理措施。

（一）因时制宜

因时制宜是指根据不同季节的气候特点确定保健、养生、用药及护理的原则。四时气候变化对人体生理、病理均有影响，反常气候更是诱发疾病的重要因素。首先，在养生保健方面，一年四季寒暑交替，自然界与人体为适应气候变化呈现生、长、收、藏的规律，故《素问·四气调神大论》指出："所以圣人春夏养阳，秋冬养阴，以从其根，故与万物沉浮于生长之门。"所谓"春夏养阳"，即春夏两季要顺应生发特性，重视阳气的保养。如生活起居上宜夜卧早起，多晒太阳，多做室外运动；饮食上宜选辛、甘、微温之品，少食酸收之味，以助阳护阳，但应避免食用大辛大热之物；情志上应契合春夏升发之性，保持乐观开朗的心态，以使肝气顺达。"秋冬养阴"则要求顺应自然界秋收冬藏的特点，重视阴精的蓄养。护理上首重防寒保暖，作息宜"早卧晚起，必待日光"，室内锻炼以"静"功为宜；饮食宜多食滋阴养血之品；情绪上引导患者自我调适，从容淡定，避免大喜大悲，以平静伏藏为顺。

同样，疾病治疗护理中也体现因时制宜。春夏季节阳气升发，人体腠理开泄，服解表药后不宜覆被或饮热饮，以免开泄太过，耗伤津液；夏季暑多夹湿，解暑的同时需要配伍化湿之品。秋冬季节人体腠理致密，阳气内敛，感受风寒证时，解表药宜热服，并可辅以热粥助药力。此外，因时制宜还需要关注季节性多发病，做好预防护理。

（二）因地制宜

因地制宜是指根据地理环境与生活习惯特点确定保健、用药及护理原则。人在不同地理环境中生存，需要调整生活习惯以适应环境。地理环境与生活习惯的差异直接影响人体生理、病理变化，故治疗与护理疾病时要充分考虑地理因素。例如，我国西北地区地高气寒，多患风寒之证，宜侧重使用温热药及风寒证的护理，慎用寒凉之剂；东南地区气候潮湿温暖，多患温热、湿热之证，护理上宜用清凉与化湿法，温热助湿之剂宜慎用。某些地方性疾病与地理环境密切相关，如瘿病（相当于地方性甲状腺肿）在西北高原地区多见，古人早在晋唐时期就提出用含碘药物（如昆布、海藻）和动物甲状腺口服治疗。《诸病源候论》记载：《养生方》云，诸山水黑土中出泉流者，不可久居，常食令人作瘿病，动气增患。"该记载说明瘿病与地区饮水有关。

（三）因人制宜

因人制宜是指根据患者年龄、性别、体质等个体特点制订适宜的治疗及护理原则。如素体阳虚者应注意避寒保暖，宜食温热滋补之品；素体阴虚有内热者，宜居清凉通风之处，给予清热生津的食品，忌食热补之物。胖人多湿易生痰，应进食清淡食品，忌食油腻甜食，以防助湿生痰；瘦人多血虚，应给予血肉有情之品以补血强身。药量方面，成人用量大于儿童；同一年龄段中，体质强壮者药量可稍大，体质虚弱者药量宜稍小。妇女有经、带、胎、产的生理病理特点，护理时应特别注意。

"三因制宜"的三个环节密切相关，因时、因地制宜强调护理不仅要关注患者，还须考虑天时、地理因素；因人制宜则强调不可孤立看待病证，须重视个体差异。如此方能更有效地实施适宜的治疗与护理措施。

七、预防为主

预防，指采取一定的措施，防止疾病的发生与发展。保健，指保养生命与健康。若想要拥有健康的身体，就要先预防疾病的发生。中医学早已认识到预防疾病的重要性，而预防疾病，亦是护理工作的任务之一。护理人员不仅要护理患者，还应做好疾病预防的宣传教育，以及预防措施的实施。

简答题

1. 何为辨证施护？
2. 简述中医护理的原则。
3. 简述病、证、症三者之间的关系。
4. 何为正护法及反护法？常用的正护法及反护法有哪些？
5. 何为同病异护？

第二章　中医护理学的任务、内容与发展简史 ▷▷▷▷

第一节　中医护理学的任务与内容

一、中医护理学的任务

中医护理学是中医护理专业的基础课程。该学科以中医药理论为指导，结合预防、养生、保健、康复等医疗护理活动，对患者及老年人、体弱者、儿童、残疾人等人群加以照料，同时施以独特的中医护理技术，是一门以保护、维持、恢复人类健康为目标的应用学科。它既继承了历代医家的学术思想和医疗护理经验，又汲取了现代护理学在理论与实践方面的新成就、新技术，并通过自我完善，更全面、系统、科学地服务于人类，在中医护理学中具有重要地位。中医护理学旨在探求中医理论指导下的护理方法与技术，阐明具有中医特色的护理理论，发挥其在中医基础理论与临床辨证施护之间的桥梁作用。

二、中医护理学的内容

中医护理学是一门既古老又年轻的学科，主要运用中医护理基本知识和技能，为患者、亚健康人群和有护理需求的人群提供生活护理和专科护理服务。其中中医护理技能既是中医护理中最基本的技术操作，又是患者及有护理需求的人群最需要的护理活动。

中医护理学的教学以课堂讲授和基本操作训练为主，辅以课程间见习，使学生能够在中医理论的指导下，娴熟地掌握基本操作技能，对患者进行健康指导，并结合现代护理基本知识，为人群提供优质的中医护理服务。

第二节　中医护理学发展简史

中医护理学的发展史与中医学的发展史是不可分割的。自从有了人类，有了疾病，就有了医和护的实践。医护同源，护理实践也与人类社会发展紧密相连。护理学是在人类祖先自我防护本能的基础上，通过长期的抗病斗争和劳动实践而逐渐发展起来的。中医学强调"三分治，七分养"，"七分养"的实践就是护理，中医护理学的实质就是研究这"七分养"的科学内涵。随着中医学的持续发展，中医护理学也在不断地研究、总结与进步，并逐渐走向成熟。

一、萌芽时期

萌芽时期，人类为求生存，在与自然界的抗争中必然会遭受外界伤害。人们为保护自身，负伤时会到溪流边冲洗受伤部位、清除血垢，并用草茎、泥土、树叶包扎伤口，这是最早的包扎止血法；不慎骨折时，用树枝固定患处；为消肿散瘀止痛，对四肢跌打损伤处进行按揉，形成了最原始的按摩术；遇皮肤发痒，便用舌头舔或涂抹唾液；为避免暴雨、雷击及野兽袭击，过着"穴居巢处"的生活；为防寒避邪，用兽皮或树皮制衣。

人们通过对动植物的长期观察与尝试，逐渐懂得哪些动植物可充饥或治病，哪些会致病或中毒。如《史记·补三皇本纪》记载："神农氏……以赭鞭鞭草木，始尝百草，始有医药。"《淮南子·修务训》云："神农……尝百草之滋味，水泉之甘苦，令民知所避就。当此之时，一日而遇七十毒。"这样便逐渐形成了中草药的内服、外敷，以及对动物内脏、骨骼、甲壳等的运用。

在中医护理技术方面，《史记·扁鹊仓公列传》和《五十二病方》分别记载了热熨和针刺，这些是最早的中医护理技术。出于母爱的本能，妇女在操持家务、照料老幼病残、促进健康等方面发挥了重要作用，前述的按摩、骨折固定、止血等均源自家庭护理，此即中医护理的萌芽。

二、夏商至春秋时期

夏商至春秋时期，随着生产发展、科技进步和文化发展，这一时期的医药卫生有了较大进步，医学逐渐摆脱宗教羁绊，开始走独立发展的道路。例如，医学分科、专职医生的出现、最早的医政制度的建立等。《周礼·天官》记载的医事制度中，医师（卫生行政官员）之下设有士、府、史、徒等专职人员，"徒"兼有护理职能，负责看护患者。

在个人卫生方面，洗脸、漱口、洗手、洗脚、沐浴和洗涤食具等卫生习惯开始形成。在环境卫生方面，民宅周围清理污水、洒扫居处、灭虫等保持环境整洁的意识有所提高。在饮食卫生方面，随着食物种类的丰富，人们不再满足于充饥，已具备调养和治疗的意识，如《周礼·天官冢宰下》载："以五味、五谷、五药养其病。"同时，《周礼·天官冢宰下》载："凡疗疡，以五毒攻之，以五气养之，以五药疗之，以五味节之。凡药，以酸养骨，以辛养筋，以咸养脉，以苦养气，以甘养肉，以滑养窍。"在情志方面，指出过度的情志活动会导致疾病，如《黄帝内经》云"怒伤肝""喜伤心""忧伤肺""思伤脾""恐伤肾"。在流行病和传染病预防方面，《周礼·天官冢宰下》指出："四时皆有疠疾，春时有痟首疾，夏时有痒疥疾，秋时有疟寒疾，冬时有嗽上气疾。"为保护自身免受感染，人们有意识地远离传染源，这是"隔离"防疫最原始的措施。

三、战国至东汉时期

战国至东汉时期（公元前 475—公元 220），科学文化较为发达，这一时期社会经济、科学文化的发展，为中医学理论体系的逐步形成奠定了基础。大量中医护理内容散见于各类医学著作中，虽未被系统总结和整理，但已为中医护理学的形成奠定了基础。

（一）《黄帝内经》与中医护理学

《黄帝内经》包括《素问》和《灵枢》两部分，是我国现存最早、最完整的医学古籍。其基本观点包括整体观、阴阳平衡观、正邪相争理论、预防观。尤其值得注意的是，《黄帝内经》的正邪相争理论作为中医基础理论的重要组成部分，其形成时间比 19 世纪英国南丁格尔提出的"患者自身能力治愈伤病"理念早两千多年。南丁格尔指出，只有患者的自身能力，才能治愈伤病。《黄帝内经》对护理的多个方面均有论述，如饮食起居调摄、情志护理、急症护理、用药护理、音乐护理等。

1. 天人相应与生活起居护理

在自然界中，天地人三者是相应的。《庄子·达生》曰："天地者，万物之父母也。"《易经》中强调三才之道，将天、地、人并立起来，并将人放在中心地位，这就说明人的地位之重要。天有天之道，天之道在于"始万物"；地有地之道，地之道在于"生万物"。人不仅有人之道，而且人之道的作用就在于"成万物"。《黄帝内经》的天人相应论指导着人们的起居调摄。《灵枢·五癃津液别》说："天暑衣厚则腠理开，故汗出……天寒则腠理闭，气湿不行，水下留于膀胱，则为溺与气。"该论述指出，夏天腠理开泄，汗出而保持正常体温，适应外界的天暑地热；冬天腠理密闭，气涩不能外达，津液不能发泄为汗，故下流膀胱为溺与气，以此保津蓄温，适应外界的天寒地冻。《素问·移精变气论》说："动作以避寒，阴居以避暑。"在寒冷的季节，适量参加活动，有助于机体产生热量以避寒；在暑热的季节，在阴凉处休息，具有避暑的作用。

《素问·四气调神大论》指出："夫四时阴阳者，万物之根本也，所以圣人春夏养阳，秋冬养阴，以从其根，故与万物沉浮于生长之门。"该论述提醒人们应顺应四时气候，做好起居调摄，避免疾病的发生。

《素问·生气通天论》说："故阳气者，一日而主外，平旦人气生，日中而阳气隆，日西而阳气已虚，气门乃闭。"此言用以说明机体一天之中的不同生理情况。《灵枢·顺气一日分为四时》说："朝则人气始生，病气衰，故旦慧；日中人气长，长则胜邪，故安；夕则人气始衰，邪气始生，故加；夜半人气入脏，邪气独居于身，故甚也。"此言用以说明机体一天之中的不同病理情况。这与西医学中医生早晚查房、护士晨间护理及晚间护理的道理是一致的。

《素问·上古天真论》说："其知道者，法于阴阳，和于术数，食饮有节，起居有常，不妄作劳，故能形与神俱，而尽终其天年。"即懂得养生和护理知识的人，效法天地阴阳、四时变化，遵从饮食有节、作息有常度、不过度操劳等养生调摄方法，就能使形体和精神健旺。

2.《黄帝内经》与饮食护理

《素问·平人气象论》曰："平人之常气禀于胃。胃者，平人之常气也。人无胃气曰逆，逆者死。"《素问·脏气法时论》云："毒药攻邪，五谷为养，五果为助，五畜为益，五菜为充，气味合而服之，以补精益气。"这些论述都说明了胃气的重要性。《黄帝内经》对疾病饮食宜忌亦做了较详细的论述，如《灵枢·五味》云："脾病者，宜食粳米饭、牛肉、枣、葵；心病者，宜食麦、羊肉、杏、薤；肾病者，宜食大豆黄卷、猪肉、栗、藿；肝病者，宜食麻、犬肉、李、韭；肺病者，宜食黄黍、鸡肉、桃、葱。"《素问·宣明五气论》云："肝病禁辛，心病禁咸，脾病禁酸，肺病禁苦，肾病禁甘。"《素问·脏气法时论》云："病在脾……禁温食饱食，湿地濡衣。"《素问·脏气法时论》亦云："病在肺……禁寒饮食寒衣。"这些论述均运用五行学说指导人们进行饮食护理。

3.《黄帝内经》与情志护理

《黄帝内经》对情志护理给予了高度重视，认为情志关系到疾病的发展、预后，情志刺激太过可导致人体气血失调、气机失调、脏腑功能紊乱，诱发或加重疾病，如"怒则气上""喜则气缓""悲则气消""恐则气下""惊则气乱""思则气结"等。《素问·汤液醪醴论》提出："精神不进，志意不治，故病不可愈。"《灵枢·师传》指出："未有逆而能治之也，夫惟顺而已矣。顺者，非独阴阳脉论气之逆顺也，百姓人民皆欲顺其志也。"该论述强调应了解患者的心理状态，尽量顺从患者意愿。顺从患者之所愿，以取得其合作，是施行各种治疗护理的前提。但对骄恣纵欲、不遵守疾病禁忌的患者，《灵枢·师传》提出"禁之则逆其志，顺之则加其病"，认为此时应"告之以其败，语之以其善，导之以其所便，开之以其所苦"。这种开导教育的方法，对现代护理学的心理护理仍有深远影响。

4.《黄帝内经》与病情观察

《黄帝内经》的脏腑学说指导着中医护理的辨证观察。《素问·玉机真脏论》对脏腑之间的关系有较详细的叙述。例如，在临床护理中，若患者见头晕目眩、手足发麻，多为心血不足、肝失濡养，易致肝阳上亢，正所谓"肝受气于心"；若患者出现水肿，多与脾、肺、肾等脏腑功能相关，其中与脾脏的关系尤为密切；若患者出现目黄（白睛黄染），多与肝胆疏泄失常有关。这些均体现了脏腑与全身组织器官的联系，对指导辨证观察具有重要意义。

5.《黄帝内经》与护理诊疗技术

《黄帝内经》中记载的中医护理技术丰富，如针灸、推拿、刮痧、敷贴、热熨等。《素问·异法方宜论》中记载了多种护理技术，如九针、灸焫、导引、按摩等。九针的形制为后世针具发展奠定了基础，后世在此基础上逐渐发展出毫针、三棱针、梅花针等针灸针具。从中医针具发展的角度而言，《黄帝内经》的九针理论为针刺技术的革新提供了源头。经络学说与现代中医穴位注射法相结合，形成了如今的水针疗法。

《黄帝内经》中的"熨法"，后逐渐发展为药熨、烫熨、针熨、酒熨、铁熨、土熨等。热熨法分为干熨与湿熨，其技术原理与现代科学结合，衍生出光疗、电疗、磁疗及激光点穴等疗法，这些均以经络学说为理论基础。又如《灵枢·痈疽》详细记载了药物熏蒸的护理方法，其原理与现代蒸汽治疗机、熏洗治疗机一致。

6.《黄帝内经》与音乐疗法

具有中医特色的音乐疗法是五音疗法。五音疗法首见于《黄帝内经》，是根据宫、商、角、徵、羽五种调式的特性与五脏、五志的关系来选曲编排，进行治疗。《灵枢·五音五味》中详细记载了宫、商、角、徵、羽五种调式调治疾病的内容，《素问·金匮真言论》则提出了这五音的具体应用。例如，宫调式乐曲风格悠扬沉静、淳厚庄重，有如"土"般宽厚结实，可入脾。若思虑过度伤脾，可用角调式乐曲（对应肝，属怒）的亢奋使之疏泄，以"怒胜思"治过思；商调式乐曲风格高亢悲壮，具有"金"之特性，可入肺。若过忧伤肺，可用徵调式乐曲（对应心，属喜）的欢快旋律使之愉悦，以"喜胜忧"治过忧；角调式乐曲描绘了大地回春、万物萌生、生机盎然的意境，曲调亲切爽朗，具有"木"的特性，可入肝。若过怒伤肝，可用商调式乐曲（对应肺，属悲）的悲凉使之哀伤，以"悲胜怒"治过怒；徵调式乐曲旋律热烈、欢快轻松，构成层次分明、情绪欢畅的氛围，具有"火"之特性，可入心。若过喜伤心，可用羽调式乐曲（对应肾，属恐）的沉郁使之惊恐，以"恐胜喜"治过喜；羽调式音乐风格清冽、凄切哀怨、苍凉柔润，如天垂晶幕、行云流水，具有"水"之特性，可入肾。若过恐伤肾，可用宫调式乐曲（对应脾，属思）的和缓使之思索冥想，以"思胜恐"治过恐。

因此，中医音乐疗法并非随意播放音乐，而是通过辨证论治编排曲目，以达到预期疗效。

7.《黄帝内经》与急症护理

《黄帝内经》虽无专篇论述急症，所论急症多散见且不成系统，但某些篇章已在一定程度上将急症进行了归纳分类。其中，《素问·至真要大论》中的"病机十九条"以病机统摄诸急症的方法最为重要。该方法将六淫病邪属性、致病特点与五脏生理功能、病理变化及疾病临床表现紧密结合，浑然一体，不仅起到提纲挈领、由博返约的作用，还有助于判明急症的病因、病机，确定病性和病位。

对于急症预后的判断，重在观察神气的得失与胃气的有无。正如《素问·移精变气论》所言："得神者昌，失神者亡。"失神往往意味着正气衰竭，进而导致神明散乱，为病情危重之征象。

（二）《伤寒杂病论》与中医护理学

张仲景所著的传世医学著作《伤寒杂病论》，是我国最具影响力的临床医学巨著之一。该书后被整理为《伤寒论》和《金匮要略》两部分，为中医护理技术增添了许多新的内容。

1. 首创药物灌肠法

《伤寒论·辨阳明病脉证并治》中记载，针对津枯肠燥、大便秘结者，可用"蜜煎导法"通便，或取竹管插入猪胆囊内，将猪胆汁灌入直肠以排出宿便。此方法逐渐发展为现代各种灌肠法，广泛应用于内外妇儿不同病症的治疗。

2. 开展复苏术

《金匮要略·杂疗方第二十三》中详细记载了类似人工呼吸、胸外心脏按压的急救技术，以及抢救自缢、溺死患者的具体操作，成为世界上最早记载心肺复苏技术的文献。如对自缢者的救助，其言："徐徐抱解，不得截绳，上下安被卧之；一人以脚踏其两肩，手少挽其发，常弦弦勿纵之；一人以手按据胸上，数动之；一人摩捋臂胫，屈伸之，若已僵，但渐渐强屈之，并按其腹。如此一炊顷，气从口出，呼吸眼开，而犹引按莫置，亦勿苦劳之。"这是迄今已知世界上最早且清晰详细的胸外心脏按压等复苏技术的记载，早于西方一千多年。书中复苏方法包含以下急救技术。

（1）体位　平卧，"安被卧之"。

（2）畅通气道　一人登肩挽发，使患者头部后仰，颈直咽开，气道通畅。

（3）胸外心脏按压　另一人手按患者胸部，频频压动。

（4）压胸抬臂通气　在胸外按压的同时，再由一人使患者屈臂，舒展胸廓，以助呼吸。

（5）腹部揉按　通过按揉腹部推动膈肌上移，增加横膈运动以辅助通气。

（6）持续复苏　上述复苏技术，既体现了多人协作（三人以上），又强调了复苏的持续性。即不可任意中断心脏按压等措施，需要至少坚持一顿饭的功夫，直至抢救成功。

3. 发展中药用药法，确立了辨证施护原则

《伤寒论·辨太阳病脉证并治》中桂枝汤的用法，从煎煮、服药方法、服药后反应观察、药后注意事项、处理措施及饮食宜忌等方面均有详细记载。如服药后需要"啜热稀粥一升余，以助药力"，并"温覆令一时许，遍身漐漐，微似有汗者益佳"，同时强调治疗期间"禁生冷、黏滑、肉面、五辛、酒酪、臭恶等物"。

此外，《伤寒论》对用药时间提出严格要求："凡作汤药，不可避晨夜……如或差迟，病即传变。虽欲除治，必难为力。"这与现代护理学的用药时间管理理念一致。《伤寒杂病论》中不仅包含丸、散、膏、丹等剂型的服药护理，还记载了多种护治一体的疗法，如治百合病的洗身法，治狐惑病的熏洗法、烟熏法，治咽痛的含咽法（后世雾化吸入疗法的雏形）。在服药方法上，《金匮要略》明确指出治疗肠痈的大黄牡丹汤宜"顿服"（一次性较快服完），坐浴法、外掺法、灌耳法、吹鼻法等外用药护理至今仍在临床应用。

张仲景提出的汗、吐、下、和、温、清、补、消八法的护理要点，亦是辨证施护体系的重要组成部分。

4. 强调饮食护理中的禁忌原则

《金匮要略》在饮食护理方面已有专篇论述，如"禽兽鱼虫禁忌并治""果实菜谷禁忌并治"等。书中对禽兽鱼虫及果实菜谷的禁忌，涵盖了脏腑病食忌、四时食忌、冷热食忌、妊娠食忌及饮食配伍禁忌等，并明确指出饮食护理也应辨证施护，即"所食之味，有与病相宜，有与身为害，若得宜则益体，害则成疾"。在饮食卫生方面，书中告诫"秽饭、馁肉、臭鱼，食之皆伤人""梅多食，坏人齿""猪肉落水浮者，不可食""肉中有如朱点者，不可食之"等。

5. 发明药物舌下含服

张仲景在《金匮要略·杂疗方第二十三》中言："气闭不通，故静而死也。"并附："用菖蒲屑，纳鼻两孔中，吹之，令人以桂屑着舌下。"《医宗金鉴》注曰："桂着舌下，是通心神、启阳气也。"所谓"以桂屑着舌下"，即取肉桂末置于患者舌下，利用肉桂辛温芳香走窜之性，开心窍，通心阳，从而使患者得以苏醒。

（三）《神农本草经》与用药护理

《神农本草经》是现存最早的药物学专著，对战国至东汉时期的药物学知识和用药经验作了系统的总结。它根据药物的性能，把药物分为上、中、下三品。指出上品"为君，主养命以应天，无毒，多服、久服不伤人"；中品"为臣，主养性以应人，无毒、有毒，斟酌其宜"；下品"为佐使，主治病以应地，多毒，不可久服"。该书较系统地概述了君、臣、佐、使、七情配伍、四气五味等药物学理论，特别在药物配合应用中提出了"七情配伍"学说，其云："药有阴阳配合，子母兄弟，根茎花实，草石骨肉。有单行者，有相须者，有相使者，有相畏者，有相恶者，有相反者，有相杀者。凡此七情，合和视之。当用相须、相使者良，勿用相恶、相反者。若有毒宜制，可用相畏、相杀。不尔，勿合用也。"书中十分清楚地指出临床用药要配合得宜，有的药物相配能起协同作用而增效，有的相配则减轻或抑制对方的毒性反应，有的则为配伍禁忌，因此这些理论在临床用药中具有重要的指导意义。《神农本草经》还论述了一系列用药原则，如"欲疗病，先察其源，先候病机""疗寒以热药，疗热以寒药，饮食不消以吐下药，鬼疰蛊毒以毒药，痈肿疮瘤以疮药，风湿以风湿药，各随其所宜"。对有毒性作用的药物，则要特别谨慎，强调必须从小剂量开始，逐渐增加剂量，以免造成药物中毒的严重后果。作为护理人员，正确掌握用药的剂量、禁忌、不良反应及用药后的效果观察等基本知识非常重要。

（四）华佗与中医护理学

东汉杰出的医家华佗发明了全身麻醉剂——麻沸散，并将其应用于外科手术中，为外科学和外科护理学的发展作出了巨大贡献。在养生保健方面，他认为："人体欲得劳动，但不得使极耳。动摇则谷气得消，血脉流通，病不得生，譬如户枢终不朽也。(《后汉书·方术列传》)"体育锻炼可以帮助消化、调理气血、增强体质、预防疾病。他倡导的"五禽戏"是在古代导引方法的基础上模仿虎、鹿、猿、熊、鸟五种动物的动作，把医疗、护理、体育有机地结合起来，开创了我国健身气功的先河。

四、魏晋南北朝时期

魏晋南北朝时期（220—589），中国虽经历了长期的分裂和频繁的战争，但文化与科学技术却有长足的进步。

（一）《脉经》与中医护理学

这一时期，在医学领域，王叔和所著的《脉经》成书。该书深入阐明了脉理，将脉、证、治相结合，把脉象归纳为24种，系统分析了各种杂病及妇人、小儿的脉证，同时改进了寸、关、尺的诊脉方法，为中医护理辨证施护提供了可靠的依据。此时期亦是中医护理理论与专科护理逐步全面发展的重要阶段。

（二）《肘后备急方》与中医护理学

东晋葛洪所著的《肘后备急方》，又称《肘后救卒方》，是集中医急症急救、传染病防治及内、外、妇、五官、精神、骨伤等各科病症论述之大成的典籍。该书对护理方面的贡献如下。

1. 急救方面

书中载有关于"自缢死""卒中恶死方"的内容，其言："捧两手忽放之，须臾，患死人自当举手捞人，言痛乃止。"其意为通过活动上肢扩胸以恢复呼吸。该书云另一法为："以热血沥口中，并以竹筒吹其下部，极则易入，气通下即活。"这些记载符合现代急救原则。

2. 饮食调护

该书对腹水患者的饮食，有较明确的规定，其言："勿食盐，常食小豆饭、饮小豆汁，鲤鱼更佳也。"

3. 小便失调的护理

古人认为小便不通为外格。该书提出"小便不通，土瓜根捣汁，入少水解之，筒吹入下部"。这些记载是目前可见的最早的中医导尿术文献。尽管文中"吹入下部"未明言前阴，但据"前后吹之取通"可推断"下部"即尿道口，"筒"为导尿工具。该法通过导管将黏稠液体注入尿道，借助液体扩张作用形成膀胱与尿道的液体通道，从而引出尿液，是我国医学史上导尿术的最早记载。

4. 疾病的预防与治疗

该书提出用白纸染尿法鉴别黄疸，成为现代实验诊断和病情观察的先例。此外，南北朝时期龚庆宣所著的《刘涓子鬼遗方》，是我国现存较早的外科学专著。书中记载，腹部外伤肠管脱出还纳时，需要保持环境清洁安静，注意外敷药干湿并及时更换；强调腹部开放性创伤术后"十日之内，不可饱食，频食而宜少，勿使病人惊"，注重饮食与情志护理；书中"黄父痈疽论"要求痈疽患者"绝房室，慎风冷，勿自劳动"。以上论述，进一步充实了中医外科护理的内容。

五、隋唐五代时期

隋唐时期（581—907）是中国封建社会的繁荣阶段。这一时期统治者直接参与医学领域的领导和组织工作，采取了一系列促进医学发展的重大政策与措施。临床医学专科化的发展，使中医护理学得到进一步充实与提高，医学界总结了大量专科护理经验。

（一）《诸病源候论》与中医护理学

巢元方所著的《诸病源候论》，是中国最早的论述以内科为主的各科疾病病因和证候的专著。该书总结了隋以前的医学成就，对临床各科病证进行了搜集、编纂，并予以系统的分类。虽然《诸病源候论》是阐述病源的专著，但对中医护理中的各种病症，尤其是病情观察有很大的补充与发展，如对中风、淋证等病症的调护。书中对温热病的病情观察记录较为详细，如《诸病源候论·温病候》中说："凡皮肤热甚，脉盛躁者，病温也。其脉盛而滑者，汗且出也。"该书提倡以脉象观察病情，认为脉直疾、脉疾而细、脉来累累等均为病情恶化的表现。对外科肠道相关手术术后的饮食护理，该书指出："当作研米粥饮之，二十余日，稍作强糜食之，百日后乃可进饭耳。饱食者，令人肠痛决漏。"对妇科患者，该书强调妊娠期间应注意饮食起居与情志调养。如《诸病源候论·妇人杂病诸候》指出乳痈多因婴儿吮吸不畅，致乳汁郁滞所致，护理时可用"以手助捻其汁，并令旁人助嗍引之"，使郁积乳汁排出而消散，该法至今沿用，仍有疗效。在急救方面，该书注重从病机角度对相似急候进行鉴别诊断，如赤疹与白疹、黄疸与急黄、伤寒厥与寒热厥等，并重视针灸急救与综合处理。此外，书中还发展了养生护理技术，如虚劳者可通过呼吸法、健身法、拗肘法等增强体质。

（二）《千金方》与中医护理学

唐代孙思邈著有《备急千金要方》，该书因"人命至重，有贵千金，一方济之，德逾于此"而命名。《千金翼方》在《备急千金要方》成书 30 年后编撰，是孙思邈补充前者内容而作，后世医家将二书合称为《千金方》。作为我国早期的临床医学百科全书，书中重视妇幼保健，强调并促进妇科、儿科独立设科，在养生、多种疾病的预防、治疗与护理方面积累了丰富的临床经验，涉及脚气病、瘿病（地方性甲状腺肿）、夜盲症、糖尿病等，以及免疫技术、咽部异物剔除技术、正骨技术、针灸技术等。

1. 妇产科的护理

孙思邈对妇人养胎、分娩及产褥期护理均有详细论述。如妊娠妇女需要居处安静；胎教方面强调禁酒及生冷食物；临产时禁止不洁之人进入产房。《备急千金要方·产难》指出："凡产妇，第一不得匆匆忙怕，旁人极须稳审，皆不得预缓预急及忧惧。忧惧则难产。"孙思邈在《备急千金要方·虚损》中论述产后护理时强调"妇人产后，百日以来，极须殷勤"，严禁"纵心犯触及即便行房"。这些护理方法对现代妇科护理仍具有实践意义。

2. 婴幼儿的护理

孙思邈收集和总结了唐代以前小儿保健防病的经验，为儿科临床护理作出了巨大的贡献。他指出："凡天和暖无风之时，令母将儿于日中嬉戏。数见风日，则血凝气刚，肌肉牢密，堪耐风寒，不致疾病；若常藏在帏帐之中，重衣温暖，譬犹阴地之草木，不见风日，软脆不堪风寒也。"对初生婴儿，他还指出："先以绵裹指，拭儿口中及舌上青泥恶血，此为之玉衡。若不急拭，啼声一发，即入腹成百病矣。"小儿沐浴后，腋窝和阴部要扑上细粉，保持干燥，以防湿疹。在母乳喂养方面，孙思邈要求限制哺乳的次数和量，提倡乳母哺乳前挤掉宿乳，认为乳母的饮食、情志、健康状况与婴儿发育密切相关，明确指出狐臭、瘿瘤、疥疮、耳聋、鼻渊、癫痫等患者不宜为乳母。随着婴儿的成长，应适当添加辅助食品。以上措施，充分体现了孙思邈对小儿护理的重视。

3. 饮食护理

孙思邈主张"先饥而食，先渴而饮，食欲数而少，不欲顿而多""淡食，食当熟嚼，使米脂入腹，勿使酒液入肠，人之当食，须去烦恼"，强调"勿食生菜、生米、小豆、陈臭物，勿饮浊酒""勿食生肉伤胃，一切肉惟须煮烂，停冷食之"。他认为进食后应"以手摩面与腹，令津液流通""行步踌躇……则食易消"。在疗护选择上，孙思邈将食疗置于药疗之前，他强调："须先洞晓病源，知其所犯，以食治之，食疗不愈，然后命药。"书中记载了多种食疗方，如食用动物肝脏治疗夜盲症，用谷白皮煎汤或煮粥，或用牛羊乳防治脚气病，食羊靥、鹿靥治疗瘿病等。

4. 预防养生保健

孙思邈以预防为主的思想，体现在生活起居、衣着、活动等方面，如"湿衣及汗衣皆不可久着""饥忌浴，饱忌沐""沐浴后，不得触风冷"等。他还主张"凡衣服、巾、栉、枕、镜不宜与人同之"。对老年人护理与养生，《千金翼方·养老大例》言："人年五十以上，阳气日衰，损与日至……情性变异，食饮无味，寝处不安。"且《千金翼方·养老大例》指出，护理时应"常须慎护其事，每起速称其所须，不得令其意负不快"。孙思邈亦总结了老年人的养生要点，其在《备急千金要方·养性序》中强调说："唾不至远，行不疾步，耳不极听，目不极视，坐不久处，立不至疲，卧不至懵。先寒而衣，先热而解。不欲极饥而食，食不可过饱；不欲极渴而饮，饮不欲过多。"《千金翼方·养老大例》说："养老之要，耳无妄听，口无妄言，身无妄动，心无妄念，此皆有益老人也。"这些内容对现代长寿养生仍具有指导意义。此外，孙思邈提倡"食毕当漱口数过，令人牙齿不败，口香"，是较早的护齿洁齿及口腔护理方法。

5. 情志调护

孙思邈提出善摄生者应"少思、少欲、少念、少事、少语、少笑、少愁、少乐、少喜、少怒、少好、少恶"，强调"莫忧思、莫大怒、莫悲愁、莫大惧"，为中医情志护理奠定了理论基础。

6. 服药护理

孙思邈指出："病在胸膈以上者，先食而后服药；病在心腹以下者，先服药而后食；病在四肢血脉者，宜空腹而在旦；病在骨髓者，宜饱满而在夜。"此外，孙思邈还详细记载了特殊药物的饮食宜忌。

7. 导尿术的使用

孙思邈在《备急千金要方》中详细记载了细葱管导尿术，其言："凡尿不在胞中，为胞屈僻，津液不通，以葱叶除尖头，内阴茎孔中，深三寸，微用口吹之，胞胀，津液大通，即愈。"该记载明确了导尿术的适应证、工具、插入深度及操作步骤，原理是通过葱管传导气体扩张尿道，迫使气体进入膀胱，导致"胞胀"，利用膀胱内压排出尿液。

其优点为操作简便、损伤小、感染率低，较1860年法国橡胶管导尿术早1200余年。需要说明的是，古印度在公元前1000年已使用金属导尿管，古希腊（公元前310—公元前250）使用"S"形导尿管，虽然时间更早，但我国葱管导尿术以纯天然工具、无创伤操作，充分体现了古代中国人的智慧。

8. 医德

《备急千金要方》中的《大医习业》和《大医精诚》专论医德，孙思邈曰："凡大医治病，必当安神定志，无欲无求，先发大慈恻隐之心，誓愿普救含灵之苦。若有疾厄来求救者，不得问其贵贱贫富，长幼妍媸，怨亲善友，华夷愚智，普同一等，皆如至亲之想。亦不得瞻前顾后，自虑吉凶，护惜身命。"他强调对患者要不分贫富贵贱，一视同仁；告诫医护人员不可以以医术作为获取钱财的手段；对危急患者要急患者之所急，想患者之所想，在医疗作风上要有德有体、仪表端庄，有高度的社会责任感。孙思邈高尚的医德一直流传后世。

（三）其他著作对中医护理学的影响

王焘所著的《外台秘要》是一部综合性的巨著，其最突出的贡献是对传染病的论述。如在伤寒、肺痨、疟疾、天花、霍乱等病情观察方面，均有较详尽的记载。对传染病的护理，提出了禁止带菌者进入产房、"不得令家有死丧或污秽之人来探"等护理探视制度。唐代孟诜的《食疗本草》总结了汉、魏、晋、隋的食物疗法，是我国现存最早的营养学专著，对中医饮食护理的发展起到了推动作月。南唐陈士良的《食性本草》，将食物和药物进行分类，并创立了食医方剂及四时饮食与调养方法，阐述了饮食护理与医疗的重要关系。

六、宋金元时期

宋金元时期（960—1368），科学技术取得突出进步，尤其是活字印刷术的发明，为医学著作的传播、整理、研究创造了条件。当时，医学界百家争鸣，各抒医理，其中就有著名的金元四大家。这一时期医学著述颇丰，如《太平圣惠方》《圣济总录》《太平惠民和剂局方》《开宝本草》《脚气治法总要》《妇人大全良方》等，在中医各专科护理方面有了全面且深入的发展，并得到高度重视。

（一）用药护理

《太平圣惠方》是一部官修中医方剂著作，北宋王怀隐等撰。《太平圣惠方》发展了中药成药的保管方法。这对现代护理学中的药物保管和使用，仍有良好的指导作用。《太平圣惠方·论服饵》指出："服饵之法，轻重不同，少长殊途，强羸各异，或宜补宜泻，或可汤可丸，加减不失其宜，药病相投必愈。若病在胸膈以上者，先食而后服药。病在心腹以下者，先服药而后食。病在四肢血脉者，宜空腹而在旦。病在骨髓者，宜饱满而在夜。凡药势与食气不欲相逢，食气消即进药，药气散即进食。"该论述明确指出药性和食气不宜同时作用，以免产生不良反应。对汤药的冷热，《太平圣惠方·论服饵》

亦有详细论述，其言："若冷，则呕吐不下，若太热，则伤人咽喉，务在用意。汤必须澄清，若浊，令人心闷不解。"对助药力的护理方法，本篇亦有完整阐述，其言："中间相去如步行十里久再服。若太促数，前汤未消，后汤来冲，必当吐逆。仍问病者腹中药消散否，乃更进服……凡饵汤药，其粥食、肉菜，皆须大熟，大熟则易消，与药相宜。若生则难消，复损药力。仍须少食菜，于药为佳。"

（二）饮食护理

李东垣所著的《脾胃论》提出了"安养心神，调治脾胃"的学术见解，高度重视对脾胃的调养和护理，认为"内伤脾胃，百病乃生"，阐发了《黄帝内经》"有胃气则生，无胃气则死"的观点。李东垣非常重视饮食、劳倦、情志三者的护理，在《脾胃论·脾胃胜衰论》中指出："饮食不节则胃病，胃病则气短，精神少，而生大热……形体劳役则脾病，脾病则怠惰嗜卧，四肢不收，大便泄泻。"李东垣在《脾胃论·脾胃虚实传变论》中说："喜怒忧恐，损耗元气，资助心火。火与元气不两立，火胜则乘其土位，此所以病也。"但在饮食、劳倦、情志三者形成的内伤病证中，李东垣认为情志常起先导作用。他在《脾胃论·摄养》中讨论饮食起居时说："夜不安寝，衾厚热壅故也，当急去之，仍拭汗；或薄而不安，即加之，睡自稳也。饥而睡不安，则宜少食；饱而睡不安，则少行坐。"该书涉及脾胃护理的还有"用药宜禁论""安养心神调治脾胃论""饮食伤脾胃论"等篇章。

忽思慧所著的《饮膳正要》是当时营养学方面的代表著作，该书提出了养生避忌、妊娠食忌、乳母食忌、饮酒避忌及各种珍奇食品的食谱，记载了大量医疗、保健饮食，包括汤剂、食疗、植物食品等。其继承了我国古代食、养、医结合的传统，全面总结并发展了饮食护理中的宝贵经验。该书十分重视饮食卫生的护理要求，提倡先饥后食，勿令食饱；先渴而饮，饮勿令过；不饱食而卧，尤其夜间不可多食；勿食不洁或变质之品；不可大醉；食毕宜用温水漱口，睡前刷牙等。可见这一时期对人体健康、饮食保健的重视。

朱震亨所著的《格致余论》中倡导"养生""节欲""茹淡"，指出"人之所为者，皆烹饪调和偏厚之味，有致疾伐命之毒"，为生活起居护理提供了理论依据。他认为有情志过极、色欲过度、饮食厚味者，常可引起"阳常有余，阴常不足"，并云："醉饱则火起于胃，房劳则火起于肾，大怒则火起于肝。"他把顾护阴精作为防止相火妄动和养生保健的主要原则，主张幼年时不宜过于饱暖；青年时期不宜早婚，婚后应节制房事；老人饮食尤当节制。他的学术思想对现代护理仍有指导意义。

寇宗奭所著的《本草衍义》指出水肿患者应"禁食盐"，这与现代护理学中对患有高血压、心血管疾病、肾病等患者应食无盐或低盐饮食的建议是一致的。阎孝忠所著的《阎氏小儿方论》详细叙述了小儿喂养方法。

（三）起居护理

蒲虔贯所著的《保生要录》是这一时期较早且较全面的生活起居护理专著。该书在衣着、进食、睡眠等方面均有较详尽的论述，其言："衣服厚薄，欲得随时合度，是以暑时不可全薄，寒时不可极温……衣为汗湿，即时易之。"蒲虔贯认为饮食不可强食强饮，不可先进热食，且随即进食冷物；进食不可太热太冷，太热则伤胃，太冷则伤筋；应避免偏食，偏食能使脏气不调。对于睡眠，蒲虔贯提倡用药枕，且"盛暑不可露卧"。《保生要录·调肢体门》介绍的"小劳之术"说："养生者，形要小劳，无至大疲。故水流则清，滞则污。养生之人，欲血脉常行，如水之流，坐不欲至倦，行不欲至劳。频行不已，然后稍缓，即是小劳之术也。"这就是简便易行、随时可行的养生保健方法，对于社区保健具有指导作用。

（四）外科护理

宋代东轩居士所著的《卫济宝书》，介绍了"五善七恶"之说，作为医家判断外科疾病善恶顺逆的标准。在"外科器械制备法"中提出对所制作的刀、钩等外科手术器械要用"桑白皮、紫藤香煮一周时，以紫藤香末藏之"，这是世界上对外科手术器械进行煮沸消毒，并用香料药粉做灭菌贮藏备用的最早文字记载。早在宋代就已有这种灭菌法的雏形，这是十分宝贵的。

齐德之所著的《外科精义·论将护忌慎法》专门论述护理宜忌，主要表现为以下六个方面。第一，该篇提出病室环境宜安静，其言："于患人左右，止息烦杂，切忌打触器物，诸恶音声，争辩是非，咒骂斗殴，及产妇、淫男，体气不洁，带酒腥膻，鸡犬乳儿，孳畜禽兽，并须远离。"第二，该篇规定了探视制度，其言："只合方便省问，不可久坐多言，劳倦患者。"第三，该篇注意情志护理，其言："勿令于患人左右，弹指嗟咨，掩泪窃言，感激病人。"第四，该篇强调饮食卫生及营养，其言："勿食……及淹浥臭陈，自死病倒之类。"第五，做好康复护理，如对外科疮疡恢复期的护理，该篇强调："疮口收敛之际，尚忌起立行步、揖待宾客……正宜调节饮食，保摄以待疮瘢平复，精神如故，气力完全。"第六，该篇指出了护理人员应具备的素质，其言："夫侍患者，宜须寿近中年，性情沉稳，勤谨耐烦，仁慈智惠。"尽管这些护理内容带有某些封建色彩，但其护理观点，从现代护理学的角度来说是科学的、实用的。

张子和所著的《儒门事亲》已有对肛肠患者护理的相关记载，其言："脱肛，大肠热甚也，用酸浆水煎三五沸，稍热，涤洗三五度，次以苦剂坚之，则愈。"该论述说明我国很早就有了坐浴疗法。

（五）妇儿护理

南宋医家陈自明所著的《妇人大全良方》，概括了妇产科的全貌。该书分篇论述了妊娠随月数服药及将息法、将护孕妇论、产前将护法、产后将护法，以及食忌、孕妇药忌等，突出了胎教的重要性，是宋代总结性的妇产科专著。《妇人大全良方·将护孕妇论》告诫人们："凡妇人妊娠之后，以至临月，脏腑壅塞，关节不利，切不可多睡，须时时行步。不宜食黏硬难化之物，不可多饮酒，不可乱服汤药，亦不可妄行针灸。须宽神，减思虑，不得负重，或登高涉险。若偶然胎不安、腰痛者，须服安胎药一二服，得安即止。"妇人临产时，《妇人大全良方·将护孕妇论》说："即扶上蓐草，切不可坐草早。务要产妇用力，存养调停，亦令坐婆先说谕之。如觉心中烦闷，可取白蜜一匙，用新汲水调下，或觉饥，即吃软饭，或粥少许，亦须预备，勿令饥渴，恐产妇无力困乏也。若不饥渴，亦不须强食。大凡生产自有时候，不可强服催产、滑胎等药。"这些护理措施，至今对妇产科护理仍有临床指导意义。

钱乙所著的《小儿药证直诀》中指出，以"浴体法"为辅助疗法治疗热病患儿，与现代护理学的温水擦浴极为相似。

七、明代

明代（1368—1644）的科学技术与文化，均取得了多方面突出的成就。明代医家进一步总结并发展了前人关于护理方面的学说。著名医药学家李时珍所著的《本草纲目》是一部药学巨著，李时珍对我国和世界医药的发展作出了杰出的贡献。他不但诊治疾病，还亲自采药，为患者煎药，甚至给患者喂药，为医者树立了无私奉献的榜样。

吴有性所著《温疫论》中的"戾气"说，是17世纪在传染病病因学上的卓越创见，反映了当时防治急性热病的丰富经验和理论知识；在护理方面，"论食""论饮""调理法"三篇专论详细论述了瘟疫的护理措施。如《温疫论·论食》言："时疫有首尾能食者，此邪不传胃，切不可绝其饮食，但不宜过食耳。有愈后数日，微渴微热，不思食者，此微邪在胃，正气衰弱，强与之，即为食复。有下后一日便思食，食之有味，当与之，先与米饭一小杯，加至茶瓯，渐进稀粥，不可尽意，饥则再与。"《温疫论·论饮》言："大渴思饮冰水及冷饮，无论四时，皆可量与……能饮一升，止与半升，宁使少顷再饮。至于梨汁、藕汁、蔗浆、西瓜，皆可备不时之需。"这与现代护理学的体液疗法观点一致。这一时期由于传染病的流行，在预防交叉感染、消毒灭菌和预防接种方面有了突破性进展。如对传染病患者的衣服用蒸汽消毒法处理，空气消毒用焚烧檀香、沉香之类的药物，既可祛除室内异味，又能净化空气。明万历年间已有不少关于种痘预防天花的记载。

陈实功所著的《外科正宗》对痈疽的病因、诊断、调治及其他外科疾病的辨证施护有系统记述，条理清楚，内容翔实。如《外科正宗·卷一》言："凡病虽在于用药调理，而又须知禁忌。先要洒扫，房内洁净……庶防苍蝇、蜈蚣之属侵之……疮愈之后，劳役太早，乃为羸症，入房太早，后必损寿，不避风寒，复生流毒。"《普济方·新生将护法》详细论述了新生儿的护理，包括用衣法、小儿啼哭与大便观察法、哺乳及哺食法、浴儿法等。薛己所著的《口齿类要》论述了口腔护理法，《内科摘要》则补充了中医内科护理学的内容。

八、清代

清代（1644—1912）是中国封建社会的最后一个王朝，中医学的发展主要表现在温病学说的建立、人体解剖结构和中医外治法的系统发展。鸦片战争后，西方医学大量涌入，对中国传统医学造成了冲击，出现了中西医汇通学派。中医护理虽受到西医护理的冲击，但也迈入了新阶段，逐渐向独立完整的体系发展。

叶天士所著的《温热论》系统阐明了温病发生、发展的规律，确立了温病卫、气、营、血四个阶段辨证论治和施护的纲领。他总结了温病察舌、验齿、辨斑疹白痦等病情观察方法，指出在观察舌象、判断病情、推测预后的同时，还应做好口腔护理。这些都为中医护理学的病情观察增添了新内容。叶天士在老年病的防护方面强调颐养，他在《临证指南医案》中指出，"寒暄保摄，尤当加意于药饵之先"，饮食当"薄味"，力戒"酒肉厚味"，"务宜怡悦开怀"，"戒嗔怒"。

清代多次暴发大疫，故在疫病的预防方面，除让健康者预服药物外，人们也非常重视采取隔离消毒的措施。温病学说的形成和发展，促进了护理学降温措施的发展，人们尝试用井水、冷水、雪水等进行擦浴，同时也发展和完善了刮痧的诊疗技术。

这一时期的护理专书颇丰，如汪绮石的《理虚元鉴》详细介绍了疗养饮食调护的重要性及四季防病知识，强调要"搏节其精神，故须各就性情所失以为治"。王孟英的《随息居饮食谱》是饮食调养与护理的专著。尤乘的《寿世青编》是养生保健专著。亟斋居士的《达生编》详尽记载了产前、临产、产后护理之法。曹庭栋在《老老恒言》中从老年人的生理特点出发，总结出一整套衣、食、住、行的养生方法，浅近而易行，首创了卧、坐、立功的导引法。

钱襄所著的《侍疾要语》，被收入《棣香斋丛书》及《娄东杂著丛书》中，是现存古代中医文献中最早的、较为全面论述中医护理的专书。它详细论述了对患者的精神、生活、饮食、疾病、用药等方面的护理要点。首先，该书强调情志护理对于患者康复的重要作用，其言："病人性情每与平日迥异，为人子者本以养老为先，而当亲病之时，尤须加意体察，务求转怒为欢，反悲为喜。所爱之人常坐床前，所喜之物恒置枕畔。忧病则须说今日精神胜于昨日，忧贫则须说今年进益好似去年。勿露愁闷之容，常瞒医药之费，诸如此类，未可枚举。"这些方法对于现代护理中的心理护理也非常实用。书中还提到采用音乐消除患者烦躁的护理方法，其言："病时烦躁，急难解释，惟弦索之声可以悦耳，可以引睡，或令盲妇、歌女轻拨琵琶，浅渡一曲，亦驱病之一助也。"在当时，这一思想是非常超前的。

其次，该书在病室环境的设置、陪护制度、探视制度、患者的卧位、饮食调护，以及长期卧床患者预防压疮等方面的具体措施，都有较详细的描述，如"久病消瘦，须垫以灯草圈则痛处不着褥席"。甚至《侍疾要语》指出，对患者排便的护理，也不可忽视，其言："扶腋上厕，须轻重得宜，太紧必致疼痛，太宽又不着力。冬月马桶以布裹棉花套之。"这与现代护理学基础的大部分内容一致。

再次，在疾病护理方面，《侍疾要语》详细记载了夜间护理人员对危重患者的护理职责，其言："夜间侍奉者，非特夜不解衣，且亦不可暂时交睫，方能静听声息，知今宵较昨宵是增是减，或患者命其睡，只可虚掩帐子，危坐帐中，闻声即起。"并云："大小便后须即谛视之……不可稍迟，迟则大便结者，久浸而化为溏。小解白者，阅时而变为赤，未可为医者告也。"这是现代护理学个案护理的雏形。

纵观《侍疾要语》全书，无论书名，还是内容，在中医护理学史上，它都确为一部言简意赅、切合实用之佳作。

九、近代

1840 年鸦片战争以后，西方医学在我国广泛传播。在学习西医的过程中，中医护理也有了新的发展。

（一）中医护理学的发展

这一时期的中医护理工作，由医生、徒弟、助手、患者及家属运用中医固有的护理知识和手段共同承担职责。随着医护经验的积累，吴尚先于 1864 年刊行的《理瀹骈文》，创立了数十种中医外治法，不仅满足了当时医疗上"内病外治"的需要，同时也为中医护理提供了许多简便实用的操作技术。如"水肿，捣葱一斤坐身下，水从小便出"；"治痢，用平胃散炒热敷脐上，冷则易之"等。此外，他还重申，瘟疫患者，宜分房别舍，健康人不得与之同住，亲朋亦不使入室，只留一两位身体壮实者服侍患者，以阻断传染源，控制传染病的蔓延。在《理瀹骈文·续增略言》里，他还专门讨论了中风后遗症的护理，如："中风口眼㖞斜，乃经络之病，用生瓜蒌汁和大麦面为饼，炙热熨心头，此治本之法也。"在情志护理方面，《医药卫生录》认为，患者对世事应淡然处之，不必过于计较，要努力做到逍遥自在、随缘度日，并在精神上善于自我调节、自我解脱，切忌事事烦恼、怨天尤人。

（二）建院办学，培养中国护理人才

随着西医医院的建立、西医院校的开办和有关著作的出版，西医学已逐渐发展成为与中医学并存的医学体系，因而引起了中医界及社会其他各界的普遍关注。处在中西医争论时期的中医界有识之士对此深有感触，他们大胆尝试，艰苦创业，兴办中医院和中医学院。虽然办学条件和规模都很有限，但在办学思想、经验、学制、教材、考试和实习制度及课程设置等方面，都为日后成立中医护校奠定了基础。医护同源，最初这些西医医院里的护士全由外籍人士担任，后来各家医院根据需要也招收少量中国学员，培养他们担任护理工作，这可能是我国最早出现的护士。尽管当时没有中医护士，但在中医院工作的护理人员以师带徒的形式，在中医师指导下运用各种中医护理技能，为患者解除病痛。他们成为发展中医护理的先驱。

十、现代

1949 年至今，中医护理学经历了重要的发展阶段。随着中医理论的发展与传播，它始终不离"继承而不泥古，发扬而不离其宗"之圭臬，从而体现了中医护理学在发展过程中的严谨性、延续性、有效性和可操作性。在高科技日新月异的今天，中医护理仍以扎实的理论基础、简便独特的护理技术手段，尤其是显著的临床疗效，深受广大患者的喜爱。

20 世纪 50 年代以来，我国先后在各省市建立中医学院及中医药研究院所，大力开

展对传统医药学的发掘、整理、继承、提高工作，为中医护理的发展提供了良好的条件与机遇。1958 年，江苏省中医院编写《中医护理学》，创办第一所中医护校，随后编写《辨证护理概要》；1959 年，南京中医学院出版了第一部系统的中医护理专著《中医护病学》。20 世纪 80 年代初，随着各省市中医护校及中医学院护理学系的建立，各种护理专著相继问世，如《中医护理学基础》《中医临床护理学》《中医护理古籍摘要》《中医护理古籍荟萃》《世界传统医学护理学》《中西医结合护理学》《中医护理手册》《中医护理常规·护理操作规程》《中医整体护理计划指南》及各临床学科自学丛书等，填补了中医护理发展史上的空白。

中医护理教育事业迅速发展，多层次、多渠道、多形式的教育体系在全国范围内逐步形成。硕士、本科、大专、中专等学历教育，以及业余、函授、短期培训等多种形式的教育大量涌现，逐步扭转了中医护理后继乏人、后继乏术的局面。1999 年，我国首届中医护理本科专业在广州中医药大学招生，揭开了中医护理高等教育的新篇章。

中医护理科学研究工作取得新进展，学术氛围日益浓厚，学术水平不断提高。中医护理科研作为我国独特的科研领域，已引起国际护理界的重视。各省市中医护理学术骨干主持各类科研课题，为中医护理学发展史写下新篇。其科研任务是深入挖掘、整理历代古籍中的护理方法，进行临床验证与实验研究，结合现代护理学的新技术、新知识，对其不断完善。

随着改革开放与对外交流的深入，中医逐渐走向世界，中医护理事业也日益受到世界卫生组织和护理界的关注。许多国家和地区的代表团先后访华，参观考察中医护理工作，既加强了国际学术交流，又扩大了中医护理的国际影响。目前，世界范围内"回归自然、避免现代工业污染"的需求日益强烈，中医护理学必将更受欢迎，取得更大发展，为人类医疗保健作出更大贡献。

第三节 中西护理文化差异

护理文化是在一定社会文化基础上形成的，一种具有护理专业自身特征的群体文化。它是全体护理人员所接受的价值观念和行为准则，也是全体护理人员在实践中创造的物质与精神成果的集中体现。

中医古籍文献的研究成果层出不穷。然而在这浩瀚的研究中，研究重点多集中于辨证论治及方药运用方面，关于中医护理与西方护理文化的比较研究文献可谓凤毛麟角。本节从历史与发展、哲学背景、护理程序和思维方法四个方面，在中医学古籍及西方护理专家的理论中探寻中西护理文化的异同，以便更深刻地理解中医护理的内涵。

一、中医护理和西方护理的历史与发展之异同

中国古代哲学以形神一体论为特点，著名中医学巨著《黄帝内经》提出："恬淡虚无，真气从之；精神内守，病安从来？"近代物理学关于质量与能量统一的研究，与中

医"气"的概念不谋而合。中医正是借助先秦时期的先进哲学思想，构建了理论框架，这种框架必然蕴含科学内涵。《黄帝内经》奠定了中医护理学的理论基础，使其源远流长。书中"正气存内，邪不可干"的正邪学说，比"护理之母"南丁格尔的理论早两千多年。

东汉末年，"医圣"张仲景开创辨证施护先河。辨证施护是指将"四诊合参"的信息归纳、辨析、推理，形成对病症、病因、病性、病位及邪正关系、功能状态的认识（即证候类型），并据此确定护理方法。西方护理史可追溯至南丁格尔时代，她以苦行僧式的奉献精神践行"牺牲自己，照亮别人"的理念，投身伤兵护理工作。其护理思想奠定了早期护理哲学的理论基础，正如她所言，这是"去完成一项神圣的使命"。

中医认为，风、寒、热（火）邪所致的疾病状态是人体内在平衡破坏的表现，而这种平衡失调正是感染性疾病发生发展的重要机制，由此形成"辨证求因"的核心思想，这也是辨证施护的精髓。例如，针对"头痛、发热、恶风"的感冒患者，张仲景根据有无汗出分别采用桂枝汤或麻黄汤治疗，前者服药后需要服用热稀粥，后者则不需要。西医认为感冒多由病毒感染引起，治疗护理以标准化剂量的抗病毒药物为主。

中医学建立在整体思维基础上，强调从宏观角度揭示生命活动规律，以辨证、宏观、定性和自然疗法为特点。中医护理理论秉持动态平衡的整体健康观与生命观，从整体、变化和功能的角度把握生命规律，依托数千年中医基础理论，结合护理操作技能、食疗、运动疗法、情志护理等特色方法，形成了独特的护理体系。西方医学基于直观、线性思维，注重探究人体微观结构与功能，以辨病、定位、定量和对抗性治疗为特点。随着西方医学的发展，西方护理哲学经历了不同思想的洗礼，从"以任务为中心"逐步转变为"以患者为中心"和"整体护理"的理念。事实上，中西方护理哲学均受到时代、环境和人文思想变迁等的影响。

二、中医护理和西方护理理论的哲学背景之异同

南丁格尔指出，要使具有个体差异的人都能达到治疗和健康所需的最佳身心状态，这本身就是一项最精细的艺术。如何根据服务对象的文化背景与需求提供护理服务，已成为护理人员共同关注的问题。随着社会的发展，多元文化交融成为社会的新特征，越来越多的护士将面临不同文化背景的患者。美国护理学专家玛德莱娜·莱宁格于20世纪60年代提出跨文化护理（又称多元文化护理理论），该理论主要针对护理、健康及疾病照顾的实践、信念与价值观开展文化比较研究与分析。其本质是对世界不同文化背景的民族进行比较，着重探究传统照顾、健康与疾病观念、信仰与价值观，其目的是运用这些知识为不同文化背景的人提供兼具共性与差异性的有效护理。

莱宁格认为，护理的本质是文化关怀，关怀是护理的核心理念与原动力，护理以患者健康为目的，从整体观念出发提供符合个体需求的护理。多元文化护理强调通过文化环境与文化因素影响患者心理状态，帮助其调整至良好的心理状态以促进康复。这一理念体现了护理的社会性与拓展性，将多元文化融入护理实践，倡导"因人施护、因类施护"，与中医护理的整体观和辨证施护理论高度契合。

西方护理模式以"人、环境、健康、护理"为元范式，诸多护理理论与模式的核心理念相近。尤其值得注意的是，西医护理专家南丁格尔、玛莎·罗杰斯、纽曼的理论，与中医学古籍《黄帝内经》《伤寒杂病论》中的护理理论，虽根植于不同的哲学背景，却在"人、环境、健康、护理"四个范畴中蕴含着相通的护理理念。

（一）对人的认识

中医学有"人与天地相应"的著名论断，即《黄帝内经》中"人以天地之气生，四时之法成"的论述。中医学在几千年前就形成了系统的整体观、阴阳观、恒动观，这些观念成为指导中医临床护理实践的理论基础。人体内部是一个对立统一、永恒运动的统一整体，各结构部分并非孤立存在。如脏腑、五体（皮、肉、筋、骨、脉）等形体组织，以及口、鼻、目、耳、前阴、后阴等九窍，通过经络相互联系，构成一个不可分割的有机整体。中医强调的"整体的人"，即"意识、精神与物质的统一"，本质上是将人体视为形、气、神的统一体。《灵枢·天年》载："血气已和，荣卫已通，五脏已成，神气舍心，魂魄毕具，乃成为人。"中医所言的形、气、神，与现代科学揭示的物质、信息、意识的概念大体一致。

当今，随着信息论、系统论、控制论及计算机科学、神经科学、心理科学的发展，人体已被认知为物质、信息与意识的统一体，这表明中医学是关于人的科学，蕴含着对人的完整认识。

南丁格尔认为"人"与环境直接关联并受其影响；现代护理学家纽曼基于系统理论，提出人是"个体系统"，作为开放系统与环境相互作用；罗伊指出人是"生理－心理－社会适应系统"，持续与环境互动；玛莎·罗杰斯强调，人是不可分割的整体，并非部分的简单相加；人是开放的能量场，与独特环境持续交换物质与能量；生命是动态演化过程，朝不可逆的整体方向发展。

（二）与环境的关系

中医护理学的整体观，是指人和自然界是不断运动变化的，人不断受自然界的四时气候、地理环境、居住条件和昼夜变化的影响。例如，张仲景在《金匮要略·脏腑经络先后病脉证第一》中指出："有未至而至，有至而不至，有至而不去，有至而太过，何谓也？师曰，冬至之后，甲子夜半少阳起，少阳之时阳始生，天得温和。以未得甲子，天因温和，此为未至而至也；以得甲子，而天未温和，为至而不至也；以得甲子，而天大寒不解，此为至而不去也；以得甲子，而天温如盛夏五六月时，此为至而太过也。"这段文字说明了与时令不符的反常气候的四种类型。这些反常气候，容易导致人体发生疾病。《金匮要略·脏腑经络先后病脉证第一》亦云："夫人禀五常，因风气而生长，风气虽能生万物，亦能害万物，如水能浮舟，亦能覆舟。"该条文说明了人与自然关系密切，一方面自然界提供人类赖以生存的环境，另一方面自然界亦存在可使人发病的因素。

南丁格尔认为空气流通、温度、声音、光线和清洁就是环境。纽曼指出，个体/个体系统与环境互动并主动去适应环境。环境是围绕个体 / 个体系统周围的内在及外在因素，个体可以主动去影响这些因素，或被这些因素影响。奥瑞姆认为，人与环境形成一种整合，两者存在着互相交往和互相影响的关系。罗伊则认为，"环境"是指围绕和影响人（适应系统）的行为及发展的条件、情况和力量。

（三）对健康的理解

在中医护理基础理论中，健康是人与自然界及自身内在的阴阳五行的平衡，若出现阴阳某一方的偏盛偏衰、阴阳互损、格拒、亡阴亡阳，或五行之间相乘相侮的失序情况，人便会生病。中医尤其强调人体的胃气，认为保胃气就是保正气。《素问·平人气象论》指出："平人之常气禀于胃。胃者，平人之常气也。人无胃气曰逆，逆者死。"后世医家将其归纳为"有胃气则生，无胃气则死"。这一思想在整个辨证护理过程中，无不以胃气的盛衰来把握病情，作为制订治护原则、判断预后、推断生死的重要依据。有学者认为《黄帝内经》提出的健康的生态医学模式指生命有两个目标：一个是自我稳定，另一个是对外适应。对内实现稳态属阴，对外实现适应属阳。中医学认为，若人体能实现对内稳态和对外适应，即为健康。所以，中医学并不强调彻底消灭邪气。南丁格尔认为"护理的目标就是患者的健康"。纽曼形容"健康"是"生存能量"和"由于系统平衡所得到的能量"，而"人的健康状况，反映出系统失去平衡，其不稳定性所余下的能量"。国际护士理事会指出，"健康"是一种个人身心的适应状态，并非完全没有疾病。例如，很多人患有近视、痔疮等，但仍继续工作。中医护理与现代护理在健康哲学概念上，都指出个体的健康取决于个体内在能力是否保持在平衡状态，在理念上具有一致性。

（四）对护理的理解

中医护理的基本原则是整体观念和辨证施护。中医学强调"三分治、七分养"，其中"七分养"的实践就是护理。张仲景的护理学术思想中，重要贡献之一是养慎。例如，《金匮要略·脏腑经络先后病脉证第一》指出："若五脏元真通畅，人即安和，客气邪风，中人多死……若人能养慎，不令邪风干忤经络……不遗形体有衰，病则无由入其腠理。"中医护理对护理的理解，是运用各种护理手段，帮助阴阳失衡的人恢复阴阳平衡。例如，一位被细菌感染的患者，使用大量抗生素后，各项检查均正常，西医认为患者病已痊愈，护患关系结束。而事实上，患者白天经常出汗不止，动则尤甚，并觉神疲乏力，中医认为是"气虚自汗"，此患者仍需要治疗和护理，如采用益气固表之法，即可使症状消失。

西医护理以身体、心理、社会、灵性全面看待个体，发展为整体护理。南丁格尔指出，护理就是将患者放在最好的条件下，由大自然去起作用，不论是健康的人还是生病的人，均会对自然界中一定的规律有所反应，护理的特定目标是以自然力量使人们恢复健康或维持健康，进而达到最佳健康状态。纽曼认为，"护理"是通过正确评估环境压力（致病因素）对个体的影响，制订护理目标与计划，以保持个体的稳定与最佳状况。

罗伊指出，护理人员可运用观察技巧，获取患者在特定状态下对某些变化的反应的相关数据。西方护理侧重对通过各种检测有具体阳性指征的"病"进行护理，这导致中西医护理对"护理"的观念和理解存在较大差异。

在"人""环境""健康"和"护理"四大元范式中，尽管存在时空差异，但中西护理在宏观概念上有诸多共通之处。鉴于中医护理和西医护理各有特色与优势，也各有局限与不足，二者应相互学习、优势互补、相互促进、共同发展。

三、中医护理和西方护理的护理程序之异同

护理程序是西医护理的系统化、科学化的工作方法，由评估、诊断、计划、实施和评价等步骤组成，将过去以疾病为中心的护理转变为以患者为中心的系统化整体护理。而中医护理中早有"望、闻、问、切，四诊合参"的动态评估过程；有以病与证为经，以证型为纬，以八纲辨证为总纲、以脏腑辨证为基础的辨证诊断方法；有以同病异护、异病同护为特点，以重视生活、情志和饮食护理为核心的辨证施护计划。计划的执行即为辨证施护的实施过程。其评价在动态辨证过程中实现，如一种疾病可能出现不同证型，且证型在疾病发展中会发生变化，如由热证转为寒证，或由实证转为虚证等，故在实施辨证施护计划时，应根据这些变化调整方案，此为中医护理的独特之处。

四、中医护理和西方护理的思维方法之异同

（一）中医护理的独特思维方法

1. 从宏观角度观察事物

中医学家将对天文、地理、气象、动物、植物、矿物及社会现象等的观察结果，与人体生理、病理相结合进行研究，得出许多结论。这种宏观的全方位研究方法，弥补了微观研究手段的不足，形成了独特的研究特色。在中医临床护理中，同样运用这一思维方法，如针对便秘的患者，除采用灌肠等对症处理外，还会从全身气或津液的盛衰进行整体考量，以从根本上解决问题。

2. 运用哲学思维

中医学家在观察和总结人体解剖结构、生理功能及病理现象后，运用中国古代哲学思维分析研究相关资料并得出结论。中医学理论中，常以哲学推理作为事实间的连接纽带，并在医学术语和理论中融入哲学概念，如依据五脏分阴阳，提出肾阴、肾阳等概念；将补脾益肺的治疗方法称为"培土生金"等。因此，中医临床护理遵循"辨证施护"原则，通过指导患者食用补脾益气的食物，以辅助达到治疗目的。

3. 注重整体研究

中医学者从整体角度分析归纳疾病的发展规律，提出了较多疾病诊断和治疗的方法。例如，针对"头痛"，既可依据"脏腑辨证"规律制订护理方案，也可从"六经辨证"规律入手进行辨证施护。

（二）西方护理的思维方法

西医护理学是一门在自然科学与社会科学理论指导下的综合性应用学科，注重局部器官与功能的病理变化，从细胞、分子水平探讨疾病的发生、发展规律，并基于人体结构与生理学知识（包括体液与电解质、神经功能、内分泌功能等），形成对疾病的全面认识，通过科研为护理实践提供适宜的护理方法。尽管西医学和西医护理学在临床应用中均会运用比较、演绎、模拟、以表知里、试探和由果析因等方法，但二者均以具体的疾病诊断和治疗方法为支撑，要求有量化的疾病病理和诊断指标，并确立科学的疗效评价机制。因此，西医学与西医护理学均是以科研所得的科学证据作为实践基础的。

总之，中医护理与西医护理是在不同地域和文化背景下形成的不同护理方法与模式，两者的基本概念存在诸多共性，最终目标均是解决健康问题。

简答题

1. 简述中医护理学的定义。
2. 简述《伤寒杂病论》为中医护理技术增添了哪些新的内容。
3. 《备急千金要方》在婴幼儿护理保健方面的哪些观点对现代护理仍有指导意义？
4. 简述中医护理和西医护理在对护理的理解上有何差异。

第三章　中医基础理论与护理 ▷▷▷▷

第一节　阴阳学说

阴阳学说，是研究阴阳的内涵及其运动变化规律，并用以阐释宇宙间万事万物的发生、发展和变化的一种古代哲学理论。它是中国古代朴素的对立统一理论，是古人探求宇宙本原和解释宇宙变化的一种世界观和方法论，属于中国古代唯物论和辩证法范畴。

一、阴阳的基本概念与特性

（一）阴阳的基本概念

阴阳是对相互关联的事物或现象对立双方属性的概括。阴阳的原始含义是日光的向背，即向日为阳，背日为阴。关于阴阳基本概念的经典表述，如《素问·阴阳应象大论》中记载："阴阳者，天地之道也，万物之纲纪，变化之父母，生杀之本始，神明之府也。"阴阳作为哲学名词，是一个抽象的概念。阴阳是自然界的法则和规律，是世界万物运动变化的纲领和根本，它贯穿事物从新生到消亡的始终，是事物发生、发展和变化的内在动力。

阴阳的引申含义是通过对事物或现象相互比较，根据其原始含义归纳出来的，凡明亮的、温暖的、上升的、运动的、无形的等属于阳；晦暗的、寒冷的、下降的、静止的、有形的等属于阴。阴阳的中医学含义是阴阳概念与中医学相结合的产物，凡人体上部的、外部的、背部的、功能的、兴奋的等属于阳；人体下部的、内部的、腹部的、形体的、抑制的等属于阴。

（二）阴阳的特性

阴阳是一个抽象的概念，既可表示自然界相互联系、相互对立的事物或现象的属性，也可以表示同一事物内部相互对立的两个方面。

1. 阴阳的普遍性

阴阳的普遍性是指阴阳属性不局限于某一特定的事物或现象，而是普遍存在于自然界的一切事物或现象之中，代表着相互对立而又相互联系的两个方面。凡属于相互关联的一对事物或现象，或一个事物的两个方面，都可以用阴阳对其各自的属性加以概括分析。如天与地、热与冷、男与女、动与静等。

2. 阴阳的相关性

阴阳的相关性是指用阴阳所分析的事物或现象应该是在同一范畴、同一层次，即相互关联的事物或现象才可分阴阳。例如，天为阳、地为阴，是就天地而言的；男为阳、女为阴，是就性别而言的；上为阳、下为阴，是就方位而言的。在阴阳属性上不相关联的事物或现象，没有可比性，就不能划分阴阳。

3. 阴阳的相对性

阴阳的相对性是指各种事物或现象的阴阳属性不是一成不变的，而是在一定条件下可以转换的，也就是说事物的阴阳属性不是绝对的，而是相对的。如我国中原地区10月初秋的气候较 7 月的炎夏，它属阴；但较之 12 月的严冬，它又属阳。这种阴阳属性的转变是因为比较的条件发生了变化。

4. 阴阳的可分性

阴阳的可分性是指事物或现象的阴阳属性具有无限可分的特点。也就是说，无论属阴还是属阳的事物或现象，随着划分范围或条件的变化，各自可以再分阴阳，阴阳之中复有阴阳，永无止境，以至无穷。如昼为阳，夜为阴；白天的上午与下午相对而言，上午为阳中之阳，下午为阳中之阴；黑夜的上半夜为阴中之阴，下半夜为阴中之阳。再如，五脏属阴，六腑属阳；而五脏之中，心、肺在膈上属阳，肝、脾在膈下属阴；且每脏之中可再分阴阳，如心阴、心阳、肾阴、肾阳等。

阴阳的普遍性、相关性、相对性和可分性特点，对揭示客观事物和现象的本质及其运动规律，具有普遍的指导意义。

二、阴阳学说的基本内容

阴阳学说的基本内容主要有阴阳对立制约、阴阳互根互用、阴阳消长平衡、阴阳相互转化四个方面。

（一）阴阳对立制约

阴阳对立制约，是指属性相反的阴阳双方在一个统一体中的相互斗争、相互制约和相互排斥。阴阳学说认为，自然界一切事物或现象都存在着相互对立的阴阳两个方面，如上与下、左与右、天与地、动与静、出与入、升与降、昼与夜、明与暗、寒与热、水与火等。阴阳双方既是对立的，又是统一的，统一是对立的结果。

阴阳的相互对立，主要表现为它们之间的相互斗争、相互制约。正是由于阴与阳之间的这种相互对立、制约，才维持了阴阳之间的动态平衡，因而促进了事物的发生、发展和变化。如春、夏、秋、冬四季有温、热、凉、寒的气候变化，春夏之所以温热，是因为春夏阳气上升抑制了秋冬的寒凉之气；秋冬之所以寒冷，是因为秋冬阴气上升抑制了春夏的温热之气。这是自然界阴阳相互制约、相互消长的结果。

正常生理状态下，相互对立的阴阳两个方面，相互制约、相互排斥、相互消长。

人体阴阳之间的动态平衡，是阴阳双方相互对立、桓互制约的结果。人体中的阳气能推动和促进机体的生命活动，加快新陈代谢；而人体中的阴气能调控和抑制机体的代谢和各种生命活动。阴阳双方相互制约而达到协调平衡，则人体生命活动健康有序。

如果阴阳之间的对立制约关系失调，动态平衡遭到破坏，则标志着疾病的产生。阴阳双方中的一方过于亢盛，则过度制约另一方而致其不足，即《素问·阴阳应象大论》所谓"阴胜则阳病，阳胜则阴病"，这是由于"制约太过"。阴阳双方中的一方过于虚弱，无力抑制另一方而致其相对偏盛，即通常所说的"阳虚则阴盛""阴虚则阳亢"，或"阳虚则寒""阴虚则热"，这是由于"制约不及"。

（二）阴阳互根互用

阴阳互根，是指一切事物或现象中相互对立的阴阳两个方面，具有相互依存、互为根本的关系。即阴和阳任何一方都不能脱离另一方而单独存在，每一方都以相对的另一方的存在作为自己存在的前提和条件。如上为阳，下为阴，没有上也就无所谓下，没有下也就无所谓上。热为阳，寒为阴，没有热也就无所谓寒，没有寒也就无所谓热。所以说，阳依存于阴，阴依存于阳。中医学把阴阳的这种相互依存关系，称为"互根"。

阴阳互用，是指阴阳双方具有相互资生、促进和助长的关系。如《素问·生气通天论》说："阴者，藏精而起亟也；阳者，卫外而为固也。"该论述的意思是说，藏于体内的阴精，可以不断地化生为阳气；保卫于体表的阳气，可使阴精得以固守于内。《素问·阴阳应象大论》说："阴在内，阳之守也；阳在外，阴之使也。"该论述指出，阳以阴为基，阴以阳为偶；阴为阳守持于内，阳为阴役使于外，阴阳相互为用，不可分离。如王冰注《素问·四气调神大论》说："阳气根于阴，阴气根于阳，无阴则阳无以生，无阳则阴无以化。"

阴阳学说运用阴阳互根互用的关系，广泛地用来阐释自然界气候变化和人体生命活动。如春夏阳气生而渐旺，阴气也随之增长，故天气虽热而雨水增多；秋冬阳气衰而渐少，阴气随之潜藏，故天气虽寒而降水较少。如此维持自然界气候的相对稳定，即《素问·阴阳应象大论》所谓"阳生阴长，阳杀阴藏"。就构成人体和维持人体生命活动的基本物质精与气而言，精有形而属阴，气无形而属阳。精能化气，精是气的化生本原；气能生精，气的运动促使精的产生；同时气还能摄精，使精藏于脏腑之中而不妄泄。由此可见，精与气之间存在着相互资生和相互促进的关系。再如兴奋与抑制这两种功能，既是相互制约的，又是相互为用的。再如人与自然界相统一，白天人体阳气随自然界的阴阳变化而旺盛，兴奋功能占主导地位，但须以夜晚充足的睡眠为前提；夜晚人体阳气衰少而阴气渐盛，抑制功能占主导地位，但须以白天的充分兴奋为条件。《灵枢·营卫生会》所云"昼不精，夜不瞑"，亦是因阴阳双方相互为用关系失调而致。

（三）阴阳消长平衡

阴阳消长，是指对立互根的阴阳双方不是一成不变的，而是处于不断增长和消减的变化之中。阴阳双方在彼此消长的运动过程中保持着动态平衡。

阴阳消长是阴阳运动变化的一种形式，阴阳出现消长变化的根本原因在于阴阳之间存在着对立制约与互根互用的关系。由阴阳对立制约关系导致的阴阳消长变化主要表现为阴阳的互为消长，或表现为阴长阳消，或表现为阳长阴消；由阴阳互根互用关系导致的阴阳消长变化主要表现为阴阳的皆消皆长，或表现为此长彼亦长，或表现为此消彼亦消。

1. 阴阳互为消长

在阴阳双方彼此对立制约的过程中，阴与阳之间可出现某一方增长而另一方消减，或某一方消减而另一方增长的互为消长的变化。前者称为阳长阴消或阴长阳消，后者称为阳消阴长或阴消阳长。如以四时气候变化而言，从秋冬至春及夏，气候从寒冷逐渐转暖变热，这是"阳长阴消"的过程；由夏至秋及冬，气候由炎热逐渐转凉变寒，这是"阴长阳消"的过程。四时气候变迁，寒暑更易，皆反映了阴阳消长的过程，但从每一年的总体来说，阴阳还是处于相对的动态平衡状态。以人体的生理活动而言，白天阳气盛，故机体的生理功能以兴奋为主；夜晚阴气盛，故机体的生理功能以抑制为主。子夜始阳生，日中阳气隆，这个阶段机体的生理功能由抑制逐渐转向兴奋，这是"阳长阴消"的过程；日中至黄昏，阴气渐生，阳气渐衰，这个阶段机体的生理功能也由兴奋逐渐转向抑制，这是"阴长阳消"的过程。由此可以看出，阴与阳之间的互为消长是不断进行着的，是绝对的；而阴与阳之间的平衡则是相对的，是动态的平衡。

2. 阴阳皆消皆长

在阴阳双方互根互用的过程中，阴与阳之间又会出现某一方增长而另一方亦增长，或某一方消减而另一方亦消减的皆消皆长的消长变化。前者称为阴随阳长或阳随阴长，后者称为阴随阳消或阳随阴消。如上述的四季气候变化中，随着春夏气温的逐渐升高而降雨量逐渐增多，随着秋冬气候的转凉而降雨量逐渐减少，即阴阳皆长与皆消的消长变化。在人体生理活动中，饥饿时出现的气力不足，即阴（精）不足不能化生阳（气）而导致阳的不足，属阳随阴消的阴阳皆消；而补充营养物质（阴），产生能量，增加气力，则属阳随阴长的阴阳皆长。

阴阳消长只是阴阳变化的过程和形式，而导致这种过程和形式出现的根本原因则是阴阳的对立制约与互根互用。世界上的事物十分复杂，变化万千，性质各异，因而各类事物中的阴阳关系亦各有侧重。某些事物中的阴阳关系以互根互用为主，如精与气、气与血等；另一些事物中的阴阳关系却以对立制约为主，如寒与热、水与火等。诚如明代张景岳在《景岳全书·补略》中所说："以精气分阴阳，则阴阳不可离；以寒热分阴阳，则阴阳不可混。"正因为如此，一旦出现阴阳消长变化失常，前者多表现为此消彼亦消、此长彼亦长，而后者多表现为此消彼长、此长彼消（表3-1）。

表 3-1　不同类型阴阳消长比较表

类型消长	消长变化机理	消长变化形式	临床意义举例
此长彼消	阴阳中的任何一方增长而强盛，制约对方太过致使对方消减	阴长阳消 阳长阴消	阴盛则阳病 阳盛则阴病
此消彼长	阴阳中的任何一方衰减，制约对方力量减弱，导致对方增长	阴消阳长 阳消阴长	阴虚生内热 阳虚生外寒
此长彼长	阴阳双方相互依存和资助，一方旺盛，可促进另一方之增长	阴随阳长 阳随阴长	气旺生血 血盛助气
此消彼消	阴阳双方中的一方虚弱，无力资助对方使对方随之消减	阴随阳消 阳随阴消	阳损及阴 阴损及阳

（四）阴阳相互转化

阴阳转化，指事物的总体属性在一定条件下可以向其相反的方向转化，即属阳的事物可以转化为属阴的事物，属阴的事物可以转化为属阳的事物。例如，一年四季气候的变化，属阳的夏天可以转化为属阴的冬天；属阴的冬天可以转化为属阳的夏天。人体的病证，属阳的热证可以转化为属阴的寒证；属阴的寒证可以转化为属阳的热证。

阴阳转化是阴阳运动的又一基本形式。阴阳双方的消长运动发展到一定阶段，事物内部阴与阳的比例出现了颠倒，则该事物的属性即发生转化，所以说转化是消长的结果。阴阳相互转化，一般都产生于事物发展变化的"物极"阶段，即所谓"物极必反"。因此，在事物的发展过程中，如果说阴阳消长是一个量变的过程，则阴阳转化是在量变基础上的质变。

《素问·阴阳应象大论》以"重阴必阳，重阳必阴""寒极生热，热极生寒"、《素问·天元纪大论》以"物生谓之化，物极谓之变"来阐释阴阳转化的机理。生、化、极、变，是事物发生发展的规律。任何事物都处在不断的运动变化之中，故《素问·六微旨大论》说："成败倚伏生乎动，动而不已，则变作矣。"事物的发生发展规律总是由小到大、由盛而衰，发展到极点就要向反面转化。《素问·天元纪大论》所说的"物生谓之化"，是指事物由小到大的发展阶段；"物极谓之变"，是指事物发展到极点，由盛到衰或由衰到盛，向反面转化的阶段。由此可见，任何事物在发展过程中都存在着"物极必反"的规律。《素问·阴阳应象大论》中"重阴必阳，重阳必阴"的"重"、"寒极生热，热极生寒"的"极"，以及《灵枢·论疾诊尺》中"寒甚则热，热甚则寒"的"甚"，都是阴阳消长变化发展到"极"的程度，是事物阴阳总体属性发生转化的内在因素和必备条件。

阴阳的相互转化，既可以表现为渐变形式，又可以表现为突变形式。如一年四季之中的寒暑交替，一天之中的昼夜转化等，即属于"渐变"的形式；夏季酷热天气骤冷并下冰雹，急性热病中由高热突然出现体温下降、四肢厥冷等，即属于"突变"的形式。

三、阴阳学说在中医护理学中的应用

阴阳学说构筑了中医学理论体系的基础，并贯穿中医学的各个领域，指导着中医各临床学科的诊疗和护理活动。

（一）说明人体的组织结构

人体是一个有机整体，其内部充满着阴阳对立统一的现象。《素问·宝命全形论》说："人生有形，不离阴阳。"人的一切组织结构，既是有机联系的，又可划分为相互对立的阴阳两个部分。《素问·金匮真言论》提出："夫言人之阴阳，则外为阳，内为阴。言人身之阴阳，则背为阳，腹为阴。言人身之脏腑中阴阳，则脏者为阴，腑者为阳。肝、心、脾、肺、肾五脏皆为阴，胆、胃、大肠、小肠、膀胱、三焦六腑皆为阳。"

人体脏腑组织结构的阴阳属性，就大体部位而言，上部为阳，下部为阴；体表为阳，体内为阴；背为阳，腹为阴；四肢外侧为阳，内侧为阴。以体内的脏腑来说，六腑属阳，五脏属阴。五脏之中，上部的心、肺属阳，下部的肝、脾、肾属阴。具体到每一脏腑，则又有阴阳之分，如心有心阴、心阳，肾有肾阴、肾阳。就十二经脉来说，循行于四肢外侧的为阳经，循行于四肢内侧的为阴经。总之，人体的上下、内外、表里、组织结构之间，以及每一组织器官本身，无不包含着阴阳的对立统一。而人体部位、组织、结构、器官的属阴、属阳，只是对其相对属性的一般归类而已。

（二）概括人体的生理功能

人体的生理功能，从出生到死亡，皆可用阴阳学说加以概括。《素问·生气通天论》记载："阴平阳秘，精神乃治；阴阳离决，精气乃绝。"阴阳二气交感相合，产生新的生命个体。人的生、长、壮、老、已的全过程，皆由阴阳二气的动态平衡维持。阴阳二气的不断运动和相互作用，推动着物质基础与生理功能之间的相互转化。人体的生理功能活动属阳，物质基础属阴，生理功能依赖物质基础，而生理功能又不断促进物质基础的新陈代谢。生理功能与物质基础之间的相互对立制约和互根互用，使人体的阴阳保持相对平衡，则"阴平阳秘"，维持着正常的生命活动；如果人体的阴阳不能相互依存，则"阴阳离决"，出现危候。

（三）阐释病理变化

人体阴阳之间的消长平衡是维持正常生命活动的基本条件，而阴阳失调则是疾病发生的基本原理之一。阴阳失调包括阴阳的偏盛、偏衰、互损、格拒、亡失等多种病理变化，但最常见的乃是阴阳的偏盛与偏衰，故中医学把"阳胜则热，阴胜则寒，阳虚则寒，阴虚则热"称为病理总纲（表3-2）。

表 3-2　阴阳学说说明人体病理变化的归纳简表

阴阳盛衰	病理状态	病理	临床表现
阴偏盛	阴高于正常水平	阴胜则寒	恶寒，怕冷，无汗，全身冰冷，脉紧
阳偏盛	阳高于正常水平	阳胜则热	发热，汗出，面赤，口渴，脉洪数
阴偏衰	阴低于正常水平	阴虚则内热	五心烦热，盗汗，舌干少津，脉细数
阳偏衰	阳低于正常水平	阳虚则外寒	形寒肢冷，面白，舌淡，脉沉迟无力

　　阴阳偏盛包括阴偏盛和阳偏盛，是指在外部邪气作用下所致的阴或阳的任何一方高于正常水平的病变。《素问·阴阳应象大论》说："阴胜则阳病，阳胜则阴病。阳胜则热，阴胜则寒。"阳胜是指阳邪侵犯人体，"邪并于阳"，而使机体阳气亢盛，由于阳的特性是热，故出现"阳胜则热"的临床特征；又因阳气亢盛必然损耗机体阴气，故出现"阳胜则阴病"的病理本质。阴胜是指阴邪侵犯人体，"邪并于阴"，而使机体阴气亢盛，由于阴的特性是寒，故出现"阴胜则寒"的临床特征；又因阴气亢盛必然损耗机体阳气，故出现"阴胜则阳病"的病理本质。

　　阴阳偏衰包括阳偏衰和阴偏衰，是指人体内的阳或阴低于正常水平的病理变化。"阳虚则寒"，即由于体内阳虚不能制约阴寒，而出现"虚寒"的临床特征和病理本质；"阴虚则热"，即由于体内阴虚无力制约阳热，而出现"虚热"的临床特征和病理本质。阴阳互损是阴阳偏衰的另一种表现形式，是阴阳互根互用关系的失调。"阳损及阴"，是指在阳虚达到一定程度时，就会出现阴虚的情况；同样，"阴损及阳"，是指在阴虚达到一定程度时，就会出现阳虚的情况。无论是"阳损及阴"，还是"阴损及阳"，最终都会导致"阴阳两虚"。

（四）指导疾病的诊断

　　《素问·阴阳应象大论》说："善诊者，察色按脉，先别阴阳。"即高明的医生诊断疾病时，首先要将望、闻、问、切四诊所收集的各种资料，用阴阳学说辨析其阴阳属性。中医诊断疾病的过程包括诊察证候和判断病证两个方面。

1. 诊察证候

　　阴阳学说运用于诊察证候，主要是通过望、闻、问、切四诊方法收集患者的病情资料，并区分其阴阳属性。

　　（1）观察色泽，可以辨别病证的阴阳属性。色泽鲜明属于阳，色泽晦暗属于阴。

　　（2）观察呼吸，可以区别病证的阴阳属性。呼吸微弱属于阴，呼吸气粗属于阳。

　　（3）听声音，可以区别病证的阴阳属性。语声高亢洪亮者，多属于阳；语声低微无力而沉静者，多属于阴。

　　（4）观察患者的动静，可以区分病证的阴阳属性。躁动不安者，属于阳；蜷卧静默者，属于阴。

　　（5）观察患者寒热喜恶，可以区分病证的阴阳属性。身热恶热者，属于阳；身寒喜暖者，属于阴。

（6）观察脉象的部位，可以分辨病证的阴阳属性。寸部为阳，尺部为阴。

（7）观察脉象的形状，可以分辨病证的阴阳属性。浮大洪滑为阳，沉涩细小为阴。
（表3-3）

表 3-3　症状体征分属阴阳归纳表

阴阳	问诊		望诊		闻诊		脉诊		
	寒热	渴	颜色	光泽	语音	呼吸	部位	至数	形势
阳	热	口干而渴	赤、黄	鲜明	高亢洪亮	声高气粗	寸部	数	浮大洪滑
阴	寒	口润不渴	青、白、黑	晦暗	低微无力	声低气怯	尺部	迟	沉小细涩

2. 判断病证

阴阳学说用于判断病证，主要是通过分析临床证候的阴阳属性，判断病证的本质。八纲辨证中，表证、热证、实证属阳证；里证、寒证、虚证属阴证。阴阳是八纲辨证的总纲，判断阴阳是诊断疾病的重要纲领，在临床诊断中具有重要意义。

（五）确立疾病的护治原则

疾病发生发展的根本原因是阴阳失调。阴阳的偏盛、偏衰和阴阳互损是疾病的基本表现形式。因此，治疗和护理的目的是调整阴阳，补其不足，泻其有余，恢复阴阳的相对平衡。

1. 根据阴阳偏盛的情况，确定治疗和护理原则

阴阳偏盛，是有余之证，即邪气有余的实证，应损其有余。治疗时宜采用"泻其有余"以祛邪的原则，实施"寒者热之"或"热者寒之"（《素问·至真要大论》）的治法。也就是说，对于"阴盛则寒"的实寒证，宜用温热药以制其阴，即"寒者热之"；对于"阳盛则热"的实热证，宜用寒凉药以制其阳，即"热者寒之"。

在护理方面，对于阳盛发热的患者，病室宜凉爽，应给予清凉的饮料、冰敷、酒精擦浴等护理措施；对于阴盛畏寒的患者，病室宜温暖向阳，应给予温热性食物，做好添加衣被等防寒保暖措施。这些都是在调整阴阳这一基本原则指导下确立的。

2. 根据阴阳偏衰的情况，确定治疗和护理原则

阴阳偏衰，指阴或阳的一方不足，或为阴虚，或为阳虚。阴阳偏衰属正气不足之证，治疗时宜采用"补其不足"以扶正的原则。具体来说，"阴虚则热"是阴虚不能制阳而致阳亢，属虚热证，此时一般不能直接使用寒凉药物直泻其热，须用"壮水之主，以制阳光"的方法，即用养阴药来治疗，通过滋阴来抑阳；"阳虚则寒"是阳虚不能制阴而造成阴盛，属虚寒证，此时不宜用辛温发散药以散阴寒，须用"益火之源，以消阴翳"的方法，即用补阳药来治疗，通过扶阳来抑阴。《素问·阴阳应象大论》说："阳病治阴，阴病治阳。"此处"阳病"可理解为"虚热证"，"治阴"可理解为"滋阴"；"阴病"可理解为"虚寒证"，"治阳"可理解为"补阳"。在护理方面，虚热证患者可给予银耳、莲子、甲鱼等滋阴之品；虚寒证患者可给予姜、花椒、羊肉、狗肉等温性食物，并注意保暖。

至于阳损及阴、阴损及阳、阴阳俱损的治疗原则，根据阴阳互根的原理，对阳损及阴者，治阳要顾阴，即在充分补阳的基础上补阴；对阴损及阳者，治阴要顾阳，即在充分补阴的基础上补阳；对阴阳俱损者，应阴阳俱补，以纠正阴阳两虚的状态。

总之，阴阳学说在疾病的治疗和护理方面具有重要的指导作用。首先根据病症的阴阳偏盛偏衰情况，确定治疗和护理原则，再结合药物性能的阴阳属性，选择相应药物，以调整由疾病引起的阴阳失调状态，从而达到治愈疾病的目的。

（六）归纳药物的性能

中药的性能，指药物具有四气、五味、升降浮沉的特性。四气，又称四性，有寒、热、温、凉四种，其中寒性、凉性的药物能减轻或消除热证，属阴；热性、温性的药物能减轻或消除寒证，属阳。五味，指药物有酸、苦、甘、辛、咸五种滋味。实际上，药物的滋味不止五味，有的药物有涩味或淡味，但习惯上称为五味。五味之中，辛味能散、能行，甘味能益气，故辛、甘属阳，如桂枝、甘草等；酸味能收，苦味能泻下，咸味能软坚、润下，故酸、苦、咸属阴，如大黄、芍药、芒硝等。升降浮沉指药物对人体不同作用的趋向性，升即上升，降即下降，浮即浮散，沉即重镇。按药物的升降浮沉特性来分，质轻或性升浮，具有祛风散寒、升阳发表、涌吐、开窍等作用的药物属阳，如桑叶、菊花等；质重或性沉降，具有清热泻下、重镇安神、息风潜阳、消积导滞、收敛止汗等作用的药物属阴，如龟甲、代赭石、山楂、乌梅等。（表3-4）

表 3-4 药物性能的阴阳属性表

阴阳	四气	五味	升降浮沉
阳	温、热	辛、甘	升、浮
阴	凉、寒	酸、苦、咸	降、沉

阴阳用于疾病的治疗，不仅用以确立治疗原则，而且用来概括药物的性味功效，作为指导临床用药的依据。治疗疾病，不但要有正确的诊断和治疗方法，还必须熟练地掌握药物的性能。根据治疗方法，选用适宜药物，才能收到良好的疗效。

（七）指导防病养生

中医学十分重视对疾病的预防，不仅用阴阳学说来阐释养生学说的理论，而且养生的具体方法也以阴阳学说为依据，认为人体内部的阴阳变化必须与自然界相协调。《素问·至真要大论》曰："谨察阴阳所在而调之，以平为期。"该论述提出调整人体阴阳是治疗、护理及养生的最终目标；主张顺应四时，适应自然界的阴阳变化规律，即"春夏养阳""秋冬养阴"。也就是说，春夏季节要保养阳气，秋冬季节要固护阴精，并采取相应的护理措施，维持体内外环境的统一，达到养生防病的目的；与之相反，则会导致疾病的发生。

第二节　五行学说

五行学说，是研究木、火、土、金、水五行的概念、特性、生克制化和乘侮规律，并用以阐释宇宙万物的发生、发展、变化及相互关系的一种古代哲学思想，属于中国古代唯物论和辩证法范畴。五行学说认为，宇宙间的一切事物和现象都可以依据其特性、功能及相互关系，归类于木、火、土、金、水五种基本属性之中。自然界各种事物和现象的发展变化，都是五行之间不断运动和相互作用的结果。

一、五行的基本概念与特性

（一）五行的基本概念

五行中的"五"，即木、火、土、金、水五种物质；"行"，指这五种物质的运动变化。如《尚书正义》说："言五者，各有材干也。谓之行者，若在天，则为五气流注；在地，世所行用也。"

古人运用抽象提炼出来的五行特性，采用类比和推演的方法，将自然界中的各类事物和现象归纳为五类，并以五行"相生""相克"的关系来解释各种事物和现象的发生、发展、变化规律。因此，五行学说是以木、火、土、金、水五种物质的特性及其相生、相克规律来认识世界、解释世界和探求宇宙变化规律的一种世界观和方法论。

中医学对五行的概念赋予了阴阳的内涵，认为木、火、土、金、水，乃至自然界的各种事物和现象，都是阴阳矛盾运动所产生的。阴阳运动变化可以通过在天之风、寒、暑、湿、燥、火六气，以及在地之木、火、土、金、水五行反映出来。中医学的五行不仅指五类事物及其属性，更重要的是其中蕴含了五类事物内部的阴阳矛盾运动。

（二）五行的基本特性

五行之特性，系古人在长期生活与生产实践中，对木、火、土、金、水五种物质进行直观观察，并在朴素认知基础上加以抽象概括，逐渐形成的理性概念，亦为识别各类事物五行属性的基本依据。《尚书·洪范》所载"水曰润下，火曰炎上，木曰曲直，金曰从革，土爰稼穑"，是对五行特性最为经典的概括。现分述如下。

1. 木曰曲直

"曲"，屈也；"直"，伸也。"曲直"，指树木的枝条具有生长、柔和、能屈能伸的特性。"木曰曲直"，引申为凡具有生长、升发、条达、舒畅等性质或作用的事物和现象，皆可归属于木。

2. 火曰炎上

"炎"，是焚烧、炎热、光明之义；"上"，是上升。"炎上"，是指火具有炎热、上升、光明的特性。"火曰炎上"，引申为凡具有温热、上升、光明等性质或作用的事物和现象，皆可归属于火。

3. 土爱稼穑

"爱"，亦"曰"。"稼"，即种植谷物；"穑"，即收获谷物。"稼穑"，泛指人类种植和收获谷物的农事活动。"土爱稼穑"，引申为凡具有生化、承载、受纳性质或作用的事物和现象，皆可归属于土。故有"土载四行""万物土中生""万物土中灭"和"土为万物之母"之说。

4. 金曰从革

"从"，顺也；"革"，即变革。"金曰从革"是指金有刚柔相济之性。金之质地虽刚硬，可作兵器以杀戮，但有随人意而更改的柔和之性。故"金曰从革"，引申为凡具有沉降、肃杀、收敛等性质或作用的事物和现象，皆可归属于金。

5. 水曰润下

"润"，即滋润、濡润；"下"，即向下、下行。"润下"，是指水具有滋润、下行的特性。"水曰润下"，引申为凡具有滋润、下行、寒凉、闭藏等性质或作用的事物和现象，皆可归属于水。

（三）事物的五行归类

五行归类系依据五行的抽象特性，通过取象比类法和推演络绎法两种方法，按照事物的不同性质、作用与形态，分别将其归属于木、火、土、金、水五行（表3-5）。取象比类法是从现象中提取能反映事物本质的属性，直接与五行特性比较，以确定其五行属性的一种方法。例如，方位、四时、五脏的五行属性即通过此法确定。推演络绎法是根据已知某事物的五行属性，推断与此事物相关的其他事物的五行属性的一种方法。例如，五色、五味、五腑、五官、五体、五志等五行属性即通过此法确定。

表 3-5　事物属性的五行归类表

自然界							五行	人体						
五音	五味	五色	五化	五气	五方	五季		五脏	五腑	五官	五体	五志	五声	五变
角	酸	青	生	风	东	春	木	肝	胆	目	筋	怒	呼	握
徵	苦	赤	长	暑	南	夏	火	心	小肠	舌	脉	喜	笑	忧
宫	甘	黄	化	湿	中	长夏	土	脾	胃	口	肉	思	歌	哕
商	辛	白	收	燥	西	秋	金	肺	大肠	鼻	皮	悲	哭	咳
羽	咸	黑	藏	寒	北	冬	水	肾	膀胱	耳	骨	恐	呻	栗

二、五行学说的基本内容

五行学说并不是简单地将事物归属于五行，而是用五行之间的相生、相克和五行制化来分析事物之间正常状态下的联系与调控。同时，还用五行之间的相乘、相侮以及母子相及来阐述事物之间异常状态下的关联与影响。

（一）五行相生与相克

1. 五行相生

五行相生是指木、火、土、金、水之间存在着有序的递相资生、助长和促进的关系。五行相生次序是：木生火，火生土，土生金，金生水，水生木。在五行相生关系中，任何一行都具有"生我"和"我生"两方面的关系。《难经》将此关系比喻为母子关系，"生我"者为母，"我生"者为子。因此，五行相生，实际上是指五行中的某一行对其子行的资生、促进和助长。如以火为例，由于木生火，故"生我"者为木，木为火之"母"；由于火生土，故"我生"者为土，土为火之"子"。木与火是母子关系，火与土也是母子关系。（图3-1）

2. 五行相克

五行相克是指木、火、土、金、水之间存在着有序的递相克制、制约的关系。五行相克次序是：木克土，土克水，水克火，火克金，金克木。在五行相克关系中，任何一行都具有"克我"和"我克"两方面的关系。《黄帝内经》把相克关系称为"所胜"和"所不胜"的关系，"我克"者为"所胜"，"克我"者为"所不胜"。因此，五行相克，实为五行中的某一行对其所胜行的克制和制约。如以木为例，由于木克土，故"我克"者为土，土为木之"所胜"；由于金克木，故"克我"者为金，金为木之"所不胜"。（图3-1）

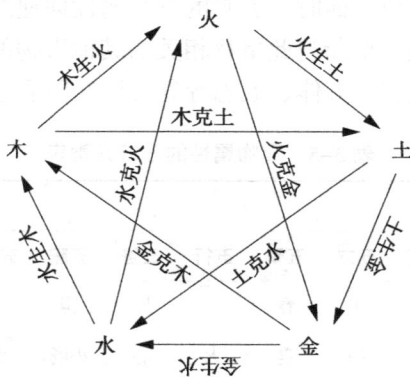

图3-1　五行生克示意图

3. 五行制化

五行制化，又称生克制化，指五行之间既相互资生，又相互制约，以维持动态平衡，促进协调发展的机制。五行的相生和相克是不可分割的两个方面，没有相生，事物就没有发生和成长；没有相克，事物就没有克制和制约。因此，五行之间必须生中有克、克中有生，既相互资生，又相互制约，才能维持事物之间的动态平衡。五行制化的规律是：五行中一行亢盛时，必然随之产生制约，以免亢而为害，即在相生中有相克，在相克中有相生。（图3-1）

（二）五行的相乘与相侮

五行的相乘、相侮与母子相及是五行之间的异常状态。

1. 五行相乘

五行相乘，是指五行中某一行对其所胜行的过度制约或克制，又称"倍克"。五行相乘的次序与相克相同，即木乘土、土乘水、水乘火、火乘金、金乘木（图3-2）。导致五行相乘的原因有"太过"和"不及"两种情况。

太过导致的相乘，指五行中某一行过于亢盛，对其所胜行进行超过正常限度的克制，引发其所胜行虚弱，从而破坏五行协调关系。以木克土为例，正常情况下木能克土，若木气过亢，对土克制过度，可致土虚。这种因木亢引发的相乘，称为"木旺乘土"。

不及所致的相乘，指五行中某一行过于虚弱，难以抵御其所不胜行正常限度的克制，使其本身更显虚弱。仍以木克土为例，若土气不足，即使木处于正常水平，土也难以承受克制，导致木乘虚侵袭，加重土虚。这种因土虚引发的相乘，称为"土虚木乘"。

相乘与相克虽然在次序上相同，但本质上是有区别的。相克是正常情况下五行之间的制约关系，属生理现象；相乘则是五行之间的异常制约现象，属病理变化。

2. 五行相侮

五行相侮，是指五行中某一行对其所不胜行的反向制约和克制，又称"反克"。五行相侮的次序是：木侮金、金侮火、火侮水、水侮土、土侮木（图3-2）。导致五行相侮的原因亦有"太过"和"不及"两种情况。

太过所致的相侮，是指五行中某一行过于强盛，使原来克制它的一行不仅不能克制，反而受到其反向克制。如木气过亢，其所不胜行金不仅不能克木，反而被木欺侮，出现"木反侮金"的逆向克制现象，称为"木亢侮金"。

不及所致的相侮，是指五行中某一行过于虚弱，不仅不能制约其所胜行，反而受到其所胜行的"反克"。如正常情况下金克木、木克土，若木过度虚弱，不仅金乘木，土也会因木衰而反向克制，称为"木虚土侮"。

五行的相乘和相侮，均属异常相克现象，两者之间既有区别，又有联系。两者之间的区别是：相乘是按相克次序过度克制，相侮是与五行相克次序发生相反方向的克制现象。两者之间的联系是：在发生相乘时，常伴随相侮；发生相侮时，也可伴随相乘。如木过强时，既可乘土又可侮金；金虚时，既可被木侮，又可被火乘。《素问·五运行大论》云："气有余，则制己所胜，而侮所不胜；其不及，则己所不胜，侮而乘之，己所胜，轻而侮之。"此为对五行相乘与相侮成因及关联的精辟阐释（图3-2）。

3. 母子相及

母子相及，是指五行中某一行太过或不及，导致五行的生克制化发生异常，出现母病及子或子病及母的状况。

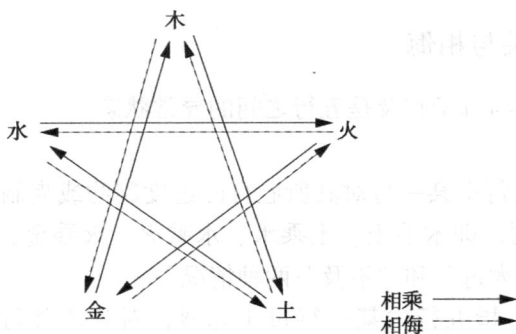

图 3-2　五行相乘与相侮之间的关系

三、五行学说在中医护理学中的应用

（一）说明人体的组织结构

五行学说说明人体组织结构，主要体现在天人相应的整体观和以五脏为中心的系统观两个方面。

1. 五行学说将自然界的五方、五时、五气、五色等分别归属于五行，认为同一行中的事物之间存在着相互感应的现象，这样把自然界与五脏联系起来，形成了人与天地相应的整体观。

2. 五行学说将人体的脏、腑、形、窍等组织结构，分别配属于五行，构成了以五脏为中心的五个生理病理系统。如人体五脏中的肝，在五行中属木，与自然界的春季、东方、风气、青色等相应，与人体中的胆、目、筋等相联系；人体五脏中的心，在五行中属火，与自然界的夏季、南方、暑气、赤色等相应，与人体中的小肠、舌、脉等相联系。（表3-6）

表 3-6　五脏六腑的五行归属

五行	五脏	六腑	主	藏	充	华	开窍	色	味
木	肝	胆	疏泄	魂	筋	爪	目	青	酸
火	心	小肠	血气	神	脉	面	舌	红	苦
土	脾	胃	运化	意	肌	唇	口	黄	甘（甜）
金	肺	大肠	宣降	魄	皮	毛	鼻	白	辛（辣）
水	肾	膀胱	精髓	志	骨	发	耳	黑	咸

（二）概括人体的生理功能

五行学说用于概括人体生理功能，主要体现在五脏各自生理功能特点与五脏之间相互关系两个方面。

五行学说将人的五脏分别归属于五行，用五行的特性来说明五脏的生理功能特点，如木的特性是生长、升发、条达、舒畅，肝属木，则肝喜条达舒畅，表现出疏泄的功能特点。

五行学说运用五行生克关系说明五脏之间的相互资生与相互制约关系，如木生火，肝属木，而心属火，故肝生心，肝藏血可济心；又如水克火，肾属水，而心属火，故肾克心，肾水可上济于心以制约心火。

（三）阐述人体的病理变化

五行学说阐释人体病理变化，主要体现在本脏有病可以传至他脏，以及他脏有病可以传至本脏两个方面。五脏在病理上的相互影响，称为传变。传变可分为相生关系的传变和相克关系的传变两类。

1. 相生关系的传变

相生关系的传变，又称母子相及，是五行之间相生关系的异常变化，包括母病及子和子病及母两个方面。

母病及子，指母脏有病传及子脏，如肾（水）有病，传及肝（木），多见于母子两脏皆虚的病证。

子病及母，指子脏有病传及母脏，如心（火）病，传及肝（木），既有子脏虚引起母脏虚的虚证，又有子脏盛导致母脏盛的实证，还有子脏盛导致母脏虚的虚实夹杂病变，即所谓"子盗母气"，如肝火亢盛，下劫肾阴，以致肾阴亏虚的病变。

按相生规律传变时，母病及子，病情较为轻浅；子病及母，病情较为深重。

2. 相克关系的传变

相克关系的传变，包括"相乘"和"相侮"两个方面。

相乘，指过克或倍克。五脏相乘有两种情况，即太过相乘与不及相乘。太过相乘，指某脏（如肝木）过盛致其所胜之脏（如脾土）受过分克制，如"木旺乘土"；不及相乘，指某脏（如脾土）过弱不能耐受其所不胜之脏（如肝木）的正常克制，出现相对克制太过，如"土虚木乘"。

相侮，指反克。五脏相侮也有两种情况，即太过相侮与不及相侮。太过相侮，指某脏（如肝木）过于亢盛致其所不胜（如肺金）无力克制而被反克，如"木火刑金"；不及相侮，指某脏（如脾土）过于虚弱致其所胜之脏（如肾水）出现反克，如"土虚水侮"。

按相克规律传变时，相乘传变病情较深重，相侮传变病情较轻浅。

（四）指导疾病的诊断

五行学说指导疾病诊断，主要体现在确定病变部位与判断预后两个方面。

1. 运用五行特性和生克乘侮关系来确定五脏病变的部位

《灵枢·本脏》云："视其外应，以知其内脏。"确定五脏病变部位，包括本脏主病与本脏兼病两类。临床可根据本脏所主之色、味、脉来诊断本脏主病，如面见黄色、喜食甘味、脉缓，可诊为脾病；面见黑色、口味咸、脉沉，可诊为肾病。还可根据本脏是否兼有他脏所主之色、味、脉来确定本脏兼病，若脾虚患者面见青色，可诊为土虚木乘。

2. 运用五行的生克关系来推测疾病的预后

望色时，"主色"指五脏本色，"客色"指四季时色。"主色"胜"客色"为逆，如肝病色青不随四季变化，预后较差；"客色"胜"主色"为顺，如肝病色青随四季变化，预后较好。《医宗金鉴·四诊心法要诀》载："客胜主善，主胜客恶。"色与脉合诊，色脉相符为顺，如肝病色青、脉弦，预后较好；色脉不符，且见克色之脉为逆，如肝病色青而见浮脉（金克木），预后不佳；色脉不符，但见生色之脉为顺，如肝病色青而见沉脉（水生木），预后较好。

（五）用于治疗和护理

五行学说在治疗和护理方面的应用，主要体现在控制疾病的传变与确定治疗和护理的原则两个方面。运用五行生克乘侮关系可以推断和概括疾病的传变规律，确立预防性治疗原则和护理措施。

1. 控制疾病的传变

根据五行生克乘侮理论，五脏中某一脏有病可传及他脏。如肝有病可影响心、肺、脾、肾，其他脏腑病变亦可影响肝。不同的脏腑病变，传变规律各异，故临床治疗除针对病脏外，还须依据传变规律调治他脏，防止传变。如肝气太过易乘脾土，治宜疏肝平肝兼培补脾气，使肝气得平、脾气得健，以防肝病传脾。《难经·七十七难》曰："见肝之病，则知肝当传之于脾，故先实其脾气。"这里的"实其脾气"即指治疗肝病时佐以补脾、健脾。

疾病传变与否，取决于脏气的盛衰，"盛则传，虚则受"是五脏疾病传变的基本规律。在临床实践中，我们要依据五行生克乘侮关系掌握五脏病变的传变规律，调整太过与不及，防患于未然，同时结合具体病情辨证施治。

2. 确定治疗和护理的原则和方法

五行学说不仅用以阐释脏腑生理病理、指导疾病诊断与预防，还以五行生克规律确立治护原则与方法。五行学说不仅用以阐释人体脏腑的生理功能和病理传变，指导疾病的诊断和预防，还可用五行相生相克规律来确定疾病的治疗原则和方法。

（1）依据五行相生规律确定治则和治法。临床上运用五行相生规律来治疗疾病，其基本治疗原则是补母和泻子，即"虚则补其母，实则泻其子"（《难经·六十九难》）。常用的治法有滋水涵木法、益火补土法、培土生金法和金水相生法。

①滋水涵木法。滋水涵木法是滋肾阴以养肝阴的治法，又称滋肾养肝法、滋补肝肾法。该治法适用于肾阴亏损而肝阴不足，甚或肝阳上亢之证。

②益火补土法。益火补土法是温肾阳以补脾阳的治法，又称温肾健脾法、温补脾肾法。该治法适用于肾阳衰微而致脾阳不振之证。

③培土生金法。培土生金法是健脾益气以补益肺气的治法。该治法主要用于脾气虚

衰，生化乏源，以致肺气虚弱之证；若肺气虚衰，兼见脾运不健者，亦可应用本法。

④金水相生法。金水相生法是滋养肺肾之阴的治法，亦称滋养肺肾法。该治法主要用于肺阴亏虚，不能滋养肾阴，或肾阴亏虚，不能滋养肺阴的肺肾阴虚证。

（2）依据五行相克规律，确定治则和治法。临床上运用五行相克规律来治疗疾病，其基本治疗原则是抑强扶弱。人体五脏相克关系异常而出现的相乘、相侮等病理变化的原因，主要在于"太过"和"不及"两个方面。"太过"者属强，表现为功能亢进；"不及"者属弱，表现为功能衰退。因而治疗上须同时采取抑强扶弱的原则，并侧重于制其强盛，使弱者易于恢复。若一方虽强盛而尚未发生克伐太过时，亦可利用这一治则，预先加强其所胜的力量，以阻止病情的发展。依据五行相克规律确定的治法，常用的有抑木扶土法、培土制水法、佐金平木法和泻南补北法四种。

①抑木扶土法。抑木扶土法是疏肝健脾或平肝和胃，以治疗肝脾不和或肝气犯胃病证的治法，又称疏肝健脾法、调理肝脾法（或平肝和胃法）。该治法适用于木旺乘土或土虚木乘之证。

②培土制水法。培土制水法是健脾利水以治疗水湿停聚病证的治法，又称敦土利水法。该治法适用于脾虚不运，水湿泛滥而致水肿胀满之证。

③佐金平木法。佐金平木法是滋肺阴、清肝火，以治疗肝火犯肺病证的治法，也可称为"滋肺清肝法"。该治法适用于肺阴不足而肝火犯肺之证。

④泻南补北法。泻南补北法是泻心火、补肾水，以治疗心肾不交证的治法，又称为泻火补水法、滋阴降火法。该治法适用于肾阴不足、心火偏旺、水火不济、心肾不交之证。因心主火，火属南方；肾主水，水属北方，故称泻南补北法。

总之，根据五行相生、相克规律，可以确立有效的治则和治法，指导临床用药。但在具体运用时，又须分清主次。要依据脏腑双方力量的对比全面考虑。或以治"母"为主，兼顾其"子"；或以治"子"为主，兼顾其"母"。或以抑强为主，扶弱为辅；或以扶弱为主，抑强为辅。如此，方能正确地指导临床实践，提高治疗效果。

（六）指导情志护理与养生

人的情志活动，属五脏功能之一，而情志活动异常，又会损伤相应的脏。由于五脏之间存在相生相克的关系，故人的情志变化也有相互抑制的作用。因此，在临床，可以运用不同情志变化的相互抑制关系来达到护理的目的。如《素问·阴阳应象大论》所云："怒伤肝，悲胜怒……喜伤心，恐胜喜……思伤脾，怒胜思……忧伤肺，喜胜忧……恐伤肾，思胜恐。"这就是情志病护理中所谓的"以情胜情"之法。

以五行生克规律阐释疾病的护理，有一定的实用价值，但是并非所有疾病的治疗和护理都能用五行生克规律来解释。在临床，既要正确掌握五行生克规律，又要根据具体病情进行辨证论治。

我国古代医家将阴阳五行学说引入医学领域，用以说明人体的生理现象和病理变化，指导临床的诊断、治疗和护理。阴阳学说阐明了事物对立双方的相互依存、相互对立、互相消长和互相转化的关系；五行学说描述了事物的五种属性及其生克乘侮的关系。阴阳五行学说联系自然界的四时变化，以人体的脏腑、经络、气血津液等为基础，揭示了人体健康与疾病的转化规律。几千年来，阴阳五行学说一直指导着中医临床实践，成为中医学理论的重要组成部分，对中医学理论体系的形成和发展有着极为深刻的影响。

第三节 藏象

一、藏象的基本概念

《黄帝内经》对藏象的论述，涵盖了人体结构和生命活动规律的主要内容，涉及脏腑的生理活动，以及与之相联系的心理活动、形体官窍、自然环境因素等。"藏象"二字，首载于《素问·六节藏象论》，其云："帝曰，藏象何如？岐伯曰，心者，生之本，神之处也，其华在面，其充在血脉，为阳中之太阳，通于夏气。"明代张景岳注曰："象，形象也。藏居于内，形见于外，故曰藏象。"

"藏"，指人体的内脏，包括五脏（肝、心、脾、肺、肾）、六腑（胆、胃、小肠、大肠、膀胱、三焦）和奇恒之腑（脑、髓、骨、脉、胆、女子胞）。"象"，指人体脏器生理活动、病理变化所反映于外的征象。中医学正是通过观察外在征象来研究内脏的活动规律，认识内脏的实质，即所谓《灵枢·本脏》所云："视其外应，以知其内脏。""藏象"将内在的形体与外在的征象有机地结合起来，较确切地反映了中医学对人体生理活动的认识方法。

二、藏象学说的特点

藏象学说的主要特点是以五脏为中心的整体观，主要体现在以五脏为中心的人体自身的整体性及五脏与自然环境的统一性两个方面。

（一）以五脏为中心的人体自身的整体性

藏象学说认为，人体是一个极其复杂的有机整体，人体各组成部分之间，结构上不可分割，功能上相互为用，代谢上相互联系，病理上相互影响。藏象学说是以五脏为中心，通过经络系统"内属于腑脏，外络于肢节"，将六腑、五体、五官、九窍、四肢百骸等全身脏腑形体官窍联结成有机整体。五脏，代表人体的五个生理系统，人体所有的组织器官，都可以归属于这五个系统。此外，五脏的生理活动，与精神情志密切相关。如《灵枢·本神》说："肝藏血，血舍魂……脾藏营，营舍意……心藏脉，脉舍神……肺藏气，气舍魄……肾藏精，精舍志。"

（二）五脏与自然环境的统一性

人体不仅本身是一个有机整体，而且与自然环境保持着统一性。故《灵枢·岁露》说："人与天地相参也，与日月相应也。"该论述将人体与天地置于同一体系中考察研究，强调内外环境的统一性，这是藏象学说的第二个特点。

藏象学说应用五行学说将自然界的五时、五方、五气、五化等与人体五大功能系统密切联系，构成了人体内外环境相应的统一体。故有"应春温之气以养肝，应夏热之气以养心，应长夏之气以养脾，应秋凉之气以养肺，应冬藏之气以养肾"的养生原则。五脏之气的虚实强弱，与四时气候变化有密切的关系。此外，根据五行学说，五脏之间存在着生克制化关系。如《素问·脏气法时论》说："病在肺，愈在冬，冬不愈，甚于夏，夏不死，持于长夏。"

从地方区域而言，藏象学说按五行特性将五方与五脏类比。地域不同，气候、水土、饮食、居处以及生活习惯等方面有很大差异，从而使人体脏腑强弱不同，体质和发病倾向也有一定区别。如江南多湿热，人体腠理多疏松；北方多燥寒，人体腠理多致密。

三、五脏

五脏，即心、肝、脾、肺、肾的合称。在经络学说中，心包络也作为脏，故又称为六脏。五脏的共同生理特点是化生和贮藏精气，并能藏神而称为"神脏"。

（一）心

心为五脏之一，位于胸中，两肺之间，膈膜之上。心的主要生理功能是主血脉，主藏神。故称心为"君主之官""生之本""五脏六腑之大主"。心在体合脉，其华在面，在窍为舌，在志为喜，在液为汗，心与小肠相表里。心在五行中属火，为阳中之阳，与自然界夏气相通应。

1. 心的主要生理功能

（1）心主血脉　心主血脉主要体现在心主血和心主脉两个方面。

心主血的基本内涵，是心气能推动血液运行，以输送营养物质于全身脏腑形体官窍。血液的运行与五脏功能密切相关，其中心的搏动泵血作用尤为重要。而心的搏动，主要依赖心气的推动和调控作用。心主血的另一内涵是心有生血的作用，即所谓"奉心化赤"，主要指饮食水谷经脾胃之气的运化，化为水谷之精；水谷之精再化为营气和津液；营气和津液入脉，经心火（即心阳）的作用，化为赤色血液。此即《素问·经脉别论》所言之"浊气归心，淫精于脉"。

心主脉，指心气推动、调控心脏的搏动和脉管的舒缩，使脉道通利，血流通畅。心与脉直接相连，形成一个密闭循环的管道系统。《素问·六节藏象论》所说的"心者……其充在血脉"，即针对心、脉和血液所构成的一个相对独立的系统而言的。脉为血之府，是容纳和运输血液的通道。营气与血并行于脉中，故《灵枢·决气》说："壅遏营气，令无所避，是谓脉。"血液能正常运行，发挥其濡养作用，除心气充沛外，还有赖于血液的充盈和脉道的通利。

心、脉、血三者密切相连，构成一个血液循环系统。血液在脉中正常运行，必须以心气充沛、血液充盈、脉管通利为基本条件。其中心脏的正常搏动，对血液循环系统生理功能的正常发挥起着主导作用，故《素问·痿论》说："心主身之血脉。"

（2）心藏神　心藏神，又称主神明或主神志，指心有统帅全身脏腑、经络、形体、官窍的生理活动和主司精神、意识、思维、情志等心理活动的功能。人体之神，有广义与狭义之分。广义之神，是整个人体生命活动的主宰和总体现；狭义之神，是指人的精神、意识、思维、情感活动及性格倾向等。心所藏之神，既是主宰人体生命活动的广义之神，又包括精神、意识、思维、情志等狭义之神。

心之所以称为"五脏六腑之大主"，还与其主血脉功能，即生血和运血功能有一定关系。人体各脏腑形体官窍的生理功能，包括神志活动，都离不开血气的充养，而血气通过脉管到达全身各处，是以心脏搏动为动力的。

心的主血脉功能与藏神功能是密切相关的。血是神志活动的物质基础之一，如《灵枢·营卫生会》说："血者，神气也。"心血，即在心脏与血脉中化生和运行的血液。心血充足则能化神养神，使心神灵敏不惑。而心神清明，则能驭气以调控心血的运行，濡养全身脏腑形体官窍及心脉自身。

2. 心与形、窍、志、液、时的关系

（1）心在体合脉，其华在面　心在体合脉，指全身的血脉统属于心，由心主司。其华在面，指心脏精气的盛衰，可从面部的色泽表现出来。"有诸内，必形诸外"，内在脏腑精气的盛衰及其机能的强弱，可显露于外在相应的体表组织器官。如《灵枢·邪气脏腑病形》说："十二经脉，三百六十五络，其血气皆上于面而走空窍。"

（2）心在窍为舌　心在窍为舌，又称心开窍于舌，指心之精气盛衰及其功能常变可从舌的变化得以反映。舌为心之窍，其理论依据体现在四个方面。①心与舌体通过经脉相互联系；②心主血脉，而舌体血管丰富，外无表皮覆盖，故舌色能灵敏地反映心主血脉的功能状态；③舌具有感受味觉的功能；④舌与言语、声音有关。综上所述，舌与心在生理上密切相关。心的主血、藏神功能正常，则舌体红活荣润、柔软灵活、味觉灵敏、语言流利。

（3）心在志为喜　心在志为喜，是指心的生理功能与喜有关。《素问·阴阳应象大论》说："在脏为心……在志为喜。"喜，一般来说属于对外界刺激产生的良性反应。但喜乐过度则可使心神受伤，如《灵枢·本神》说："喜乐者，神惮散而不藏。"可见，从心主神志的功能状况来分析，又有太过与不及的变化。精神亢奋可使人喜笑不休，精神萎靡可使人易于悲哀，如《素问·调经论》说："神有余则笑不休，神不足则悲。"

（4）心在液为汗　汗液的生成、排泄与心血、心神的关系十分密切。心主血脉，血液与津液同源互化，血液中的水液渗出脉外则为津液，津液是汗液化生之源。汗液由津液所化。心血充盈，津液充足，汗化有源，既可滋润皮肤，又可排出体内代谢后的废水。而汗出过多，津液大伤，必然耗及心精、心血，导致心慌、心悸。故又有"血汗同源""汗为心之液"之说。

（5）心与夏气相通应　五脏和自然界的四时阴阳相通应。心与夏气相通应，是因为自然界在夏季以炎热为主，在人体则心为火脏，阳气最盛，因同气相求，故夏季与心相应。夏季人体阳气旺盛，生机最旺。再则，从五脏来说，心为阳中之阳，属火，故心之阳气在夏季最旺盛。一般说来，心脏疾患，特别是心阳虚衰的患者，其病情往往在夏季有所缓解，自觉症状也有所减轻。而阴虚阳盛的患者的心血管疾病和情志病，在夏季往往会加重。即《素问·阴阳应象大论》所说的"阳胜则身热……能冬不能夏"。

附：心包络

心包络，简称心包，亦称"膻中"，是心脏外面的包膜，有保护心脏的作用。在经络学说中，心包络与三焦相表里，故心包络亦属于脏。古代医家认为，心为人身之君主，不得受邪，所以若外邪侵心，则心包络当先受病，故心包有"代心受邪"之功用。

（二）肺

肺位于胸腔，左右各一，覆盖于心之上。肺的主要生理功能是主气、司呼吸，主行水，朝百脉，主治节。肺在五脏六腑中位置最高，覆盖诸脏，故有"华盖"之称。肺叶娇嫩，不耐寒热燥湿诸邪之侵；易受外邪侵袭，故有"娇脏"之称。肺在体合皮，其华在毛，在窍为鼻，在志为悲（忧），在液为涕，与大肠相表里。肺在五行中属金，为阳中之阴，与自然界秋气相通应。

1. 肺的主要生理功能

（1）肺主气、司呼吸　肺主呼吸之气，指肺是气体交换的场所。肺主呼吸的功能，实际上是肺气的宣发与肃降作用在气体交换过程中的具体表现。肺气宣发，浊气得以呼出；肺气肃降，清气得以吸入。肺气的宣发与肃降作用协调有序，则呼吸均匀通畅。

肺主一身之气，指肺主司一身之气的生成和运行。故《素问·六节藏象论》说："肺者，气之本。"肺主一身之气的生成，体现于宗气的生成。一身之气主要由先天之气和后天之气构成。宗气属后天之气，由肺吸入的自然界清气与脾胃运化的水谷之精所化生的谷气相结合而生成。宗气是一身之气的重要组成部分，宗气的生成关系着一身之气的盛衰。因而肺的呼吸功能健全与否，不仅影响着宗气的生成，也影响着一身之气的盛衰。

肺主一身之气的运行，体现在对全身气机的调节作用。肺有节律地呼吸，对全身之气的升降出入运动起着重要的调节作用。

肺主一身之气和呼吸之气，实际上都基于肺的呼吸功能。肺的呼吸调匀是气的生成和气机调畅的根本条件。如果肺的呼吸功能失常，势必影响一身之气的生成和运行。若肺丧失了呼吸功能，清气不能吸入，浊气不能排出，新陈代谢停止，人的生命活动也就终结了。所以说，肺主一身之气的作用，主要取决于肺的呼吸功能。

（2）肺主行水　肺主行水，指肺气的宣发、肃降作用推动和调节全身水液的输布和排泄。《素问·经脉别论》称肺"通调水道"。其内涵主要有两个方面：一是通过肺气的宣发作用，将经脾气转输至肺的水液和水谷精微中的轻清部分，向上、向外布散，上至头面诸窍，外达全身皮毛肌腠以濡润之；输送到皮毛肌腠的水液在卫气的推动作用下化为汗液，并在卫气的调节作用下有节制地排出体外。二是通过肺气的肃降作用，将经脾气转输至肺的水液和水谷精微中的稠厚部分，向内、向下输送到其他脏腑以濡润之，并将脏腑代谢所产生的浊液下输至肾（或膀胱），成为尿液生成之源。

肺以其气的宣发与肃降作用输布水液，故说"肺主行水"。又因为肺为华盖，在五脏六腑中位置最高，参与调节全身的水液代谢，故清代汪昂在《医方集解》中称"肺为水之上源"。

（3）肺朝百脉，主治节 肺朝百脉，指全身的血液都通过百脉流经于肺，须经肺的呼吸在肺中进行体内外清浊之气的交换；然后再通过肺气宣降的作用，将富含清气的血液通过百脉输送到全身。全身的血脉均统属于心，心气是血液循环运行的基本动力，而血液的运行，又有赖于肺气的推动和调节，即肺气具有助心行血的作用。肺通过呼吸运动调节全身气机，从而促进血液运行。故《素问·平人气象论》说："人一呼，脉再动，一吸，脉亦再动。"《难经·一难》说："人一呼，脉行三寸，一吸，脉行三寸。"

肺主治节，指肺气具有治理调节肺之呼吸及全身之气、血、水的作用。《素问·灵兰秘典论》说："肺者，相傅之官，治节出焉。"其生理作用主要表现在四个方面。一是治理调节呼吸运动。肺气的宣发与肃降作用协调，维持通畅均匀的呼吸，使体内外气体得以正常交换。二是调理全身气机。通过肺的呼吸运动，调节一身之气的升降出入，保持全身气机调畅。三是治理调节血液的运行。通过肺朝百脉和气的升降出入运动，辅佐心脏，推动和调节血液的运行。四是治理调节津液代谢。通过肺气的宣发与肃降，治理和调节全身水液的输布与排泄。

2. 肺与形、窍、志、液、时的关系

（1）肺在体合皮，其华在毛 肺对皮毛的作用，体现在两个方面。一是肺气宣发，宣散卫气于皮毛，发挥卫气温分肉、充皮肤、肥腠理、司开阖及防御外邪侵袭的作用。二是肺气宣发，输精于皮毛。即肺气通过宣发，将津液和部分水谷之精向上、向外布散于全身皮毛肌腠，以滋养之，使之红润光泽。若肺精亏、肺气虚，既可致卫表不固而见自汗或易感冒，又可因皮毛失濡而见枯槁不泽。皮毛对肺的作用，亦体现在两个方面。一是皮毛能宣散肺气，以调节呼吸。二是皮毛受邪，可内合于肺。

（2）肺在窍为鼻 鼻为呼吸之气出入的通道，与肺直接相连，所以称鼻为肺之窍。鼻的通气和嗅觉功能，都必须依赖肺气的宣发作用。肺气宣畅，则鼻窍通利，呼吸平稳，嗅觉灵敏；肺失宣发，则鼻塞不通，呼吸不利，嗅觉亦差。故《灵枢·五阅五使》曰："鼻者，肺之官也。"《灵枢·脉度》曰："肺气通于鼻，肺和则鼻能知臭香矣。"

（3）肺在志为忧（悲） 关于肺之志，《黄帝内经》有两个说法。一个说法是肺之志为悲，另一个说法是肺之志为忧。但在论及五志相胜时则说"悲胜怒"。悲和忧虽然略有不同，但其对人体生理活动的影响大致相同，因而忧和悲同属肺之志。《素问·举痛论》说："悲则气消。"悲伤过度，可出现气短等肺气不足的现象。反之，肺精气虚衰或肺气宣降失调时，机体对外来非良性刺激的耐受能力下降，易产生悲忧的情绪变化。

（4）肺在液为涕 涕，即鼻涕。鼻涕由肺精所化，由肺气的宣发作用布散于鼻窍，故《素问·宣明五气》说："五脏化液……肺为涕。"肺精、肺气的作用是否正常，亦能从涕的变化中得以反映。如肺精、肺气充足，则涕润泽鼻窍而不外流。若寒邪袭肺，肺气失宣，肺之精津被寒邪所凝而不化，则鼻流清涕；肺热壅盛，则可见喘咳上气，流涕黄浊；若燥邪犯肺，则又可见鼻干而痛。

（5）肺与秋气相通应　五脏与自然界四时阴阳相通应，肺应秋。肺与秋同属于五行之金。时令至秋，暑去而凉生，草木渐凋；人体肺脏主清肃下行，为阳中之阴，同气相求，故与秋气相应。秋季之肃杀，是对夏气生长太过的削减；肺气之肃降，是对心火上炎太过的制约。肺与秋气相通，故肺金之气应秋而旺，此时肺的制约和收敛功能强盛。时至秋日，人体气血运行也随"秋收"之气而内敛，逐渐向"冬藏"过渡。

（三）脾

脾位于中焦，在膈之下，胃的左方。脾的主要生理功能是主运化、统摄血液。脾胃为"后天之本"。脾气的运动特点是主升举。脾为太阴湿土，又主运化水液，故喜燥恶湿。脾在体合肉而主四肢，在窍为口，其华在唇，在志为思，在液为涎，与胃相表里。脾在五行属土，为阴中之至阴，与长夏之气相通应，旺于四时。

1. 脾的主要生理功能

（1）脾主运化　脾主运化指脾能够运化食物和运化水液。脾运化食物是指脾气促进食物的消化和吸收，并转输其精微（谷精）的功能。食物的消化虽在胃和小肠中进行，但必须经脾气的推动、激发，才能奏效。食物经脾气进一步消化后，则分为清、浊两部分。其精微部分，经脾气的激发作用由小肠吸收，再由脾气的转输作用输送到其他四脏，分别化为精、气、血、津液，内养五脏六腑，外养四肢百骸、皮毛筋肉。故《素问·玉机真脏论》云："脾为孤脏，中央土以灌四傍。"《素问·厥论》云："脾主为胃行其津液者也。"

脾运化水液是指脾气吸收、转输水精，调节水液代谢的功能。脾气运化水液的功能主要表现为两个方面。一是胃和小肠消化吸收的津液（即水精），以及大肠吸收的水液，由肾气的蒸化作用回吸收的水液，皆经脾气的转输作用上输于肺，再由肺的宣发肃降作用输布于全身，使"水精四布，五经并行"（《素问·经脉别论》）。二是在水液的代谢过程中起中转枢纽作用。肺为水之上源，肾为水之下源，而脾居中焦，故为水液升降输布的枢纽。

（2）脾主统血　脾主统血，指脾气有统摄、控制血液在脉中正常运行而不逸出脉外的功能。脾气统摄血液的功能，实际上是气的固摄作用的体现。脾气是一身之气分布于脾脏的气，一身之气充足，脾气必然充盛；而脾气健运，一身之气自然充足。气足则能摄血，故脾统血与气摄血是统一的。

2. 脾与形、窍、志、液、时的关系

（1）脾在体合肉，主四肢　脾在体合肉，指脾气的运化功能与肌肉的壮实及其功能发挥之间有着密切的联系。全身的肌肉，都有赖于脾胃运化的水谷精微及津液的营养滋润，才能壮实丰满，并发挥其收缩运动的功能。正如清代张志聪在《黄帝内经素问集注》中注释《素问·五脏生成》时所说的脾"主运化水谷之精，以生养肌肉，故主肉"。脾胃的运化功能失常，水谷精微及津液的生成和转输障碍，肌肉得不到水谷精微及津液的营养和滋润，必致瘦削，软弱无力，甚至痿废不用。因此，健脾胃、生精气，是治疗痿证的基本原则,《素问·痿论》云:"治痿者,独取阳明。"

(2)脾在窍为口,其华在唇 脾开窍于口,指人的食欲、口味与脾的运化功能密切相关。脾的经脉"连舌本,散舌下",舌又主司味觉,所以食欲和口味都可反映脾的运化功能是否正常。

脾之华在唇,指口唇的色泽可以反映脾气的盛衰。如《素问·五脏生成》说:"脾之合,肉也;其荣,唇也。"脾气健旺,气血充足,则口唇红润光泽;脾失健运,则气血衰少,口唇淡白不泽。

(3)脾在志为思 脾在志为思,指脾的生理功能与思相关。思虽为脾之志,但与心神有关,故有"思出于心,而脾应之"之说。正常限度内的思虑,是人人皆有的情志活动,对机体并无不良影响。但思虑过度,或所思不遂,则会影响机体正常的生理活动,并且主要影响气的运动,导致气滞或气结。

(4)脾在液为涎 涎为口津,即唾液中较清稀的部分,由脾精、脾气化生并转输布散,故说"脾在液为涎"。涎具有保护口腔黏膜、润泽口腔的作用。在进食时,分泌旺盛,以助谷食的咀嚼和消化,故有"涎出于脾,而溢于胃"之说。若脾胃不和,或脾气不摄,则导致涎液化生异常增多,可见口涎自出。若脾精不足,津液不充,则见涎液分泌量少,口干舌燥。

(5)脾与长夏之气相通应 五脏应四时,脾与四时之外的"长夏"(夏至~处暑)相通应。长夏之湿虽主生化,而湿之太过,反困其脾,使脾运不展。故至夏秋之交,脾弱者易为湿伤,诸多湿病由此而起。又因时逢炎夏,湿与热相兼,湿热交相为病,多见身热不扬、肢体困重、脘闷不舒、纳呆泄泻等湿热交结不解的症状。治疗应因时制宜,除湿而热自退,即所谓"湿去热孤"之法。

(四)肝

肝位于腹腔,横膈之下,右胁之内。肝的主要生理功能是主疏泄和主藏血。《医学实在易·肝虚胁痛》有"肝体阴而用阳"之说。《素问·灵兰秘典论》说:"肝者,将军之官,谋虑出焉。"肝在体合筋,其华在爪,在窍为目,在志为怒,在液为泪,与胆相表里。肝在五行属木,为阴中之阳,与自然界春气相通应。

1.肝的主要生理功能

(1)肝主疏泄 肝主疏泄,指肝气具有疏通、畅达全身气机,进而促进精血津液的运行输布、脾胃之气的升降、胆汁的分泌排泄及情志的舒畅等作用。

肝气疏泄,调畅全身气机,使脏腑经络之气的运行通畅无阻。肝气的生理特点是主升、主动。这对于全身气机的疏通、畅达,是一个重要的因素。因此,肝气的疏泄功能,对各脏腑经络之气的升、降、出、入运动的协调平衡,起着重要的调节作用,对维持全身脏腑、经络、形体、官窍等功能活动的有序进行,也是一个重要的条件。肝气的疏泄功能正常发挥,则气机调畅、气血和调,经络通利,脏腑、形体、官窍等的功能活动也稳定有序。肝气的疏泄功能失常,称为肝失疏泄。根据其所致病证的不同表现可分为两种。一是肝气的疏泄功能不及,常因抑郁伤肝,肝气不舒,疏泄失职,气机不得畅达，形成气机郁结的病理变化，称为"肝气郁结"。二是肝气的疏泄功能太过，常因暴怒伤肝，或气郁日久化火，导致肝气亢逆，升发太过，称为"肝气上逆"。

肝气的疏泄功能，反映了肝为刚脏及肝气主动、主升的生理特点，是维持肝脏本身及相关脏腑功能协调、有序的重要条件。肝气疏泄，调畅气机的作用，主要表现在四个方面：①促进血液与津液的运行输布；②促进脾胃的运化功能和胆汁分泌排泄；③调畅情志；④促进男子排精与女子排卵行经。

（2）肝主藏血　肝藏血，指肝脏具有贮藏血液、调节血量和防止出血的功能。肝藏血的生理意义有以下五个方面。

一是涵养肝气。肝贮藏充足的血液，化生和涵养肝气，使之冲和畅达，发挥其正常的疏泄功能，防止疏泄太过而亢逆。

二是调节血量。肝贮藏充足的血液，可根据生理需要调节人体各部分血量的分配。在正常情况下，人体各部分的血量是相对恒定的。但是随着机体活动量的增减、情绪的变化、外界气候的变化等因素，人体各部分的血量也随之有所变化。《素问·五脏生成》说："人卧，血归于肝。"王冰注解说："肝藏血，心行之，人动则血运于诸经，人静则血归于肝脏。何者？肝主血海，故也。"

三是濡养肝及筋目。肝贮藏充足的血液，可濡养肝脏及其形体官窍，使其发挥正常的生理功能。如《素问·五脏生成》说："肝受血而能视，足受血而能步，掌受血而能握，指受血而能摄。"

四是为经血之源。肝贮藏充足的血液，为女子月经来潮的重要保证。肝藏血而称为血海，冲脉起于胞中而通于肝，与女子月经来潮密切相关，故也称肝为"血海"。

五是防止出血。肝主凝血以防止出血，故明代章潢在《图书编》中说："肝者，凝血之本。"

2. 肝与形、窍、志、液、时的关系

（1）肝在体合筋，其华在爪　筋，即筋膜，包括肌腱和韧带，附着于骨而聚于关节，是连接关节、肌肉，主司关节运动的组织。《素问·五脏生成》说："诸筋者，皆属于节。"筋的功能依赖于肝精肝血的濡养。肝精肝血充足，筋得其养，才能运动灵活而有力，《素问·阴阳应象大论》称为"肝生筋"。肝精肝血充足则筋力强健，运动灵活，能耐受疲劳，并能较快地解除疲劳，故称肝为"罢极之本"。如果肝精肝血亏虚，筋脉得不到很好的濡养，则筋的运动能力就会减退。如《素问·上古天真论》说："丈夫……七八，肝气衰，筋不能动。"

爪，即爪甲，包括指甲和趾甲，乃筋之延续，所以有"爪为筋之余"之说。《素问·六节藏象论》云："肝者，罢极之本……其华在爪。"肝与爪有着密切的联系。爪甲有赖于肝精、肝血的濡养，因而肝之精血的盛衰，会影响到爪的荣枯。反过来，观察爪甲的荣枯，可以测知肝脏功能的正常与否。

（2）肝在窍为目　目为视觉器官，具有视物功能，故又称"精明"。目之所以具有视物功能，依赖于肝精、肝血之濡养和肝气之疏泄。肝的经脉上连目系，《灵枢·经脉》说："肝足厥阴之脉……连目系。"肝之精血充足，肝气调和，目才能正常发挥其视物辨色的功能。

目的视觉功能的发挥，还依赖于五脏六腑之精的濡养。《灵枢·大惑论》说："五脏六腑之精气，皆上注于目而为之精，精之窠为眼，骨之精为瞳子，筋之精为黑眼，血之精为络，其窠气之精为白眼，肌肉之精为约束；裹撷筋骨血气之精而与脉并为系，上属于脑，后出于项中。"后世在此基础上发展出了"五轮"学说，为眼科疾病的辨证论治奠定了理论基础。

（3）肝在志为怒　怒是人在情绪激动时的一种情志变化，由肝之精气所化，故说肝在志为怒。一般来说，人人皆有发怒之时，一定限度内的情绪发泄对维持机体的生理平衡有重要的意义。但大怒或郁怒不解，对于机体是一种不良的刺激，既可引起肝气郁结，气机不畅，精血津液运行输布障碍，痰饮瘀血及癥瘕积聚内生，又可致肝气上逆，血随气逆，发为出血或中风昏厥。如《素问·举痛论》说："怒则气逆，甚则呕血及飧泄。"《素问·生气通天论》说："阳气者，大怒则形气绝，而血菀于上，使人薄厥。"

（4）肝在液为泪　泪由肝精肝血所化，肝开窍于目，泪从目出。泪有濡润、保护眼睛的功能。在病理情况下，可见泪液分泌异常。如肝血不足，泪液分泌减少，常见两目干涩；肝经风热或肝经湿热，可见目眵增多、迎风流泪等。

（5）肝与春气相通应　五脏与自然界四时阴阳相通应，肝应春。肝主疏泄，恶抑郁而喜条达，为"阴中之少阳"，故肝与春气相通应。如《素问·诊要经终论》曰："正月二月，天气始方，地气始发，人气在肝。"春季天气转暖而风气偏盛，人体之肝气应之而旺，故肝气偏旺、肝阳偏亢或脾胃虚弱之人在春季易发病，可见眩晕、烦躁易怒、中风昏厥，或情志抑郁、焦虑，或两胁肋部疼痛、胃脘痞闷、嗳气泛恶、腹痛腹泻等症状。

（五）肾

肾位于腰部脊柱两侧，左右各一。《素问·脉要精微论》说："腰者，肾之府。"肾主藏精，主水，主纳气。由于肾藏先天之精，主生殖，为人体生命之本原，故称肾为"先天之本"。肾又称为"五脏阴阳之本""封藏之本"。肾在体合骨、生髓、通脑，其华在发，在窍为耳及二阴，在志为恐，在液为唾，与膀胱相表里。肾在五行属水，为阴中之阴，与自然界冬气相通应。

1. 肾的主要生理功能

（1）肾藏精，主生长发育生殖与脏腑气化　肾藏精，指肾具有贮存、封藏精气的生理功能。精，就其来源而言，有先天、后天之分。先天之精来源于父母的生殖之精，是禀受于父母的生命遗传物质，与生俱来，藏于肾中；后天之精来源于脾胃化生的水谷之精。人出生后，机体由脾胃的运化作用从饮食物中摄取的营养物质，称为"后天之精"。先天之精与后天之精相互资助，相互为用。出生之后，后天之精有赖于先天之精的活力资助，即有赖于肾气及肾阴、肾阳对脾气及脾阴、脾阳的推动和资助，才能不断地化生，输布全身，营养脏腑及其形体官窍；先天之精也须依赖脾胃所化后天之精的不断培育和充养，才能日渐充盛，充分发挥其生理效应。

肾主生长发育和生殖，指人体的生长发育和生殖，主要依赖肾精及其所化肾气的生理作用。肾藏精，精化气，肾精所化之气为肾气，肾精足则肾气充，肾精亏则肾气衰。因而人体的生、长、壮、老、已的生命过程，以及在生命过程中的生殖能力，都取决于肾精及肾气的盛衰。《素问·上古天真论》记述了肾气由未盛到逐渐充盛，由充盛到逐渐衰少，继而耗竭的演变过程。其云："女子七岁，肾气盛，齿更发长。二七而天癸至，任脉通，太冲脉盛，月事以时下，故有子。三七，肾气平均，故真牙生而长极。四七，筋骨坚，发长极，身体盛壮。五七，阳明脉衰，面始焦，发始堕。六七，三阳脉衰于上，面皆焦，发始白。七七，任脉虚，太冲脉衰少，天癸竭，地道不通，故形坏而无子也。丈夫八岁，肾气实，发长齿更。二八，肾气盛，天癸至，精气溢泻，阴阳和，故能有子。三八，肾气平均，筋骨劲强，故真牙生而长极。四八，筋骨隆盛，肌肉满壮。五八，肾气衰，发堕齿槁。六八，阳气衰竭于上，面焦，发鬓颁白。七八，肝气衰，筋不能动，天癸竭，精少，肾脏衰，形体皆极。八八，则齿发去。"

肾推动和调节脏腑气化。脏腑气化，是指由脏腑之气的升降出入运动推动和调控各脏腑形体官窍的功能，进而推动、调控机体精气血津液的新陈代谢及其与能量的相互转化过程。

肾气由肾精所化，是一身之气分布于肾的部分。因肾精主要成分为先天之精，肾气主要属先天之气，与元气大致相同，故为脏腑之气的根本。肾气涵盖阴阳二气，肾阴是其中具有凉润、宁静、抑制、凝结等作用的部分，肾阳是其中具有温煦、推动、兴奋、宣散等作用的部分。肾阴与肾阳对立统一、协调共济，方能使肾气冲和畅达。

（2）肾主水　肾主水，是指肾气具有主司和调节全身水液代谢的功能。肾气对水液代谢的主司和调节作用，主要体现在以下两个方面。

一是肾气对参与水液代谢的各脏腑的促进作用。肾气及肾阴、肾阳对水液代谢过程中各脏腑之气的功能，尤其是脾、肺之气的运化和输布水液的功能，具有促进和调节作用。水液代谢过程中，胃、小肠、大肠中的水液，经脾气的运化、转输作用，吸收并输送至肺，再经肺气的宣发、肃降作用输布周身，以发挥滋润和濡养作用，并将宣发至皮毛肌腠的水液化为汗液排泄。脏腑形体官窍代谢产生的浊液（废水），由肺的肃降作用输送到肾或膀胱，再经肾气的气化作用，吸收可再利用者，将剩余部分化为尿液排出体外。

二是肾气调节尿液的生成和排泄。尿液的生成和排泄是水液代谢的重要环节。在水液代谢过程中，各脏腑形体官窍代谢产生的浊液，通过三焦水道下输于肾或膀胱，在肾气的气化作用下又分清浊。清者回收，由脾气的转输作用通过三焦水道上输于肺，重新参与水液代谢；浊者化为尿液，在肾与膀胱之气的推动作用下排出体外。

（3）肾主纳气　肾主纳气，指肾气有摄纳肺所吸入的自然界清气、保持吸气深度、防止呼吸表浅的作用。肾的纳气功能，实际上是肾气封藏作用在呼吸运动中的具体体现。肺吸入的清气下达于肾，强调肺的呼吸在肾气封藏作用下维持一定深度，以利于清浊气体的内外交换。故清代何梦瑶在《医碥·杂症·气》中云："气根于肾，亦归于肾，故曰肾纳气，其息深深；肺司呼吸，气之出入，于是乎主之。且气上升，至肺而极，升极则降，由肺而降，故曰肺为气主。"

2. 肾与形、窍、志、液、时的关系

（1）肾在体合骨，生髓，其华在发 髓分骨髓、脊髓和脑髓，皆由肾精化生。肾精盛衰不仅影响骨骼发育，也影响脊髓及脑髓的充盈。齿与骨同出一源，由肾精充养，故称"齿为骨之余"。牙齿松动、脱落及小儿齿迟等，多与肾精不足有关。发的生长赖血以荣养，故称"发为血之余"，但其生机根源于肾。肾藏精，精化血，精血旺盛则毛发粗壮润泽，故《素问·六节藏象论》说："肾……其华在发。"《素问·五脏生成》说："肾……其荣，发也。"

（2）肾在窍为耳及二阴 耳为听觉器官，其听觉功能与肾精、肾气的盛衰密切相关。《灵枢·脉度》说："肾气通于耳，肾和则耳能闻五音矣。"若肾精及肾气虚衰，髓海失养，可出现听力减退、耳鸣甚至耳聋。老年人因肾精及肾气衰少，多表现为听力减退。

二阴指前阴和后阴，前阴为排尿和生殖器官，后阴为排泄粪便的通道，二者主司二便。尿液的贮藏和排泄虽在膀胱，但其生成及排泄依赖肾气的气化和固摄作用协调。肾气的气化及固摄功能失常，可见尿频、遗尿、尿失禁、尿少或尿闭等症。前阴作为人体外生殖器，其生殖功能与肾精、肾气关系密切，故有"外肾"之称。在男子为精窍与溺窍合一的阴茎，在女子则有阴户、阴道之分，主司溺尿、房事及生殖功能。

（3）肾在志为恐 恐为恐惧、害怕的情志活动，与肾关系密切。《素问·阴阳应象大论》说："在脏为肾……在志为恐。"肾藏精，居下焦，肾精化生的肾气需要通过中焦和上焦布散全身。恐使精气下走而不得上行，导致肾气布散失常，故有"恐伤肾""恐则气下"之说。

（4）肾在液为唾 唾为唾液中较稠厚的部分，出于舌下，有润泽口腔、滋润食物及滋养肾精的功能。《素问·宣明五气》说："五脏化液……肾为唾。"唾源于肾精，咽而不吐，可回滋肾精，多唾久唾，则耗伤肾精，故古代养生家主张"吞唾"，以养肾精。

唾与涎，虽然都是口腔分泌的液体，但是二者有一定的区别。涎由脾精所化，出自两颊，质地清稀，可自口角流出；唾由肾精所生，出自舌下，质地稠厚，多从口中唾出。

（5）肾与冬气相通应 五脏与自然界四时阴阳相通应，肾应冬。冬季气候寒冷，万物封藏。人体中肾为水脏，具有沉降润下之性，藏精而主封藏。《素问·诊要经终论》说："十一月十二月，冰复，地气合，人气在肾。"冬季水气当旺，素体阳虚或久病阳虚者，多在阴盛之冬季发病。

附：命门

"命门"一词，最早见于《黄帝内经》，初指眼睛。如《灵枢·根结》载："太阳根于至阴，结于命门。命门者，目也。"将命门视为内脏则始于《难经》。尽管历代医家对命门的形态、部位见解不一，但在"命门生理功能与肾密切相关"的认识上基本一致。多数医家认为，命门与肾同为五脏之本，内寓真阴真阳。明代命门学说的兴起，进一步为"重肾"理论奠定了基础。由此可知，肾阳即命门之火，肾阴即命门之水；肾阴、肾阳即真阴、真阳（元阴、元阳）。古代医家称其为"命门"，旨在强调肾气（包括肾阴、肾阳）在生命活动中的核心作用，"命门"即"生命之门"。

四、六腑

六腑，是胆、胃、小肠、大肠、膀胱、三焦的总称。它们的生理功能是"传化物"，生理特点是"泻而不藏""实而不能满"。

（一）胆

胆居六腑之首，又为奇恒之腑。胆位于右胁下，附于肝之短叶间。胆的生理功能主要是贮藏、排泄胆汁和主决断。

1. 贮藏和排泄胆汁

胆汁来源于肝，由肝精、肝血化生，或由肝之余气凝聚而成。胆汁生成后，进入胆腑，由胆腑浓缩并贮藏。贮藏于胆腑的胆汁，在肝气的疏泄作用下，排泄并注入肠中，以促进饮食水谷的消化和吸收。

2. 胆主决断

胆主决断，指胆在精神意识思维活动中，具有判断事物、作出决定的作用。这一功能对防御和消除某些精神刺激的不良影响，维持精气血津液的正常运行和代谢，确保脏腑间的协调关系极为重要。

胆是中空的囊状器官，内盛胆汁。古人认为胆汁是精纯清净的精微物质，称为"精汁"，故胆有"中精之府""清净之府""中清之府"之称。

（二）胃

胃位于腹腔上部，上连食管，下通小肠。胃是机体对饮食物进行消化吸收的重要脏器，主受纳腐熟水谷，有"太仓""水谷之海"之称。其主要生理功能是主受纳和腐熟水谷。

1. 胃主受纳水谷

胃主受纳水谷，指胃气具有接受和容纳饮食水谷的作用。饮食入口，经过咽、食管进入胃中，在胃气的通降作用下，由胃接受、容纳并暂存，故胃有"太仓""水谷之海"之称。机体精气血津液的化生依赖于饮食物中的营养物质，故胃又有"水谷气血之海"之称。

2. 胃主腐熟水谷

胃主腐熟水谷，指胃气将饮食物初步消化形成食糜的作用。容纳于胃中的饮食物，经胃气的磨化和腐熟后，精微物质被吸收，由脾气转输营养全身，未被消化的食糜下传至小肠被进一步消化。

胃气的受纳、腐熟功能必须与脾气的运化功能相互配合，纳运协调，才能将水谷化为精微，进而化生为精气血津液，供养全身。

（三）小肠

小肠包括十二指肠、空肠和回肠，是机体对饮食物进行消化、吸收精微、下传糟粕的重要脏器。其主要生理功能是受盛化物和泌别清浊。

1. 小肠主受盛化物

小肠的受盛化物功能表现在以下两个方面。一是指小肠接受由胃腑下传的食糜而盛纳之，即受盛作用；二是指食糜在小肠内必须停留一定的时间，由脾气与小肠的共同作用对其进一步消化，化为精微和糟粕两部分，即化物作用。

2. 小肠主泌别清浊

小肠主泌别清浊，是指小肠中的食糜在进一步消化的过程中，分为清浊两部分。清者，即水谷精微和津液，由小肠吸收，经脾气的转输作用输布全身，即所谓"中央土以灌四傍"；浊者，即食物残渣和部分水液，经胃和小肠之气的作用通过阑门传送到大肠。由于小肠参与了人体的水液代谢，故有"小肠主液"之说。

（四）大肠

大肠居腹中，其上口在阑门处接小肠，其下端连肛门。大肠包括结肠和直肠，是对食物残渣中的水液进行吸收，形成粪便并有节制排出的脏器。大肠的主要生理功能是传化糟粕与主津。

1. 大肠主传化糟粕

大肠接收由小肠下传的食物残渣，吸收其中多余的水液，形成粪便。大肠之气的运动，可将粪便传送至大肠末端，并经肛门有节制地排出体外，故大肠有"传导之官"之称。

2. 大肠主津

大肠接受由小肠下传的含有大量水液的食物残渣，将其中的水液吸收，使之形成粪便，即所谓燥化作用。大肠吸收水液，参与体内的水液代谢，故说"大肠主津"。

（五）膀胱

膀胱位于下腹部，居肾之下，大肠之前，是一个中空的囊状器官。膀胱，又称"脬"，是贮存和排泄尿液的器官。膀胱的生理功能是贮存和排泄尿液。

1. 贮存尿液

人体的津液通过肺、脾、肾等脏的作用，布散全身，发挥滋养濡润机体的作用。其代谢后的浊液则下归于肾，经肾气的蒸化作用，升清降浊。清者回流于体内，重新参与水液代谢；浊者下输膀胱，变成尿液，由膀胱贮存。

2. 排泄尿液

膀胱中尿液的按时排泄，由肾气及膀胱之气的推动和固摄作用来调节。肾气与膀胱之气的作用协调，则膀胱开合有度，尿液可及时地从溺窍排出体外。

膀胱的贮尿和排尿功能，依赖于肾气与膀胱之气的升降协调。肾气主上升，膀胱之气主通降。故《素问·宣明五气》说："膀胱不利为癃，不约为遗尿。"

（六）三焦

三焦是上焦、中焦、下焦的合称。三焦作为六腑之一，必有其特定的形态结构和生理功能，有名有形；三焦作为人体上、中、下三个部位的划分，有名无形，但有其生理功能和各自的生理特点。

1. 六腑之三焦

三焦作为六腑之一，位于腹腔中，与胆、胃、小肠、大肠、膀胱等其他五腑相同，是有具体形态结构和生理功能的脏器，并有自身的经脉——手少阳三焦经。三焦与心包通过手少阳三焦经和手厥阴心包经的相互属络构成表里关系。《灵枢·经脉》所说的"三焦手少阳之脉……下膈，循属三焦"和"心主手厥阴心包络之脉……下膈，历络三焦"，也说明三焦是位于腹中的实体性脏器。

作为六腑之一的三焦，其功能是疏通水道，运行水液。《素问·灵兰秘典论》说："三焦者，决渎之官，水道出焉。"《灵枢·本输》说："三焦者，中渎之府也，水道出焉，属膀胱，是孤之府也。"

2. 部位之三焦

三焦作为人体上、中、下部位的划分，源于《灵枢·营卫生会》的"上焦如雾，中焦如沤，下焦如渎"之论，与《难经·三十八难》所谓"有名而无形"的三焦相通。部位划分之三焦，包含了上至头、下至足的整个人体，已经超出了实体六腑的概念。明代张景岳等医家将其阐释为分布于胸腹腔的、包容五脏六腑的一个"大府"，并因其大而称之为"孤府"，实际上也已指明此三焦并非一个位于腹中的实体性脏器。

（1）上焦　一般将膈以上的胸部，包括心、肺两脏，以及头面部，称作上焦。上焦的生理特点，是主气的宣发和升散，即宣发卫气，布散水谷精微和津液以营养滋润全身。如《灵枢·决气》说："上焦开发，宣五谷味，熏肤、充身、泽毛，若雾露之溉，是谓气。"上焦主气的宣发和升散，但它不是有升无降，而是"升已而降"，故说"若雾露之溉"。《灵枢·营卫生会》将上焦的生理特点概括为"如雾"，喻指心肺输布气血的作用。

（2）中焦　中焦是指膈以下、脐以上的上腹部，包括脾胃和肝胆等脏腑。中焦具有消化、吸收并输布水谷精微和化生血液的功能。《灵枢·决气》说："中焦受气取汁，变化而赤，是谓血。"《灵枢·营卫生会》将中焦的生理特点概括为"如沤"，生动地表述了脾、胃、肝、胆等脏腑消化饮食物的生理过程。

（3）下焦　一般脐以下的部位为下焦，包括小肠、大肠、肾、膀胱、女子胞、精室等脏腑。下焦的功能主要是排泄糟粕和尿液。《灵枢·营卫生会》将下焦的生理特点概括为"如渎"，喻指肾、膀胱、大肠等脏腑的生成和排泄二便的功能。

五、奇恒之腑

奇恒之腑，是脑、髓、骨、脉、胆、女子胞的总称。它们都是贮藏精气的脏器，似脏非脏，似腑非腑，故称"奇恒之腑"。此处只介绍脑及女子胞。

（一）脑

脑，又名髓海，深藏于头部，居颅腔之中，其外为头面，内为脑髓，是精髓和神明汇集之处，又称为元神之府。《素问·五脏生成》说："诸髓者，皆属于脑。"《灵枢·海论》说："脑为髓之海。"

脑的主要生理功能为主宰生命活动，主精神意识和感觉运动。

1. 主宰生命活动

"脑为元神之府"（《本草纲目》），是生命的枢机，主宰人体的生命活动。元神来自先天，由先天之精化生，先天元气充养，被称为先天之神。《寿世传真》言："元神，乃本来灵神，非思虑之神。"人在出生之前，随形俱而生之神，即为元神。

2. 主精神意识

人的精神活动，包括思维意识和情志活动等，都是客观外界事物反映于脑的结果。思维意识是精神活动的高级形式，是"任物"的结果。孟子说："心之官则思。"而脑为髓海，是主宰人的思维意识和记忆的器官。正如《医学衷中参西录》所言："元神者，藏于脑，无思无虑，自然虚灵也；识神者，发于心，有思有虑，灵而不虚也。"情志活动是人对外界刺激的情绪反应，与人的情感、欲望等身心需求有关，故属神的范畴。

3. 主感觉运动

眼、耳、口、鼻、舌等五脏外窍，皆位于头面，与脑相通。人的视、听、言、动等，皆与脑有密切的关系。脑主元神，神能驭气，散动觉之气于筋而达百节，令之运动，故脑能统领肢体运动。髓海充盈，主感觉运动功能正常，则视物精明，听力正常，嗅觉灵敏，感觉无碍，运动如常，轻劲多力；若髓海不足，主感觉运动功能失常，不论虚实，都会出现听觉失聪，视物不明，嗅觉不灵，感觉障碍，运动不利，懈怠安卧。

（二）女子胞

女子胞，又称胞宫、子宫、子脏、胞脏、子处、血室，位于小腹部，在膀胱之后，直肠之前，下口与阴道相连，呈倒置的梨形。女子胞有主持月经和孕育胎儿的作用。

1. 主持月经

健康女子到 14 岁左右，天癸至，生殖器官发育成熟，子宫发生周期性变化，约1 个月（28 天）周期性排血 1 次，即月经开始来潮。如《血证论·男女异同论》说："女子胞中之血，每月换一次，除旧生新。"女子到 49 岁左右，天癸竭绝，月经闭止。月经的产生，是脏腑、经脉、气血及天癸作用于胞宫的结果。胞宫的功能正常与否，直接影响月经的来潮，故胞宫有主持月经的作用。

2. 孕育胎儿

胞宫是女性孕育胎儿的器官。女子在发育成熟后，月经应时来潮，在月经周期中伴随排卵，因而有受孕生殖的能力。此时，两性交媾，两精相合，就构成了胎孕。受孕之后，月经停止来潮，脏腑经络血气皆下注于冲任，到达胞宫以养胎，培育胎儿，直至成熟而分娩。

六、脏腑之间的关系

人体以五脏为中心，与六腑相配合，以精气血津液为物质基础，通过经络的联络作用，使脏与脏、脏与腑、腑与腑、脏与奇恒之腑之间密切联系，将人体构成一个有机整体。脏腑之间的关系主要有：脏与脏之间的关系，脏与腑之间的关系，腑与腑之间的关系，脏与奇恒之腑之间的关系。

（一）脏与脏之间的关系

五脏之间的关系，不能只局限于五行的生克乘侮范围，更应注重五脏精气阴阳及其生理功能之间的相互制约、相互为用、相互资生、相互协调。

1. 心与肺

心与肺的关系，主要表现在血液运行与呼吸功能之间的协同调节上。

心主一身之血，肺主一身之气，两者相互协调，保证气血正常运行，维持机体各脏腑组织的新陈代谢。血液的正常运行，必须依赖于心气的推动，以及肺气的辅助。肺朝百脉，助心行血，是血液正常运行的必要条件。正常的血液循环，又能维持肺主气功能的正常。宗气具有贯心脉而司呼吸的生理功能，加强了血液运行与呼吸功能之间的协调平衡。因此，积于胸中的宗气是联结心之搏动和肺之呼吸的中心环节。

2. 心与脾

心与脾的关系，主要表现在血液生成方面的相互为用，以及血液运行方面的相互协同。

心主一身之血，心血供养于脾以维持其正常的运化功能。水谷精微通过脾的转输升清作用，上输于心肺，贯注于心脉而化赤为血。脾主运化而为气血生化之源。脾气健旺，血液化生有源，以保证心血充盈。

血液在脉中正常运行，既有赖于心气的推动以维持通畅而不迟缓，又依靠脾气的统摄使血行脉中而不溢出脉外。血液能正常运行而不致溢出妄行，全赖心主行血与脾主统血的协调。

3. 心与肝

心与肝的关系，主要表现在主血与藏血，以及精神、情志的调节两个方面。

心主血，心为一身血液运行的枢纽。肝藏血，肝是贮藏血液、调节血量的重要脏器。两者相互配合，共同维持血液的正常运行。所以王冰注《素问·五脏生成》时说："肝藏血，心行之。"心血充盈，心气旺盛，则血行正常，肝有所藏；肝藏血充足，疏泄有度，随人体生理需求对血量进行调节，也有利于心主血功能的正常发挥。

心藏神，主宰精神、意识、思维及情志活动。肝主疏泄，调畅气机，维持精神情志的舒畅。心、肝两脏，相互为用，共同维持正常的精神情志活动。心血充盈，心神健旺，有助于肝气疏泄，情志调畅；肝气疏泄有度，情志畅快，亦有利于心神内守。

4. 心与肾

心与肾在生理上的联系，主要表现为"心肾相交"。心肾相交的机理，主要表现为水火既济、精神互用、君相安位等方面。

（1）水火既济　心居上焦属阳，在五行中属火；肾居下焦属阴，在五行中属水。就阴阳水火的升降理论而言，在上者宜降，在下者宜升；升已而降，降已而升。心位居上，故心火（阳）必须下降于肾，使肾水不寒；肾位居下，故肾水（阴）必须上济于心，使心火不亢。肾无心火之温煦则水寒，心无肾阴之滋润则火炽。心与肾之间的水火升降互济，维持了两脏之间生理功能的协调平衡。

（2）精神互用　心藏神，肾藏精。精能化气生神，为气、神之源；神能控精驭气，为精、气之主。故积精可以全神，神清可以控精。《类证治裁·内景综要》说："神生于气，气生于精，精化气，气化神。"

（3）君相安位　心为君火，肾为命火。君火在上，如日照当空，为一身之主宰；命火在下，系阳气之根，为神明之基础。命火秘藏，则心阳充足；心阳充盛，则命火亦旺。君火命火，各安其位，则心肾上下交济。所以，心与肾的关系也表现为心阳与肾阳的关系。

5. 肺与脾

肺与脾的关系，主要表现在气的生成与水液代谢两个方面。

肺主呼吸，吸入自然界的清气；脾主运化，化生水谷精微而进而化为水谷之气。清气与水谷之气在肺中汇为宗气，宗气与元气再合为一身之气。因元气由先天之精化生，而先天之精的量一般相对恒定，故一身之气的盛衰，主要取决于宗气的生成。脾化生的水谷精微、水谷之气和津液，有赖于肺气的宣降运动以输布全身。而肺维持其生理活动所需要的水谷精微、水谷之气与津液，又依靠脾气运化水谷的作用而生成。故有"肺为主气之枢，脾为生气之源"之说。

津液代谢涉及多个脏腑的生理功能。就肺脾而言，肺气宣降以行水，使水液正常地输布与排泄；脾气运化，散精于肺，使水液正常地生成与输布。人体的水液，由脾气上输于肺，通过肺的宣发、肃降而布散周身及下输肾或膀胱。肺脾两脏协调配合，相互为用，是保证津液正常输布与排泄的重要环节。

6. 肺与肝

肺与肝的生理联系，主要体现在人体气机升降的调节方面。

《素问·刺禁论》云："肝生于左，肺藏于右。"肝气从左升发，肺气由右肃降。肝气以升发为宜，肺气以肃降为顺。此为肝、肺气机升降的特点所在。肝升肺降，升降协调，对全身气机的调畅、气血的调和，起着重要的调节作用。肺气充足，肃降正常，有利于肝气的升发；肝气疏泄，升发条达，有利于肺气的肃降。可见，肝升与肺降，既相互制约，又相互为用。

7. 肺与肾

肺与肾的关系，主要表现在水液代谢、呼吸运动及阴阳互资三个方面。

肺主行水，为水之上源；肾主水，为主水之脏。肺气宣发肃降而行水的功能，有赖于肾气及肾阴、肾阳的促进；肾气所蒸化的水液，有赖于肺气的肃降作用使之下归于肾或膀胱。肺肾之气的协同作用，保证了体内水液输布与排泄的正常。

肺主气而司呼吸，肾藏精而主纳气。人体的呼吸运动，虽由肺所主，但亦需要肾的纳气功能协助。只有肾精及肾气充盛，封藏功能正常，肺吸入的清气才能经过其肃降而下纳于肾，以维持呼吸的深度。可见，在人体呼吸运动中，肺气肃降，有利于肾的纳气；肾精、肾气充足，纳摄有权，也有利于肺气之肃降。

肺肾阴阳，相互资生。金为水之母，肺阴充足，下输于肾，使肾阴充盈；肾阴为诸阴之本，肾阴充盛，上滋于肺，使肺阴充足。肺阴不足与肾阴不足，既可同时并见，亦可互为因果，最终导致肺肾阴虚内热之候。

8. 肝与脾

肝与脾的生理联系，主要表现在疏泄与运化的相互为用、藏血与统血的相互协调关系。

肝主疏泄，调畅气机，协调脾胃升降，并疏利胆汁输于肠道，促进脾胃对饮食物的消化及对精微的吸收和转输功能的发挥；脾气健旺，运化正常，水谷精微充足，气血生化有源，肝体得以濡养而使肝气冲和条达，有利于疏泄功能的发挥。

血的正常运行，虽由心所主，但与肝、脾也有密切的关系。肝主藏血，调节血量；脾主生血，并主统血。脾气健旺，生血有源，脾统血功能正常，使肝有所藏；肝血充足，藏泄有度，血量得以正常调节，气血才能运行无阻。肝、脾相互协作，共同维持血液的正常运行。

9. 肝与肾

肝肾之间的关系，有"肝肾同源"或"乙癸同源"之称，主要表现在精血同源、藏泄互用及阴阳互滋互制等方面。

肝藏血，肾藏精，精血皆由水谷之精化生和充养，且能相互资生，故曰同源互化。肾精肝血，一荣俱荣，一损俱损。肝主疏泄，肾主封藏，两者之间存在着相互为用、相互制约的关系。肝气疏泄，可促使肾气开合有度；肾气闭藏，可防止肝气疏泄太过。

肝气由肝精、肝血所化所养，可分为肝阴与肝阳；肾气由肾精化生，可分为肾阴与肾阳。不仅肝血与肾精之间存在着同源互化的关系，而且肝肾阴阳之间，也存在着相互滋养和相互制约的关系。肾阴与肾阳为五脏阴阳之本，肾阴滋养肝阴，共同制约肝阳，使肝阳不偏亢；肾阳资助肝阳，共同温煦肝脉，可防肝脉寒凝。肝肾阴阳之间互制互用的关系，维持了肝肾之间的协调平衡。

10. 脾与肾

脾为后天之本，肾为先天之本，脾肾之间的关系，首先表现为先天与后天的互促互助关系；脾主运化水液，肾为主水之脏，脾肾的关系还表现在水液代谢方面。

脾主运化水谷精微，化生气血，为后天之本；肾藏先天之精，是生命之本原，为先天之本。脾的运化水谷精微，是脾气及脾阴、脾阳的协同作用所致，但有赖于肾气及肾阴、肾阳的资助和促进，始能健旺；肾所藏先天之精，以及其化生的元气，亦赖脾气运化的水谷之精及其化生的谷气不断充养和培育，方能充盛。后天与先天，相互资生，相互促进。先天温养激发后天，后天补充培育先天。

脾气运化水液功能的正常发挥，须赖肾气的蒸腾气化及肾阳的温煦作用。肾主水液输布代谢，又须赖脾气及脾阳的协助，即所谓"土能制水"。脾肾两脏，相互协同，共同维持水液代谢的协调平衡。

（二）腑与腑之间的关系

六腑的生理功能虽然各不相同，但它们都是传化水谷、排泄糟粕的器官。即《灵枢·本脏》所言："六腑者，所以化水谷而行津液者也。"

饮食物从口摄入以后，经过六腑的共同作用，从消化吸收乃至糟粕的下传排出，必须不断地由上而下递次传送。六腑中的内容物，不能停滞不动。其受纳、消化、传导、排泄的过程，是一个虚实交替、不断更替的过程。由于六腑传化水谷，需要不断地受纳排空、虚实更替，故有"六腑以通为用""六腑以通为顺"之说。六腑的生理特点，是实而不能满，满则病；通而不能滞，滞则害。

六腑病变，多表现为传化不通，故在治疗上又有"六腑以通为补"之说。这里所谓"补"，不是用补益药物来补脏腑之虚，而是指用通泄药物，使六腑以通为顺。这对腑病而言，堪称"补"。当然，并非所有腑病均用通泄药物治疗，只有六腑传化功能发生阻滞而表现为实证时，方能"以通为补"。否则，如胃阴不足、膀胱失约等证，治疗又当补虚扶正为主。

（三）脏与腑之间的关系

脏与腑的关系，是脏腑阴阳表里相互配合的关系。脏属阴而腑属阳，阴主里而阳主表，一脏一腑，一阴一阳，一表一里，相互配合，体现了阴阳、表里相互关联的"脏腑相合"关系。

1. 心与小肠

心与小肠通过经脉相互络属，构成了表里关系。心与小肠在生理上相互为用。心主血脉，心阳之温煦、心血之濡养，有助于小肠的化物功能；小肠主化物，泌别清浊，吸收水谷精微和水液，其中水谷精微经脾气转输于心，化血以养其心脉，即《素问·经脉别论》所言："浊气归心，淫精于脉。"

2. 肺与大肠

手太阴经属肺络大肠，手阳明经属大肠络肺，通过经脉的相互络属，肺与大肠构成表里关系。

肺与大肠的生理联系，主要体现在肺气肃降与大肠传导功能之间的相互为用。肺气清肃下降，气机调畅，并布散津液，能促进大肠的传导，有利于糟粕的排出；大肠传导正常，糟粕下行，亦有利于肺气的肃降。两者配合协调，从而使肺主呼吸和大肠传导功能维持正常。

3. 脾与胃

脾与胃同居中焦，以膜相连，足太阴经属脾络胃，足阳明经属胃络脾，两者构成表里配合关系。脾与胃的关系，体现为水谷纳运相得、气机升降相因、阴阳燥湿相济等三个方面。

（1）水谷纳运相得　胃主受纳、腐熟水谷，为脾主运化提供前提；脾主运化、消化食物，转输精微，也为胃的继续摄食提供条件和能量。两者密切合作，才能维持饮食物的消化及精微、津液的吸收转输。故隋代巢元方在《诸病源候论·脾胃诸病候》中说："脾胃二气相为表里，胃受谷而脾磨之，二气平调，则谷化而能食。"

（2）气机升降相因　脾胃居中，脾气主升而胃气主降，相反相成。脾气升则肾气、肝气皆升；胃气降则心气、肺气皆降，故脾胃为脏腑气机升降的枢纽。在饮食物的消化吸收方面，脾气上升，将运化吸收的水谷精微和津液向上输布，自然有助于胃气之通降；胃气通降，将受纳之水谷、初步消化之食糜及食物残渣通降下行，同时也有助于脾气之升运。脾胃之气升降相因，既保证了饮食纳运功能的正常进行，又维持着内脏位置的相对恒定。

（3）阴阳燥湿相济　脾与胃相对而言，脾为阴脏，需要阳气的温煦推动而发挥作用，脾阳健则能运化升清，故脾性喜燥而恶湿。胃为阳腑，以凉润通降而发挥作用，胃阴足则能受纳腐熟，故胃性喜润而恶燥。

4. 肝与胆

胆附于肝叶之间，足厥阴经属肝络胆，足少阳经属胆络肝，两者构成表里关系。肝与胆的关系，主要表现在肝主疏泄、胆主排泄胆汁的协同作用，以及共主勇怯等方面。

肝主疏泄，分泌胆汁；胆附着于肝，贮藏和排泄胆汁。两者协调合作，使胆汁排泄到肠道，以帮助脾胃消化食物。肝气疏泄正常，能促进胆汁的分泌和排泄，而胆汁排泄无阻，又有利于肝气疏泄功能的正常发挥。《素问·灵兰秘典论》说："肝者，将军之官，谋虑出焉。胆者，中正之官，决断出焉。"胆主决断，与人的勇怯有关，而决断又来自肝之谋虑，肝胆相互配合，人的情志活动正常，遇事能作出决断。

5. 肾与膀胱

肾为水脏，膀胱为水腑，足少阴经属肾络膀胱，足太阳经属膀胱络肾，两者构成表里关系。

肾与膀胱的关系，主要表现在共同主持尿液的生成、贮存与排泄方面。肾为主水之脏，开窍于二阴；膀胱为水腑，贮存和排泄尿液。膀胱的贮尿、排尿功能，取决于肾气的盛衰。肾气充足，气化及固摄功能正常发挥，则尿液能够正常生成，贮于膀胱并有节制地排泄；若膀胱贮存和排泄尿液功能正常，也有利于肾气的主水功能。因此，肾与膀胱相互协作，共同完成小便的生成、贮存与排泄。

七、脏腑与护理

脏腑是人体生命活动的核心，中医护理强调根据各脏腑的生理特性与功能特点进行辨证施护。

心主血脉、藏神，护理以宁心安神为主。护理时宜保持病室安静，多与患者沟通以调畅情志；饮食上选用莲子、百合等养心之品；睡前按揉内关、神门穴，以缓解心悸和失眠。

肝主疏泄、藏血，护理应注重疏肝养肝。护理时应主动疏导患者情绪，保证其睡眠充足以养肝血；饮食宜食芹菜、西蓝花等疏肝解郁之品；配合按揉太冲穴以调节肝的疏泄功能。

脾主运化、统血，护理须紧扣健脾助运。饮食定时定量，忌生冷油腻，可食用炒山药、白扁豆等健脾之品；艾灸足三里穴；脾虚腹泻者顺时针摩腹并注意腹部保暖。

肺主气、司呼吸，护理重点是润肺益气。护理时宜保持病室湿润洁净，指导患者进行腹式呼吸训练；饮食宜用雪梨、银耳等润肺之品；咳嗽痰多者，护士可协助患者取侧卧位，拍背排痰。

肾主藏精、司水液，护理以温肾固元为要。护理时应注意患者腰部的保暖；嘱患者节制房事；饮食宜选黑豆、核桃等补肾之品；肾虚水肿者，宜准确记录患者的饮水量和尿量；可每日按揉涌泉穴以助保健。

胆附于肝，护理须利胆通腑。忌食肥甘厚味，可饮用玉米须茶等利胆之品；胆区隐痛者，每日轻摩右上腹。

胃主受纳，护理的关键是和胃降逆。进食宜细嚼慢咽，忌食过烫、过硬的食物；胃脘胀满者，可艾灸中脘穴；饭后宜适当散步，以助运化。

大肠主传导，护理应注重润肠通便，指导患者养成定时排便的习惯。便秘者宜食蜂蜜、火龙果等润肠之品；腹泻者宜食白米粥等健脾止泻食物，便后宜清洁肛周并保持干燥。

膀胱主贮尿、排尿，护理应注重通利水道，指导患者定时排尿，忌憋尿。尿频者可用芡实煮水饮用，以固肾缩尿；尿痛者多饮水，并以苦参煎液坐浴。

通过五脏与六腑的协同调护，兼顾局部与整体，促进脏腑功能恢复平衡。

第四节　精气血津液

精、气、血、津液在人体生命活动中占有极其重要的地位。中医学有关精、气、血、津液、神的理论，早在《黄帝内经》中已有较全面、系统的论述。精、气、血、津液是人体脏腑、经络、形体官窍进行生理活动的物质基础，是构成人体和维持人体生命活动的基本物质。而这些物质的生成及其在体内的代谢，又都依赖于脏腑、经络、形体、官窍的正常生理活动。

一、精

中医学的"精"理论，是研究人体之精的概念、代谢、功能及其与脏腑、气血等相互关系的学说。

（一）人体之精的基本概念

精，是由禀受于父母的先天之精与后天水谷精微相融合而形成的一种精华物质，是人体生命的本原，是构成人体和维持人体生命活动的最基本物质。精一般呈液态，贮存于脏腑之中或流动于脏腑之间。中医学的精理论源于古人对人类生殖繁衍过程及人体吸收饮食精华维持生命的观察与体验，并在这一过程中得以完善。人体之精是人类生命繁衍的根本，指的是人体内部的精华物质，因而与古代哲学范畴中抽象的精的概念不同。一般说来，精的范畴，仅限于先天之精、水谷之精、生殖之精及脏腑之精。

（二）精的生成

从精的来源而言，精有先天之精和后天之精之分。

先天之精禀受于父母，是构成胚胎的原始物质。古人通过对生殖繁衍过程的观察和体验，认识到男女生殖之精相结合即可产生新的生命个体。《灵枢·本神》说："生之来，谓之精。"

后天之精来源于水谷，又称"水谷之精"。古人通过对水谷消化吸收乃至糟粕排泄过程的观察，认识到人体必须吸收饮食物中的精华物质才能维持生命。

人体之精的来源，以先天之精为本，并得到后天之精的不断充养，且先后天之精相互促进，如此人体之精才能逐渐充盛。

（三）人体之精的功能

精除了具有繁衍生命的重要作用，还具有濡养、化血、化气、化神等功能。

1. 繁衍生命

由先天之精与后天之精合化而成的生殖之精，具有繁衍生命的作用。先天、后天之精相互资助，使肾精逐渐充实，化生的肾气也随之充盛。充盛的肾气促进和维持人体的生长发育，待形体发育成熟并产生"天癸"，人体便具备生殖功能，得以繁衍后代。

2. 濡养

精能濡养人体各脏腑形体官窍。先天之精与后天之精充盛，则脏腑之精充盈，肾精亦充盛，全身脏腑组织官窍得以精的充养，各种生理功能正常发挥。若先天禀赋不足或后天之精化生有碍，则肾精亏虚，五脏之精衰少，失去濡养作用，脏腑组织官窍因得不到精的濡养和支持，功能无法正常发挥，甚至衰败。

3. 化血

精可以化生为血，是血液生成的来源之一。《张氏医通·诸血门》说："精不泄，归精于肝而化清血。"肾精充盈则肝有所养、血有所充，故精足则血旺，精亏则血虚。精化血的另一层意义，是指精作为精微物质，既可单独存在于脏腑组织中，也可不断融入血液中。

4. 化气

精可以化生为气。先天之精可以化生先天之气（元气），水谷之精可以化生谷气，再加上肺吸入的自然界清气，综合而成一身之气。气推动和调控人体的新陈代谢，维系生命活动。因此，精是生命之本原，是构成人体的最基本物质。

5. 化神

精能化神，精是化生神的物质基础。神是人体生命活动的外在总体表现，其产生离不开精。精与神的关系，体现了物质第一性的唯物主义观点。只有积精，才能全神，这是生命存在的根本保证。

（四）人体之精的分类

"精"，按其来源，可分为先天之精和后天之精；按其分布部位，则有各脏腑之精；按其特殊功能，则有生殖之精。

1. 先天之精与后天之精

先天之精指禀受于父母的生殖之精，是构成胚胎的原始物质，是生命产生的本原。后天之精源于饮食水谷，由脾胃等脏腑吸收其精华而化生，是维持人体生命活动的重要物质。先天之精为基，后天之精为补，两者相辅相成。

2. 脏腑之精

脏腑之精是指藏于各脏腑之中的精。

在胚胎发育过程中，五脏六腑均以先天之精作为其组织结构和生理活动的最基本物质。先天之精化生元气，以促进各脏腑的功能活动。后天之精经过脾气的转输，灌注到各脏腑，成为脏腑之精的主要成分。脏腑之精不仅滋润、濡养各脏腑，而且化生脏腑之气，推动和调控脏腑的生理活动。

3. 生殖之精

生殖之精源于肾精，由先天之精在后天之精的资助下合化而成，起着繁衍后代的作用。人们在生殖活动中，通过生殖之精的结合，将生命物质遗传给下一代。

二、气

气是人体内活力很强、运行不息的极精微物质，是构成人体和维持人体生命活动的基本物质之一。

（一）气的基本概念

气是由精化生的极细微物质。《素问·阴阳应象大论》说："精化为气。"气运行不息，推动和调控着人体内的新陈代谢，维系着人体的生命进程。气的运动停止，则意味着生命的终止。中医学的气概念的形成，自然受到古代哲学气学说的渗透和影响。中医学的气是客观存在于人体中的具体的气，是在体内不断升降出入运动的精微物质，既是构成人体的基本物质，又对生命活动起着推动和调控作用。中医学的气理论有其固有的研究对象和范围，而古代哲学的气学说是一种古代的宇宙观和方法论，因此中医学的气概念与古代哲学的气概念是有严格区别的。

（二）人体之气的生成

人体之气，由精化生，且与肺吸入的自然界的清气相融合而成。

人体之气来源于先天之精所化生的先天之气（元气）、水谷之精所化生的水谷之气和自然界的清气，后两者又合称为后天之气（宗气），三者结合而成一身之气，《黄帝内经》称为"人气"。

父母的生殖之精结合形成胚胎。人出生之前，来自父母的先天之精化生先天之气，成为人体之气的根本。《灵枢·刺节真邪》称之为"真气"，说："真气者，所受于天，与谷气并而充身者也。"真气，即元气。

来源于饮食物的水谷精微，被人体吸收后化生的水谷之气，简称为"谷气"，布散全身后成为人体之气的主要部分。《灵枢·营卫生会》说："人受气于谷，谷入于胃，以传于肺，五脏六腑皆以受气。"

来源于自然界的清气，需要依靠肺的呼吸功能和肾的纳气功能，才能被吸入体内。《素问·阴阳应象大论》说："天气通于肺。"清气参与气的生成，并不断吐故纳新，促进人体代谢活动。

（三）人体之气的运动与形式

气的运动称作气机。人体之气是不断运动着的、活力很强的极细微物质。它流行于全身，内至五脏六腑，外达筋骨皮毛，发挥其生理功能，推动和激发人体的各种生理活动。

气的运动形式，因气的种类与功能的不同而有所不同，但总的来说，可以简单地归纳为升、降、出、入四种基本形式。所谓升，是指气自下而上的运行；降，是指气自上而下的运行；出，是指气由内向外的运行；入，是指气自外向内的运行。例如呼吸：呼，浊气出；吸，清气入。而呼气是由肺向上经喉、鼻排出体外，既是出，又是升；吸气是气流向下经鼻、喉而进入肺脏，既是入，也是降。

气机的升降出入，对于人体的生命活动至关重要。如先天之气、水谷之气和吸入的清气，都必须经过升降出入，才能布散全身，发挥其生理功能。而精、血、津液也必须通过气的运动，才能在体内不断地运行流动，以濡养全身。故《素问·六微旨大论》说："出入废，则神机化灭；升降息，则气立孤危。故非出入，则无以生长壮老已；非升降，则无以生长化收藏。是以升降出入，无器不有。"

当气的运动出现异常变化，升降出入之间失去协调平衡时，概称为"气机失调"。例如，气的运行受阻而不畅通时，称为"气机不畅"；受阻较甚，局部阻滞不通时，称为"气滞"；气的上升太过或下降不及时，称为"气逆"；气的上升不及或下降太过时，称为"气陷"；气的外出太过而不能内守时，称为"气脱"；气不能外达而郁结闭塞于内时，称为"气闭"。

（四）人体之气的功能

气对于人体具有十分重要的作用，它既是构成人体的基本物质之一，又是推动和调控脏腑功能活动的动力，从而起到维系生命的作用。气的生理功能可归纳为以下五个方面。

1. 推动与调控作用

人体的生长发育、脏腑经络的生理活动、精血津液的生成及运行输布都要依靠气的推动作用。气的推动作用，一方面表现在气能推动和激发人体脏腑经络进行正常的生理活动，另一方面表现在气以自身的运动来推动精、血和津液等有形物质的代谢，这说明气的推动作用是维持人体生命活动的基本保证。

人体内部各种功能活动之间要取得协调平衡，气的调控作用十分重要。气一方面发挥推动、兴奋、升发的作用，另一方面发挥宁静、抑制、肃降的作用。

2. 温煦与凉润作用

气的温煦作用，是指气可以通过气化产生热量，使人体温暖，消除寒冷。

发挥温煦作用的气是人身之阳气，发挥凉润作用的气是人身之阴气。阴气具有寒凉、柔润、制阳的特性。体温的恒定、脏腑机能的稳定发挥，以及精血津液的有序运行、输布代谢，虽然都与阳气的温煦作用密切相关，但都离不开阴气的凉润作用，这是阴阳二气的温煦与凉润作用对立统一的结果。

3. 防御作用

气既能护卫肌表、防御外邪入侵，又能祛除侵入体内的病邪。《素问·刺法论》说："正气存内，邪不可干。"即气的防御功能正常时，邪气不易入侵。当邪气入侵人体某一部位时，机体正气会聚集于该处，发挥抗邪、驱邪的作用。

4. 固摄作用

气的固摄作用，是指气对体内血、津液、精等液态物质的固护、统摄和控制作用，防止这些物质无故流失，以保证它们在体内发挥正常的生理功能。气的固摄作用表现为：①统摄血液，使其在脉中正常运行，防止其逸出；②固摄汗液、尿液、唾液、胃液、肠液，控制其分泌量、排泄量，使其有规律地排泄，防止其过多排出或无故流失；③固摄精液，防止其妄泄。

5. 中介作用

气充斥于人体各个脏腑组织器官之间，成为它们相互联系的中介。人体之气的中介作用，主要是指气能感应、传导信息以维系机体的整体联系。气是感应传递信息的载体。

（五）人体之气的分类

人体之气，由先天之精和水谷之精所化之气，以及吸入的自然界清气，经过脾胃、肺、肾等脏腑生理功能的综合作用而生成，分布于全身，无处不到。具体来说，由于气的生成来源、分布部位及功能特点不同，气可分为以下四类。

1. 元气

元气，是人体最根本、最重要的气，是人体生命活动的原动力。元气主要由肾的先天之精所化生，通过三焦而流行于全身。元气的生成来源是肾中所藏的先天之精。先天之精化生的元气，生于命门，《难经·三十六难》说："命门者……原气之所系也。"元气是通过三焦而流行于全身的。元气的生理功能主要有两个方面：一是推动和调节人体的生长发育和生殖机能，二是推动和调控各脏腑、经络、形体、官窍的生理活动。

2. 宗气

宗气是由水谷之气与自然界清气相结合而积聚于胸中的气，属后天之气的范畴。宗气的生成直接关系到一身之气的盛衰。其生成有两个来源：一是脾胃运化的水谷精微所化生的水谷之气，二是肺吸入的自然界清气。两者结合生成宗气。

宗气聚于胸中，通过上出息道（呼吸道）、贯注心脉及沿三焦下行的方式布散全身。宗气的生理功能主要有行呼吸、行血和资先天三个方面。

3. 营气

营气是行于脉中而具有营养作用的气。因其富有营养且在脉中运行不休，故称为营气。营气是血液的重要组成部分，与血关系密切、密不可分，故常以"营血"并称。营气来源于脾胃运化的水谷精微，由水谷精微中的精华部分化生，并进入脉中运行全身。营气的生理功能包括化生血液和营养全身。

4. 卫气

卫气是行于脉外而具有保卫作用的气。因其有卫护人体、防御邪气入侵的作用，故称之为卫气。卫气来源于脾胃运化的水谷精微，水谷之精化为水谷之气，其中剽悍滑利的部分化生为卫气。卫气的生理功能包括防御外邪、温养全身和调节腠理。

三、血

血，是构成和维持生命活动的基本物质之一。

（一）血的基本概念

血是循行于脉中而富有营养的红色液态物质，是构成人体和维持人体生命活动的基本物质之一。血在脉中循行，流于全身，发挥营养和滋润作用，为脏腑、经络、形体、官窍的生理活动提供营养物质，是人体生命活动的重要物质基础。

（二）血的生成

水谷精微和肾精是血液化生的基础，在脾、胃、心、肺、肾等脏腑的协同作用下，经气化过程化生为血液。

《灵枢·决气》言："中焦受气取汁，变化而赤，是谓血。"水谷之精化生的营气与津液是血液化生的主要物质基础，亦为血液的主要构成成分。

肾精亦是血液化生的基本物质。《诸病源候论·虚劳精血出候》载："肾藏精，精者，血之所成也。"由于精与血存在相互资生、转化的关系，故肾精充足时，可化为肝血以充养血液。因此，血液以水谷之精化生的营气、津液及肾精为化生之源。

（三）血的运行

血液在脉道中循环不已、流布全身，才能保证其营养全身的生理功能得以发挥。血属阴而主静，其运行需要推动的动力，该动力主要依赖气的推动作用和温煦作用。明代虞抟在《医学正传·气血》中言："血非气不运。"

血行脉中而不逸出脉外，须受到气的固摄作用的调控。气的推动与固摄、温煦与凉润作用间的协调平衡，是血液正常运行的主要因素。

脉为"血府"，《灵枢·决气》载脉管具有"壅遏营气，令无所避"的功能。因此，脉道的完整与通畅是血液正常运行的重要前提。

病理状态下，血液的清浊及黏稠度可影响其运行。若血液中痰浊蓄积或黏稠度增高，易致血行不畅而瘀滞。

（四）血的功能

血主要具有濡养和化神两个方面的功能。

1. 濡养

血液由水谷精微化生，含人体所需的营养物质。血在脉中循行，内至五脏六腑，外达皮肉筋骨，不断濡养和滋润全身各脏腑组织器官，以维持其生理功能，保证人体生命活动正常进行。《难经·二十二难》将此功能概括为"血主濡之"。血的濡养作用体现于面色、肌肉、皮肤、毛发、感觉及运动等方面。血液充盈时，可见面色红润、肌肉壮实、皮肤毛发润泽、感觉灵敏、运动自如。

2. 化神

血是机体精神活动的主要物质基础，《素问·八正神明论》说："血气者，人之神，不可不谨养。"人体精神活动依赖血液的营养，唯有物质基础充盛，方能产生充沛舒畅的精神情志活动。当人体血气充盛、血脉调和时，其精力充沛、神志清晰、感觉灵敏、思维敏捷。总之，血液在人体生命活动中具有极其重要的作用。

四、津液

津液是构成人体和维持生命活动的基本物质之一。

（一）津液的基本概念

津液，是机体一切正常水液的总称，包括各脏腑形体官窍的内在液体及其正常的分泌物。津液是构成人体和维持生命活动的基本物质之一。

津液是津和液的总称。由于津和液两者在性状、分布和功能上有所不同，所以从概念上应将二者加以区别。质地较清稀，流动性较大，布散于表皮、肌肉和孔窍，并能渗入血脉之内，起滋润作用的，称为津；质地较浓稠，流动性较小，灌注于骨节、脏腑、脑、髓等，起濡养作用的，称为液。《类经·藏象类》注曰："津液本为同类，然亦有阴阳之分。盖津者，液之清者也；液者，津之浊者也。津为汗而走腠理，故属阳；液注骨而补脑髓，故属阴。"

（二）津液的代谢

津液在体内的代谢，是一个包括生成、输布和排泄等一系列生理活动的复杂过程。

1. 津液的生成

津液来源于饮食水谷，通过脾胃的运化及有关脏腑的生理功能而生成。

胃主受纳腐熟，"游溢精气"，吸收饮食水谷中的部分精微。小肠泌别清浊，可吸收较多的水谷精微和水液，然后将食物残渣下送大肠。大肠主津，在传导过程中吸收食物残渣中的水液，促使糟粕成形为粪便。胃、小肠、大肠所吸收的水谷精微及水液，均上输于脾，通过脾气的转输作用，布散到全身。

2. 津液的输布

津液的输布主要依靠脾、肺、肾、肝和三焦等脏腑生理功能的协调配合。津液在体内的输布主要依赖于肾的气化和调控、脾气的运化、肺气的宣降、肝气的疏泄和三焦的通利。津液的正常输布，是多个脏腑生理功能密切协调、相互配合的结果，是人体生理活动的综合体现。

3. 津液的排泄

津液的排泄主要通过排出尿液和汗液来完成。津液的生成、输布和排泄过程，是诸多脏腑相互协调、密切配合而完成的，其中尤以脾、肺、肾三脏的协调作用为首要。《景岳全书·肿胀》说："盖水为至阴，故其本在肾；水化于气，故其标在肺；水惟畏土，故其制在脾。"如果脾、肺、肾及其他相关脏腑的功能失调，则会影响津液的生成、输布和排泄，破坏津液代谢的协调平衡，导致津液的生成不足或耗损过多，或输布与排泄障碍，以及水液停滞等多种病理改变。

（三）津液的功能

津液的生理功能主要有两个方面。

1. 滋润濡养

津液是液态物质，具有较强的滋润作用。津液中含有营养物质，又具有较强的濡养作用。滋润和濡养，两者的作用相辅相成，难以分割。布散于体表的津液能滋润皮毛肌肉，渗入体内的津液能濡养脏腑，输注于孔窍的津液能滋润鼻、目、口、耳等官窍，渗注骨、脊、脑的津液能充养骨髓、脊髓、脑髓，流入关节的津液能滋润骨节，促进其屈伸等。

2. 充养血脉

津液入脉，成为血液的重要组成部分。《灵枢·邪客》中已说明津液在营气的作用下，与营气共同渗注于脉中，化生为血液，以循环全身，发挥滋润、濡养的作用。

津液还有调节血液浓度的作用。当血液浓度增高时，津液就渗入脉中稀释血液，并补充血量。由于津液和血液都是水谷精微所化生，两者之间又可以互相渗透转化，故有"津血同源"之说。另外，津液的代谢对调节机体阴阳平衡，使之达到相对平衡起着重要作用。

五、精气血津液之间的关系

人体是一个有机的整体，精气血津液之间有着相互依存、相互制约的关系。人体生命根源于精，生命活动的维持依赖于气，生命活动的体现及主宰即神。精、气、神三者为人身之"三宝"，可分而不可离。如《类证治裁·内景综要》说："一身所宝，惟精气神。神生于气，气生于精，精化气，气化神。故精者身之本，气者神之主，形者神之宅也。"

（一）气与血的关系

气与血是人体内的两大类基本物质，在人体生命活动中占有重要地位。气与血都由人身之精化生，具有互根互用的关系。气有推动、激发、固摄等作用，血有营养、滋润等作用。气是血液生成和运行的动力，血是气的化生基础和载体，因而有"气为血之帅，血为气之母"的说法。

1. 气为血之帅

气为血之帅，包含气能生血、气能行血、气能摄血三个方面。

（1）气能生血　气能生血指血液的化生离不开气。气为动力，气充盛则化生血液的功能增强，血液充足；气虚则化生血液的功能减弱，易导致血虚病变。

（2）气能行血　气能行血指血液的运行离不开气的推动作用。气充盛，气机调畅，气行则血行，可保证血液正常运行。反之，气虚则无力推动血行，或气机郁滞，均可产生血瘀病变。

（3）气能摄血　气能摄血指血液正常循行于脉中离不开气的固摄作用。脾气充足，发挥统摄作用，使血行脉中而不逸出脉外，以保证血液的正常运行及其濡养功能的正常发挥。若脾气虚弱，失去统摄，常导致各种出血病变，临床称为"气不摄血"或"脾不统血"。

气能生血、行血和摄血，体现了气对血的统帅作用，故概括为"气为血之帅"。

2. 血为气之母

血为气之母，包含血能养气和血能载气两个方面。

（1）血能养气　血能养气指气的充盛及其功能的正常发挥离不开血液的濡养。在人体各部位中，血不断为气的生成和功能活动提供营养，故血足则气旺。

（2）血能载气　血能载气指气存于血中，依附于血而不致散失，即气赖血之运载而运行全身。

血能养气与载气，体现了血对气的基础作用，故概括为"血为气之母"。

总之，血属阴，气属阳。气血阴阳协调平衡，生命活动才能正常进行。反之，"血气不和，百病乃变化而生"（《素问·调经论》）。

（二）气与津液的关系

气与津液的关系，十分类似于气与血的关系。津液的生成、输布和排泄，有赖于气的推动、固摄作用及升降出入运动，而气在体内的存在及运动变化也离不开津液的滋润和运载。

1. 气能生津

气是津液生成的动力，津液的生成有赖于气的推动作用。

2. 气能行津

气的推动作用和升降出入运动，是津液在体内正常输布、运行和排泄的动力。

3. 气能摄津

气的固摄作用，可以防止体内津液无故的大量流失。气通过控制津液排泄，维持着体内津液量的相对恒定。

4. 津能生气

由饮食水谷化生的津液，通过脾的升清散精、上输于肺，再经肺之宣降、通调水道，下输于肾和膀胱。

5. 津能载气

津液是气运行的载体之一。在血脉之外，气的运行必须依附于津液，否则也会使气漂浮失散而无所归，故说津能载气。

（三）精血津液之间的关系

精、血、津液都是液态物质，与气相对而言，其性质均归属于阴。在生理上，精、血、津液三者之间存在着互相化生、互相补充的关系。

1. 精血同源

精与血都由水谷精微化生和充养，化源相同；两者之间又相互资生，互相转化，并都具有濡养和化神等作用。精与血的这种化源相同而又相互资生的关系，称为精血同源。

2. 津血同源

血和津液也都由水谷精微所化生，都具有滋润濡养的作用，两者之间可以相互资生、相互转化。这种关系称为"津血同源"。

六、精气血津液与护理

在中医护理理念中，精、气、血、津液是维持人体生命活动的基本物质，它们相互依存、相互转化，共同维系着机体的阴阳平衡与脏腑功能协调。护理工作须围绕"护精、益气、养血、生津"展开。例如，对肾精亏虚者，应指导其规律作息、避免过劳，搭配黑芝麻、核桃等滋补肾精的食材；对气虚乏力者，须注意保暖，以防外感，可教授腹式呼吸以助补气，饮食方面推荐山药、小米等健脾益气之品；对血虚头晕者，可通过轻柔按摩血海、三阴交等穴位以促进血行，同时建议食月红枣、枸杞等养血食材；对津液不足、口干咽燥者，则宜保持环境湿润，鼓励患者少量多次饮水，配合梨、银耳等滋阴生津之品进行饮食调理。通过顺应精气血津液的生成与运行规律，实现"未病先防、既病防变"的护理目标，助力机体恢复动态平衡。

简答题

1. 阴阳的特性有哪些？

2. 什么是五行的生克乘侮？

3. 简述三焦的分类。

4. 简述气的分类及其功能。

5. 简述血与津液的关系。

第四章　经络学说与中医护理　▷▷▷

··

　　经络学说是中医理论体系的重要组成部分。它是研究人体经络系统的循行分布规律、生理功能特性、病理变化机制及其与脏腑组织、形体官窍、气血津液等中医基础理论概念之间相互关系的学说。

　　经络学说是古代医家在长期的医疗实践中，特别是应用针刺、气功疗法、推拿等方法治疗疾病或养生保健时积累了丰富经验，再结合当时的解剖、生理知识及古代哲学思想的影响和渗透，逐步形成、发展，并不断完善的。它是针灸学的理论核心，也是气功疗法、推拿的理论基础，对于中医临床各科均具有普遍的指导意义。所以《灵枢·经脉》说："经脉者，所以能决死生，处百病，调虚实，不可不通。"

第一节　经络的概念和经络系统

一、经络的基本概念

　　经络是运行全身气血、联络脏腑肢节、沟通内外上下的通路，是经脉和络脉的总称。"经"即路径之意，经脉是经络系统中纵行的主干，多循行于人体深层；络脉是经脉的分支，纵横交错、遍布全身，多循行于人体较浅部位。《灵枢·脉度》载："经脉为里，支而横者为络。"经络通过有规律的循行与错综复杂的联络交会，将人体的脏腑、形体、孔窍等联结成统一的有机整体，从而保障人体生命活动的正常进行。

二、经络系统的组成

　　经络系统由经脉系统和络脉系统两大部分组成。经脉系统包括正经和奇经两大类，为经络系统的主要部分，在内连属于脏腑，在外连属于皮肤、筋肉。正经有十二条，称为"十二经脉"，其有一定的起止、循行部位和交接顺序，在肢体的分布和走向有一定规律，直接络属于脏腑，是人体运行气血的主要通道。奇经有八条，称为"奇经八脉"，具有统率、调节和联络十二经脉的作用。

　　附属于十二经脉的有十二经别、十二经筋、十二皮部。十二经别是从十二经脉别出的分支，起于四肢，循行于人体脏腑深部，上出颈项浅部，具有加强十二经脉中相为表里的两经的联系，并通达某些正经未循行到的形体部位和器官，以补正经之不足的作用。十二经筋是十二经脉的连属部分，是十二经脉之气结、聚、散、络于筋肉、关节的体系，具有连缀四肢百骸、主司关节屈伸运动的作用。十二皮部将全身皮肤划分为十二个部分，分属于十二经脉，是十二经脉的功能活动反映于体表的部位。

络脉包括别络、浮络、孙络。别络是较大的、主要的络脉，共有十五条，即十二经脉与督脉、任脉各分出一支别络，加上脾之大络，称为"十五别络"；浮络是循行于人体浅表部位而常浮现的络脉；孙络是最细小的络脉。浮络和孙络遍布全身，难以计数（图 4-1）。

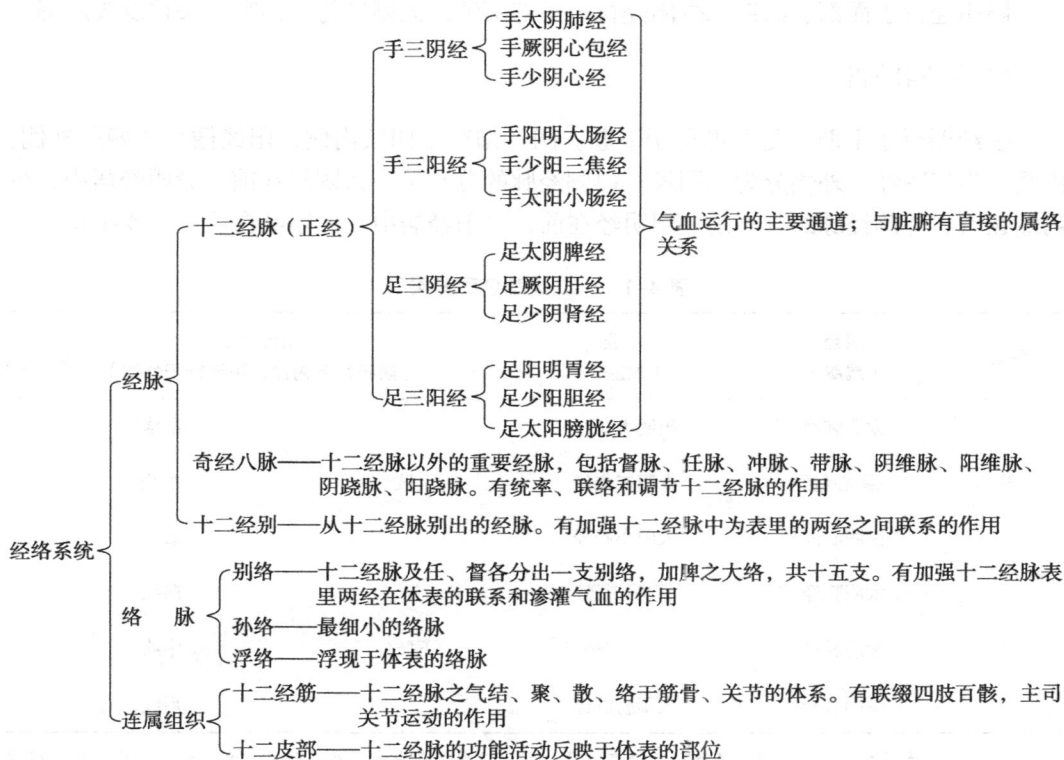

图 4-1 经络系统图

第二节 十二经脉

十二经脉是经络系统中的核心组成部分。十二经脉是手三阴经、手三阳经、足三阳经、足三阴经的总称。

一、十二经脉的命名

十二经脉对称分布于人体左右两侧，分别循行于上肢或下肢的外侧或内侧，每一条经脉均隶属于不同的脏或腑。因此，每条经脉的名称，都是依据该经脉的循行部位（手或足）、阴阳属性，以及所属脏腑名称三方面来确定的。根据阴阳属性，脏为阴，腑为阳；人体内侧为阴，外侧为阳；阴分为太阴、厥阴、少阴，阳分为阳明、少阳、太阳。

它们分别连属于十二脏腑，结合循行部位（手或足）的不同位置来命名。

二、十二经脉在体表的分布规律

十二经脉在体表的分布有一定的规律。

（一）头部

阳明经行于面部、额部；少阳经行于头部两侧；太阳经行于面颊、头顶及头后部。

（二）四肢部

手经循行于上肢，足经循行于下肢。阴经循行于四肢内侧，阳经循行于四肢外侧。内侧分为三阴经，外侧分为三阳经。内侧经脉的分布是：太阴经在前，厥阴经居中，少阴经在后。外侧经脉的分布是：阳明经在前，少阳经居中，太阳经在后（表4-1）。

表4-1　十二经脉名称分类表

手足	阴经 （属脏）	阳经 （属腑）	循行部位 （阴经行于内侧，阳经行于外侧）	
手	太阴肺经	阳明大肠经		前缘
	厥阴心包经	少阳三焦经	上肢	中线
	少阴心经	太阳小肠经		后线
足	太阴脾经	阳明胃经		前线
	厥阴肝经	少阳胆经	下肢	中线
	少阴肾经	太阳膀胱经		后线

注：在小腿下半部和足背部，足厥阴肝经在前缘，足太阴脾经在中线。在内踝尖上8寸处交叉后，足太阴脾经在前缘，足厥阴肝经在中线。

（三）躯干部

手三阳经行于肩胛部，手三阴经均出于腋下。足三阳经中，阳明经行于胸腹部，少阳经行于身体两侧，太阳经行于背部；足三阴经均行于胸腹部。行于胸腹部的四条经脉，自内向外的次序为：足少阴肾经、足阳明胃经、足太阴脾经、足厥阴肝经。

三、十二经脉的走向和交接规律

十二经脉的走向和交接有一定的规律。一般而言，足三阴经起于胸中，从胸走向手，交于手三阳经；手三阳经起于手指，从手走向头，交于同名的足三阳经；足三阳经起于头面部，从头走向足，交于足三阴经；足三阴经起于足趾，从足走向腹、胸，交于手三阴经。

十二经脉的交接规律如下。

①相表里的阴经与阳经在四肢部交接，如手太阴肺经与手阳明大肠经在食指端交接。

②同名的手足阳经在头面部交接，如手少阳三焦经与足少阳胆经在目外眦交接。因手足三阳经均在头面部交接，故称"头为诸阳之会"。

③相互衔接的手足阴经在胸部交接，如足太阴脾经与手少阴心经在心中交接。

如此构成一个"阴阳相贯，如环无端"的循环路径（图4-2）。

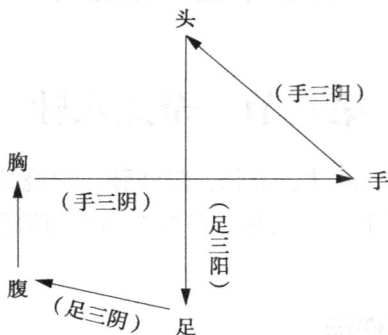

图4-2　十二经脉走向及交接规律示意图

四、十二经脉的表里关系

十二经脉的表里相合关系，通过络属关系相连。属，隶属之意，指十二经脉各与其本身的脏腑直接相连；络，关联的意思，指十二经脉各与其相互为表里的脏腑相联系。手足三阴三阳经脉，通过经别和别络互相沟通，组合成六对"表里相合"的关系。手太阳小肠经与手少阴心经为表里，手少阳三焦经与手厥阴心包经为表里，手阳明大肠经与手太阴肺经为表里，足太阳膀胱经与足少阴肾经为表里，足少阳胆经与足厥阴肝经为表里，足阳明胃经与足太阴脾经为表里。凡有表里关系的两条经脉，都在四肢末端相交接，分别循行于四肢内外两侧的相对应位置。在体内，十二经脉分别属络相为表里的脏腑。阴经属脏络腑主里，阳经属腑络脏主表。手阳明大肠经属大肠络肺，手太阴肺经属肺络大肠，足阳明胃经属胃络脾，足太阴脾经属脾络胃，手少阴心经属心络小肠，手太阳小肠经属小肠络心，足太阳膀胱经属膀胱络肾，足少阴肾经属肾络膀胱，手厥阴心包经属心包络三焦，手少阳三焦经属三焦络心包，足少阳胆经属胆络肝，足厥阴肝经属肝络胆。

由于十二经脉存在这种表里关系，才能在生理功能上互相配合，在病理上相互影响。在治疗上，相为表里的两经的腧穴可交叉使用。

五、十二经脉的流注次序

十二经脉分布于人体各部，经脉中气血的运行是依次循环贯注的。即自手太阴肺经开始，逐经相传至足厥阴肝经，再流注于手太阴肺经，阴阳相贯，如环无端（图4-3）。

```
    ┌─→ 手太阴肺经 ──食指端──→ 手阳明大肠经 ──鼻翼端──→ 足阳明胃经 ──足大趾端──→ 足太阴脾经 ──┐
    │                              心中 ←─────────────────────────────────────────────────┘
    │   ┌────────────────────────────────────────────────────────────────────────────┐
    └─→ 手少阴心经 ──小指端──→ 手太阳小肠经 ──目内眦──→ 足太阳膀胱经 ──足小趾端──→ 足少阴肾经 ──┘
        ┌──────────────────────── 胸中 ←─────────────────────────────────────────────────┐
        │                                                                                  │
    ┌─→ 手厥阴心包经 ─无名指端→ 手少阳三焦经 ──目外眦──→ 足少阳胆经 ──足大趾──→ 足厥阴肝经 ──┘
    │                              肺中 ←─────────────────────────────────────────────────┘
```

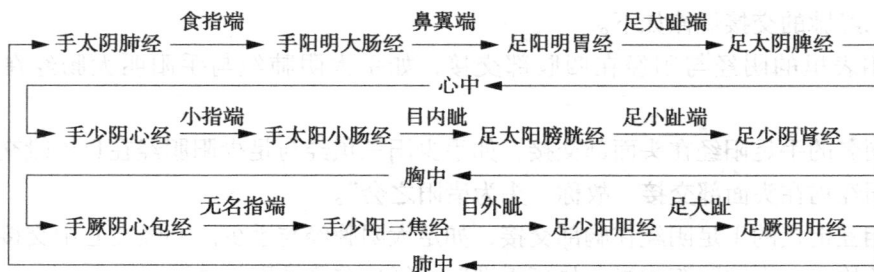

图 4-3 十二经脉流注次序表

第三节 奇经八脉

奇经八脉是督脉、任脉、冲脉、带脉、阴跷脉、阳跷脉、阴维脉、阳维脉的总称。奇经八脉的分布和作用不同于十二经脉，奇经八脉不与脏腑直接络属，彼此无表里关系，故称"奇经"。

一、奇经八脉的主要作用

奇经八脉纵横交叉于十二经脉之间，主要作用是：

（一）加强十二经脉之间的联系

奇经八脉在循行分布过程中，与其他各经脉相互交会，从而加强了各经脉之间的相互联系。如十二经脉中的阴经和阳经，通过阴维脉和阳维脉相互联络；任脉与足三阴经交会于关元、中极，督脉与手足三阳经交会于大椎。

（二）渗灌和调节十二经脉的气血

奇经八脉循行于十二经脉之间，十二经脉中气血旺盛时，奇经八脉加以蓄积备用；当十二经脉气血不足或人体活动需要时，则由奇经八脉溢出，以渗灌周身组织。

（三）某些脏腑与奇经八脉关系密切

肝、肾等脏及脑、髓、女子胞等奇恒之腑与奇经八脉的关系密切，在生理上相互联系，在病理上相互影响。如任、冲、带三脉与肝经相通，故女子经带胎产的生理和病理，均与肝经密切相关。

二、奇经八脉的主要循行部位及功能

任脉起于胞中，下出于会阴，向前沿腹、胸、颈部正中线上行，抵颏部；能总任一身阴经，称为"阴脉之海"，与妊娠有关，主养胞胎，故又有"任主胞胎"的说法。

督脉起于胞中，下出会阴，向后沿腰背部、脊柱正中线上行至头面；能总督一身阳经，称为"阳脉之海"；与脑、髓、肾的功能活动密切相关。

冲脉起于胞中，下出于会阴，与足少阴肾经并行，夹脐上行，环绕口唇。冲脉能调节十二经气血，故称为"十二经脉之海"，因与妇女的月经有密切关系，故又称为"血海"。

督脉、任脉、冲脉三脉均起于胞中，同出于会阴，称为"一源三歧"。

带脉起于季胁下，绕身一周，状如束带，能约束纵行诸脉，又主司妇女带下。

阴跷脉起于内踝下，经下肢内侧，沿腹、胸部上行，到目内眦与阳跷脉会合；阳跷脉起于外踝下，经下肢外侧，沿腹、胸、肩、颈外侧上行，到目内眦与阴跷脉会合。阴跷、阳跷共同调节肢体的运动和司眼睑的开合。

阴维脉起于下肢内侧，沿下肢内侧、腰、胸部上行，至咽喉与任脉会合；阳维脉起于外踝下，经下肢外侧，沿躯干外侧上行，至颈后与督脉会合。阴维、阳维具有维系、联络全身阴经或阳经的作用。

奇经八脉中，只有督脉、任脉在体表有专属的腧穴。故元代医家滑伯仁将此二脉与十二经脉合称为"十四经"。

第四节　经络学说的生理功能及临床应用

一、经络的生理功能

经络的生理功能主要表现在以下五个方面。

（一）联络脏腑器官，沟通表里上下

人体由五脏六腑、五官九窍、四肢百骸、皮肉筋骨等组成。这些组织器官尽管生理功能不同，但共同进行整体活动，使机体上下、内外保持协调统一，构成有机整体，维持正常生理活动。脏腑组织间的互相联系、协调，主要依靠经络的联络、沟通来实现。由于十二经脉及其分支入里出表、通达上下、纵横交错联络脏腑器官，奇经八脉贯通联络十二经脉，十二经筋、十二皮部联结肢体皮肤、筋肉，从而将全身脏腑组织器官有机地联系起来。如《灵枢·海论》说："夫十二经脉者，内属于脏腑，外络于肢节。"

（二）运行气血，濡养脏腑组织

气血是人体生命活动的物质基础，各脏腑组织器官需要气血的濡养才能维持正常的生理活动。气血必须通过经络传注、输送，才能通达全身，濡润脏腑组织，保证其功能正常。故《灵枢·本脏》说："经脉者，所以行血气而营阴阳，濡筋骨，利关节者也。"

（三）抗御外邪，保卫机体

当外邪侵袭人体时，经络具有抗御外邪、保卫机体的作用，主要通过孙络和卫气实现。孙络分布极广，营气行于脉中，卫气行于脉外，通过孙络密布于皮肤，加强机体防御能力，使六淫之邪不易侵袭人体。故《灵枢·本脏》说："卫气和则分肉解利，皮肤调柔，腠理致密矣。"

（四）感应传导作用

经络系统对针刺或其他刺激产生感应和传导作用，通过表里上下的信息传导网，将刺激感应传导于脏腑，把脏腑功能活动及病理变化传导反映于体表。针刺中的"得气"与"行气"现象，即经络传导感应的具体表现。

（五）协调机体平衡

经络系统能自行调节气血运行，协调脏腑关系，使人体机能活动保持相对平衡。当人体患病时，针对气血失和、阴阳偏盛偏衰的证候，采用针灸、推拿等方法激发经络的调节作用，补虚泻实、平衡阴阳，使机体早日恢复到正常状态。

二、经络学说的应用

（一）阐释病理变化

在正常情况下，经络有运行气血、抗御外邪的作用，当发生疾病时，经络就成为传递病邪和反映病变的途径。外邪侵犯人体，通过经络，从皮毛、肌腠而内传脏腑。由于脏腑之间通过经络发生沟通、联络，因此，经络还可成为脏腑之间病变相互影响、相互传变的途径。如足少阴肾经入肺，络心，故肾虚水泛可见凌心、射肺。内脏的病变可通过经络的传导，反映到体表特定的部位。如肝火上炎，可见目赤肿痛等症状。

（二）指导疾病的诊断

经络有一定的循行部位和脏腑络属，脏腑经络的病症会在相应的部位反映出来。因此，临床可以根据疾病症状出现的部位，结合经络的循行走向和所联系的脏腑，作为诊断的依据。如牙龈肿痛，多属胃火上炎。又如头痛，根据经脉在头部的循行分布规律，前额痛多与阳明经病有关；两侧头痛多与少阳经病有关；后头部及项背部痛，多与太阳经病有关。另外，当某些穴位有明显的压痛，或触及结节状、条索状的反应物时，均有助于疾病的诊断。如胆囊炎可在胆囊穴有压痛等。

（三）指导疾病的治护与预防

经络学说广泛地用于指导临床各科的治疗，尤其是对针灸、按摩和药物的治疗，主要是根据某经或某脏腑的病变，选取病变邻近部位或相应经脉上的腧穴，进行针灸或按摩，来调整经络气血的功能活动以治愈疾病。药物治疗也是以经络为基础，通过经络的传导输送，利用某些药物对某一脏腑经络有特殊的选择性作用，选择相应的药物，直接使药到病所，达到治疗目的。如杏仁、桔梗入肺经以治疗胸闷喘咳。

临床常采用调理经络的方法预防疾病、养生保健。如常灸足三里穴能强壮身体、防病益寿。

在预防保健与养生护理中，亦将经络调理方法融入日常照护。针对健康人群或亚健康者，护理人员应合理采用经络保健技术，如指导家庭艾灸足三里穴时，须说明艾灸时间（每次 15 ~ 20 分钟，每周 2 ~ 3 次）、温度控制及注意事项，避免烫伤；对脾胃虚弱者，可教授其每日辰时（7～9点，胃经当令）按揉足三里、公孙穴，配合顺时针摩腹，以助脾胃经气血运行。同时，根据十二经脉流注规律指导作息护理，如寅时（3～5点，肺经当令）宜保证患者安睡以养肺气，卯时（5～7点，大肠经当令）宜提醒患者定时排便以助肠道通畅。总之，护理人员应顺应经络气血盛衰规律，增强护理的针对性与有效性。

第五节　腧穴学说及护理临床应用

一、人体经络

（一）手太阴肺经

经脉循行：

肺手太阴之脉，起于中焦，下络大肠，还循胃口，上膈属肺。从肺系，横出腋下，下循臑内，行少阴、心主之前，下肘中，循臂内上骨下廉，入寸口，上鱼，循鱼际，出大指之端。

其支者，从腕后，直出次指内廉，出其端。（《灵枢·经脉》）（图4-4）

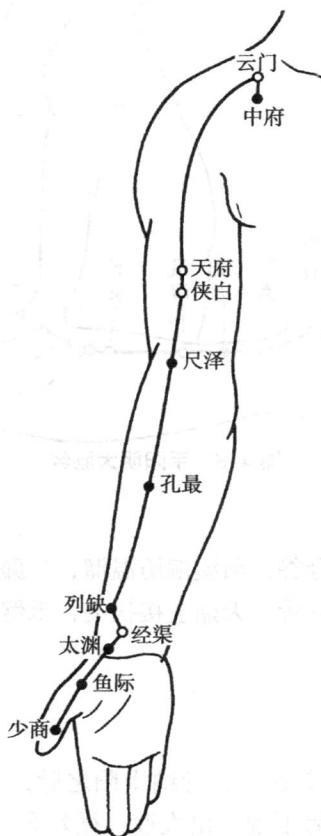

图4-4　手太阴肺经

手太阴经穴歌：

手太阴肺中府始，云门天府侠白尺，孔最列缺与经渠，太渊鱼际少商止。

（二）手阳明大肠经

经脉循行：

大肠手阳明之脉，起于大指次指之端。循指上廉，出合谷两骨之间，上入两筋之中；循臂上廉，入肘外廉，上臑外前廉，上肩；出髃骨之前廉，上出于柱骨之会上，下入缺盆，络肺，下膈，属大肠。

其支者，从缺盆上颈，贯颊，入下齿中，还出挟口，交人中，左之右、右之左，上挟鼻孔。（《灵枢·经脉》）（图4-5）

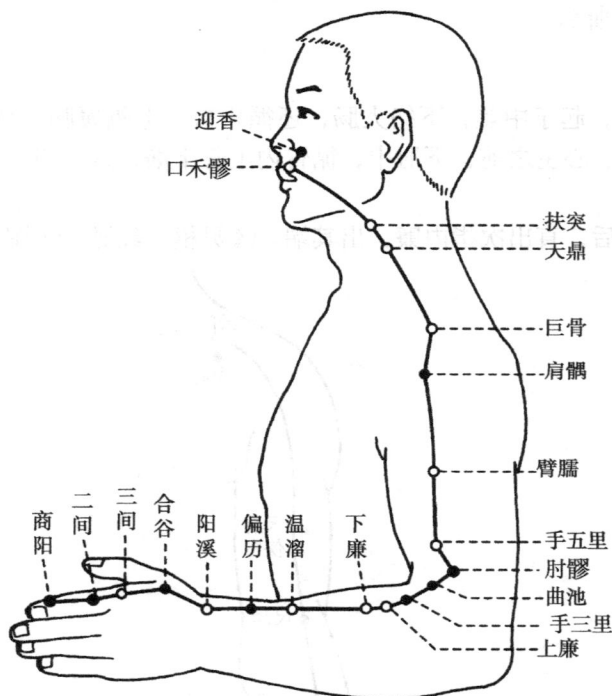

图4-5　手阳明大肠经

手阳明经穴歌：

阳明商阳起步，二间三间合谷，阳溪偏历温溜，二廉三里入肘，

曲池肘髎五里，臂臑肩髃巨骨，天鼎上接扶突，禾髎迎香结束。

（三）足阳明胃经

经脉循行：

胃足阳明之脉，起于鼻，交頞中，旁纳太阳之脉，下循鼻外，入上齿中，还出挟口，环唇，下交承浆，却循颐后下廉，出大迎，循颊车，上耳前，过客主人，循发际，至额颅。

其支者，从大迎前，下人迎，循喉咙，入缺盆，下膈，属胃，络脾。

其直者，从缺盆下乳内廉，下挟脐，入气街中。

其支者，起于胃口，下循腹里，下至气街中而合。以下髀关，抵伏兔，下入膝膑中，下循胫外廉，下足跗，入中指内间。

其支者，下廉三寸而别，下入中指外间。

其支者，别跗上，入大指间，出其端。（《灵枢·经脉》）（图4-6）

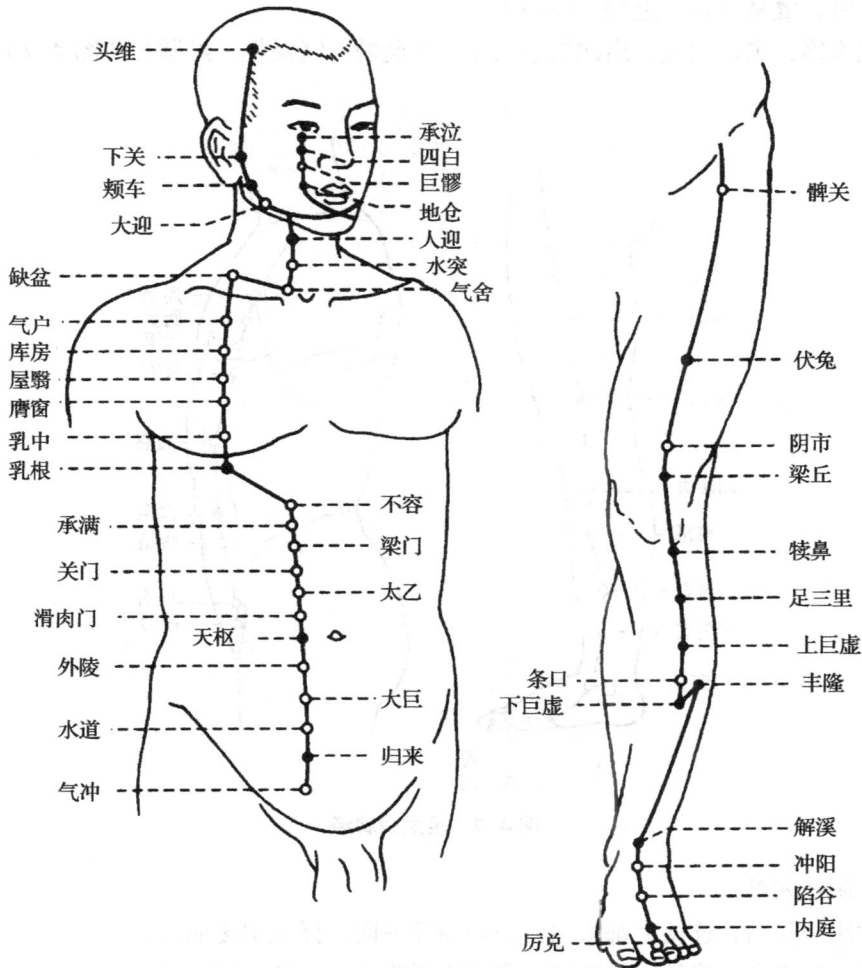

图4-6　足阳明胃经

足阳明经穴歌：

阳明起承泣，四白巨髎地，大迎颊车关，头维迎水气，

缺盆气房屋，膺窗二乳不，承满梁关门，太乙滑门顾，

天枢外陵巨，水道归来气，髀关伏兔阴，梁丘犊鼻里，

条口二虚中，丰隆解溪冲，陷谷与内庭，厉兑胃经终。

（四）足太阴脾经

经脉循行：

脾足太阴之脉，起于大指之端，循指内侧白肉际，过核骨后，上内踝前廉，上踹内，循胫骨后，交出厥阴之前，上循膝股内前廉，入腹，属脾，络胃，上膈，挟咽，连舌本，散舌下。

其支者，复从胃别，上膈，注心中。

脾之大络，名曰大包，出渊腋下三寸，布胸胁。（《灵枢·经脉》）（图 4-7）

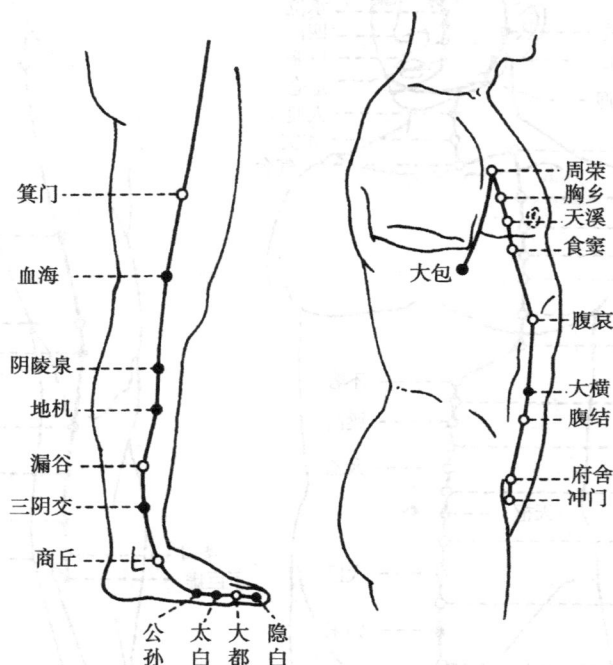

图 4-7　足太阴脾经

足太阴经穴歌：

足太阴脾隐白，连接大都太白，公孙商丘三阴，漏地阴陵血海，

箕门冲门府舍，腹结大横腹哀，食窦天溪胸乡，周荣大包结尾。

（五）手少阴心经

经脉循行：

心手少阴之脉，起于心中，出属心系，下膈，络小肠。

其支者，从心系，上挟咽，系目系。

其直者，复从心系，却上肺，下出腋下，下循臑内后廉，行太阴、心主之后，下肘内，循臂内后廉，抵掌后锐骨之端，入掌内后廉，循小指之内，出其端。（《灵枢·经

脉》)（图4-8）

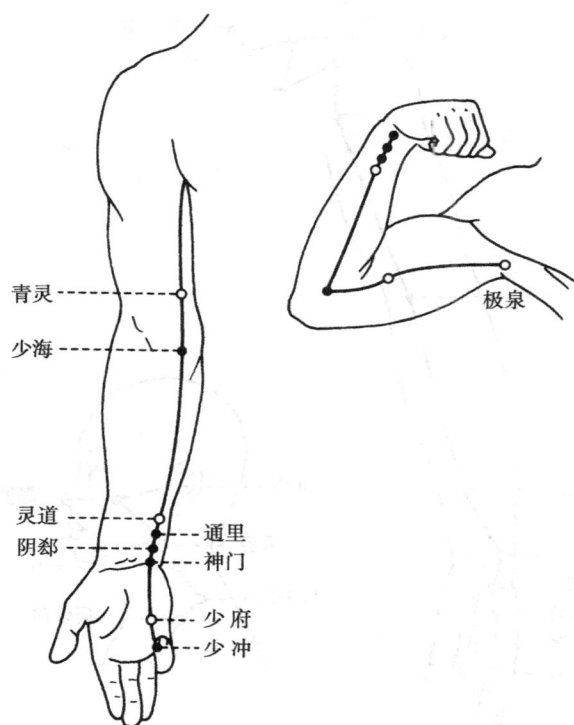

图4-8　手少阴心经

手少阴经穴歌：

心经极泉与青灵，少海灵道通里行，阴郄神门与少府，小指桡侧少冲停。

（六）手太阳小肠经

经脉循行：

小肠手太阳之脉，起于小指之端，循手外侧上腕，出踝中，直上循臂骨下廉，出肘内侧两骨之间，上循臑外后廉，出肩解，绕肩胛，交肩上，入缺盆，络心，循咽，下膈，抵胃，属小肠。

其支者，从缺盆循颈，上颊，至目锐眦，却入耳中。

其支者，别颊上𫏋（zhuō），抵鼻，至目内眦，斜络于颧。（《灵枢·经脉》）（图4-9）

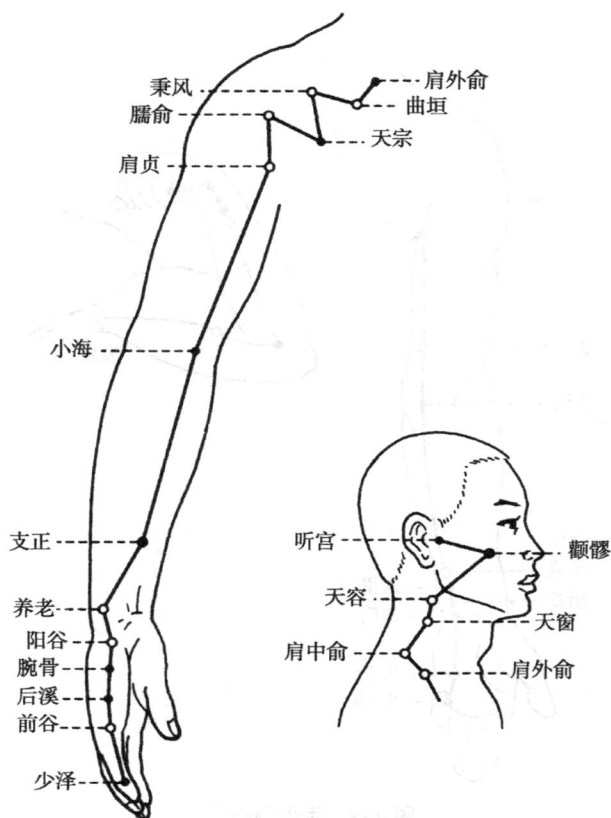

图 4-9 手太阳小肠经

手太阳经穴歌：

太阳小肠经穴，少泽前谷始行，后溪腕骨阳谷，养老上接支正，

小海肩贞臑俞，天宗冈上秉风，曲垣外中天窗，天容颧髎听宫。

（七）足太阳膀胱经

经脉循行：

膀胱足太阳之脉，起于目内眦，上额交巅。

其支者，从巅至耳上角。

其直者，从巅入络脑，还出别下项，循肩膊内，挟脊，抵腰中，入循膂，络肾，属膀胱。

其支者，从腰中，下挟脊，贯臀，入腘中。

其支者，从膊内左右，别下贯胛，挟脊内，过髀枢，循髀外，从后廉下合腘中，以下贯踹，出外踝之后，循京骨，至小指外侧。（《灵枢·经脉》）（图 4-10）

（1）

（2）

（3）

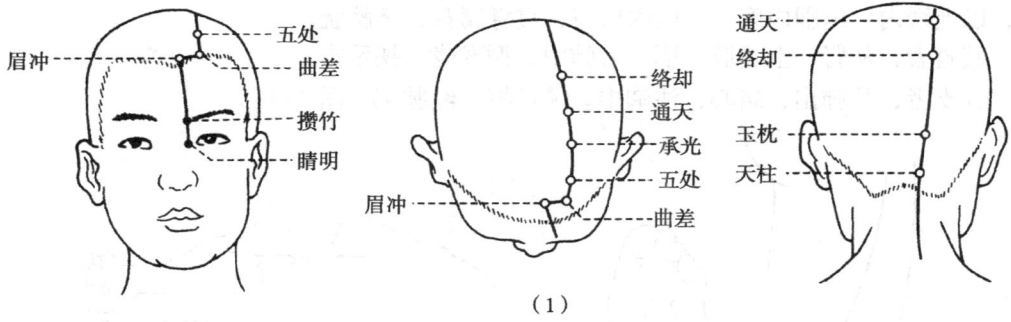

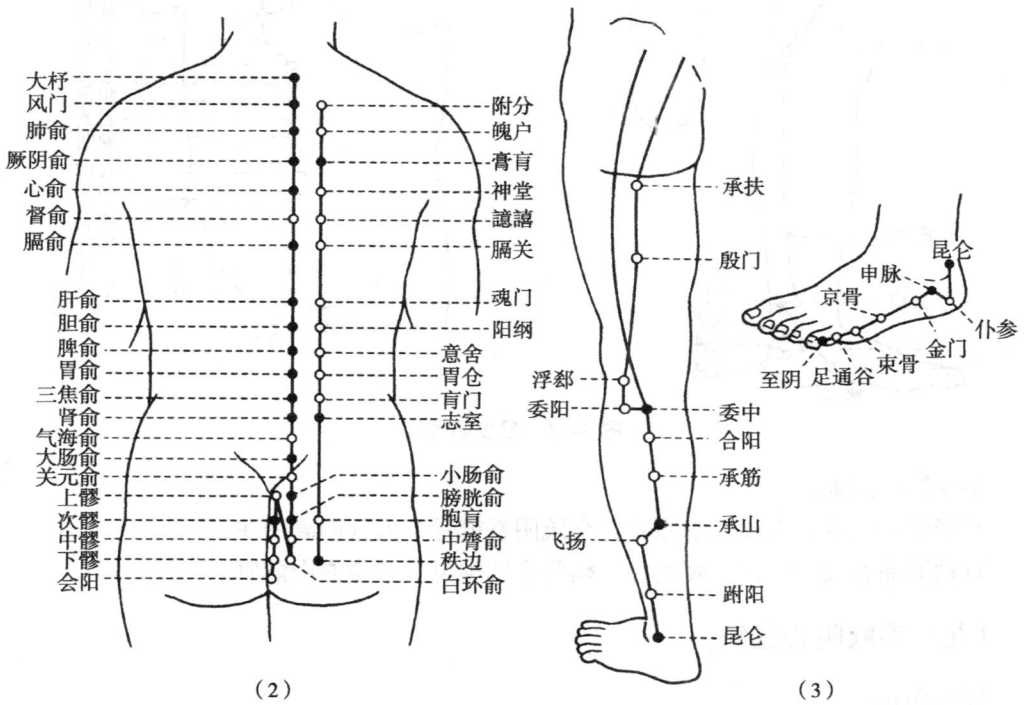

图 4-10　足太阳膀胱经

足太阳经穴歌：

膀胱经起睛明，竹眉曲差五处，承光穴后通天，络却玉枕天柱，

大杼风门肺俞，厥阴心俞督俞，膈肝胆脾胃三，肾气大肠关元，

小肠俞连膀胱，中膂俞接白环，上次中膂下髎，会阳承扶殷门，

浮郄下一委阳，委中附魄膏肓，神堂譩譆膈关，魂门下接阳纲，

意舍胃仓肓门，志室直下胞肓，秩边合阳承筋，承山飞扬跗阳，

昆仑仆申金门，京束通谷至阴。

（八）足少阴肾经

经脉循行：

肾足少阴之脉，起于小指之下，斜走足心，出于然骨之下，循内踝之后，别入跟

中，以上腘内廉，出腘内廉，上股内后廉，贯脊属肾，络膀胱。

其直者，从肾，上贯肝、膈，入肺中，循喉咙，挟舌本。

其支者，从肺出，络心，注胸中。（《灵枢·经脉》）（图4-11）

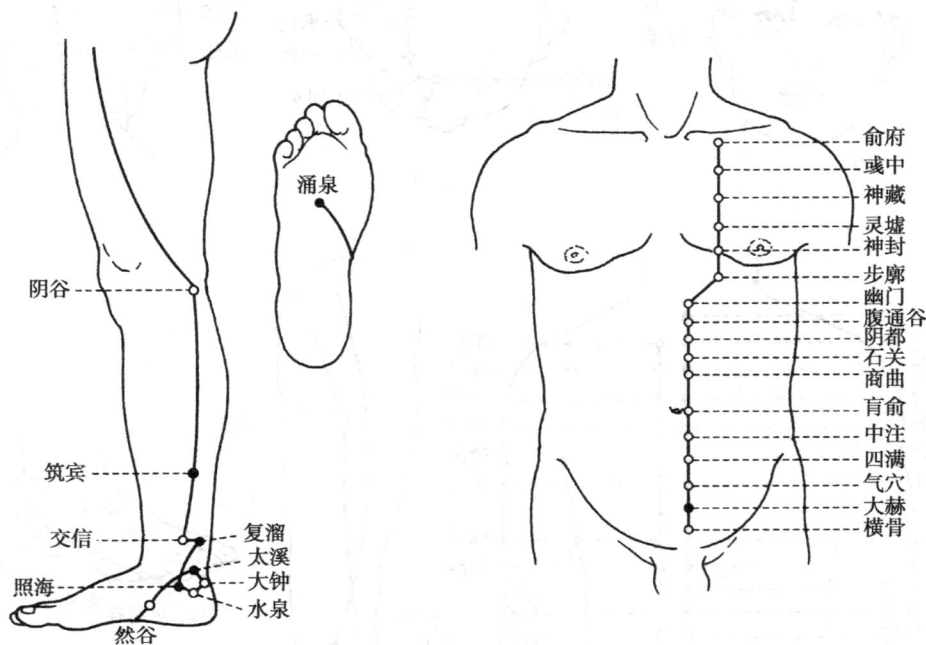

图4-11 足少阴肾经

足少阴经穴歌：

肾经涌泉然谷，太溪大水照复，交筑阴谷横骨，大气四满中注，

肓俞商曲石关，阴都上腹通谷，幽门步廊神灵，神藏彧中俞府。

（九）手厥阴心包经

经脉循行：

心主手厥阴心包络之脉，起于胸中，出属心包络，下膈，历络三焦。

其支者，循胸出胁，下腋三寸，上抵腋下，循臑内，行太阴、少阴之间，入肘中，下臂，行两筋之间，入掌中，循中指，出其端。

其支者，别掌中，循小指次指，出其端。（《灵枢·经脉》）（图4-12）

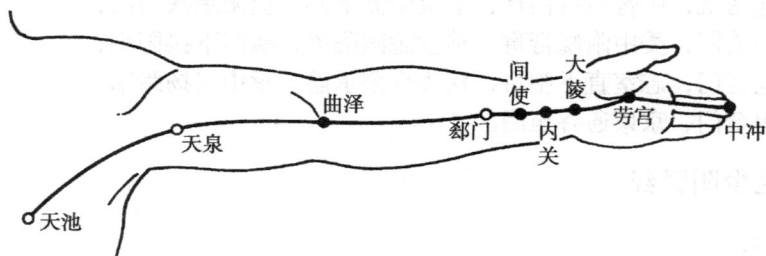

图4-12 手厥阴心包经

手厥阴经穴歌：

厥阴经起天池，天泉泽门间使，内关大陵劳宫，最后一穴中冲。

（十）手少阳三焦经

经脉循行：

三焦手少阳之脉，起于小指次指之端，上出两指之间，循手表腕，出臂外两骨之间，上贯肘，循臑外，上肩，而交出足少阳之后，入缺盆，布膻中，散络心包，下膈，循属三焦。

其支者，从膻中，上出缺盆，上项，系耳后，直上，出耳上角，以屈下颊至𫚊。

其支者，从耳后入耳中，出走耳前，过客主人，前交颊，至目锐眦。（《灵枢·经脉》）（图4-13）

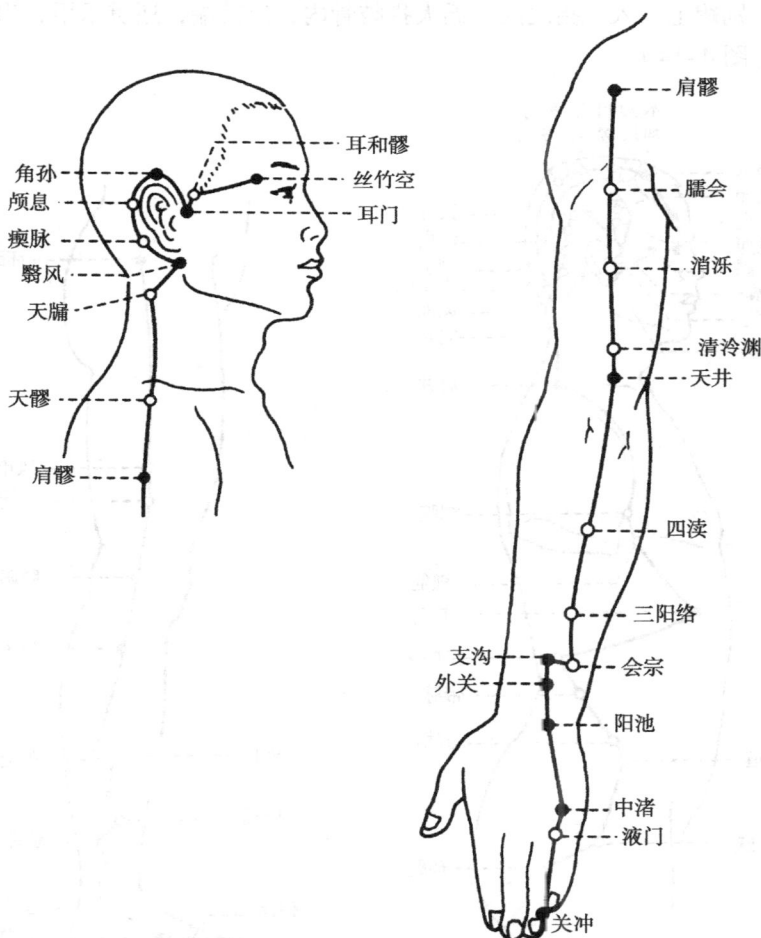

图4-13　手少阳三焦经

手少阳经穴歌：

少阳三焦经穴，关冲液门中渚，阳池外关支沟，会宗三阳四渎，天井清泠消臑，肩天天髎瘛颅，角孙耳门和髎，最后一穴丝竹。

（十一）足少阳胆经

经脉循行：

胆足少阳之脉，起于目锐眦，上抵头角，下耳后，循颈，行手少阳之前，至肩上，却交出手少阳之后，入缺盆。

其支者，从耳后入耳中，出走耳前，至目锐眦后。

其支者，别锐眦，下大迎，合于手少阳，抵于䪼（zhuō），下加颊车，下颈，合缺盆，以下胸中，贯膈，络肝，属胆，循胁里，出气街，绕毛际，横入髀厌中。

其直者，入缺盆下腋，循胸，过季胁，下合髀厌中。以下循髀阳，出膝外廉，下外辅骨之前，直下抵绝骨之端，下出外踝之前，循足跗上，入小指次指之间。

其支者，别跗上，入大指之间，循大指歧骨内，出其端；还贯爪甲，出三毛。（《灵枢·经脉》）（图4-14）

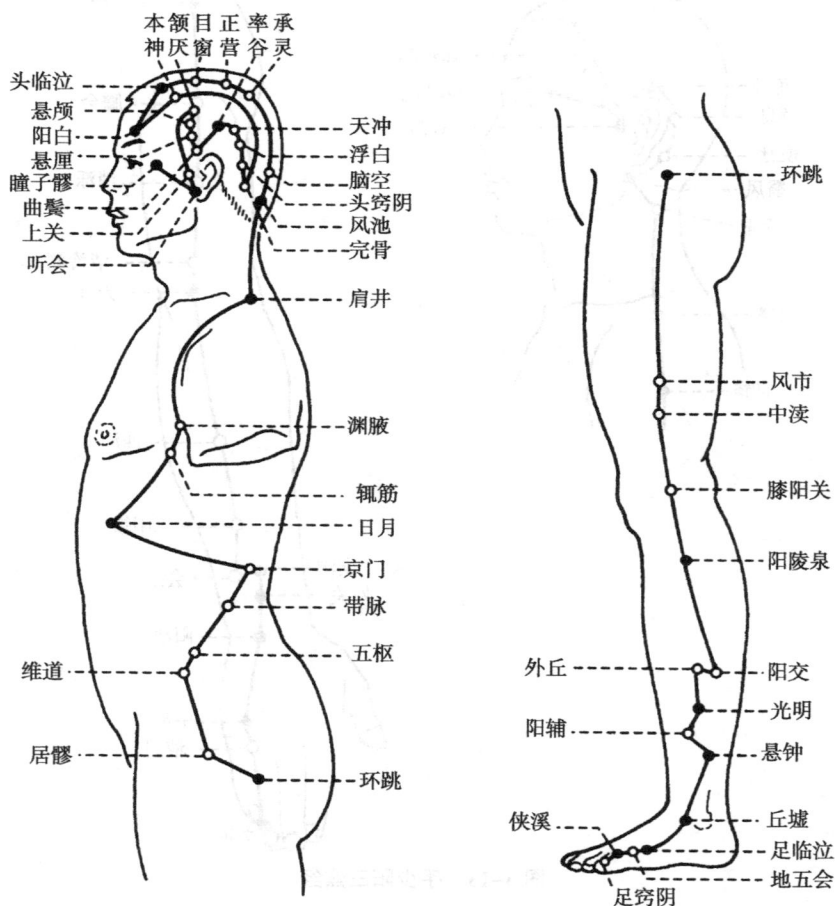

图4-14 足少阳胆经

足少阳经穴歌：

瞳子髎穴胆经出，听会上关颔厌颅，悬厘曲鬓与率谷，天冲浮白窍阴骨，

本神阳白头临泣，目窗正营承灵集，脑空风池与肩井，渊腋辄筋日月明，

京门带脉连五枢，维居环跳风市渎，膝阳关接阳陵泉，阳交外丘前后连，

光明阳辅悬钟丘，临泣五会侠足窍。

（十二）足厥阴肝经

经脉循行：

肝足厥阴之脉，起于大指丛毛之际，上循足跗上廉，去内踝一寸，上踝八寸，交出太阴之后，上腘内廉，循股阴，入毛中，过阴器，抵小腹，挟胃，属肝，络胆，上贯膈，布胁肋，循喉咙之后，上入颃（háng）颡（sǎng），连目系，上出额，与督脉会于巅。

其支者，从目系下颊里，环唇内。

其支者，复从肝别，贯膈，上注肺。（《灵枢·经脉》）（图4-15）

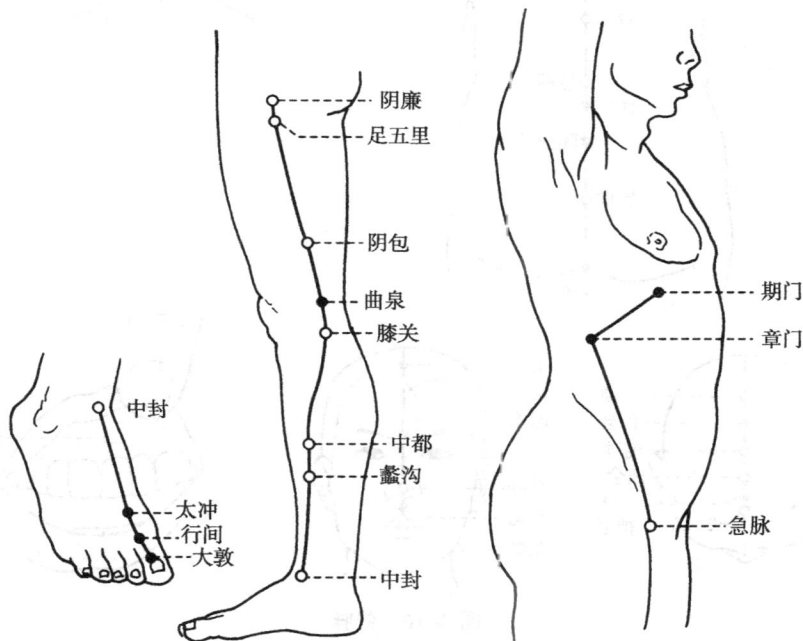

图 4-15　足厥阴肝经

足厥阴经穴歌：

厥阴经脉肝，大敦与行间，太冲中封沟，中都上膝关，

曲泉与阴包，五里上阴廉，急脉章期门，十四穴俱全。

（十三）督脉

循行分布：

起于少腹，以下骨中央（胞中），下出会阴，经长强，行于后背正中，上至风

府，入属于脑，上巅，循额，至鼻柱，经素髎、水沟，会手足阳明，至兑端，入龈交（图4-16）。

分支：其少腹直上者，贯脐中央，上贯心，入喉，上颐，环唇，上系两目之下中央（《素问·骨空论》）。

络脉：督脉之别，名曰长强，挟脊上项，散头上，下当肩胛左右，别走太阳，入贯脊（《灵枢·经脉》）。

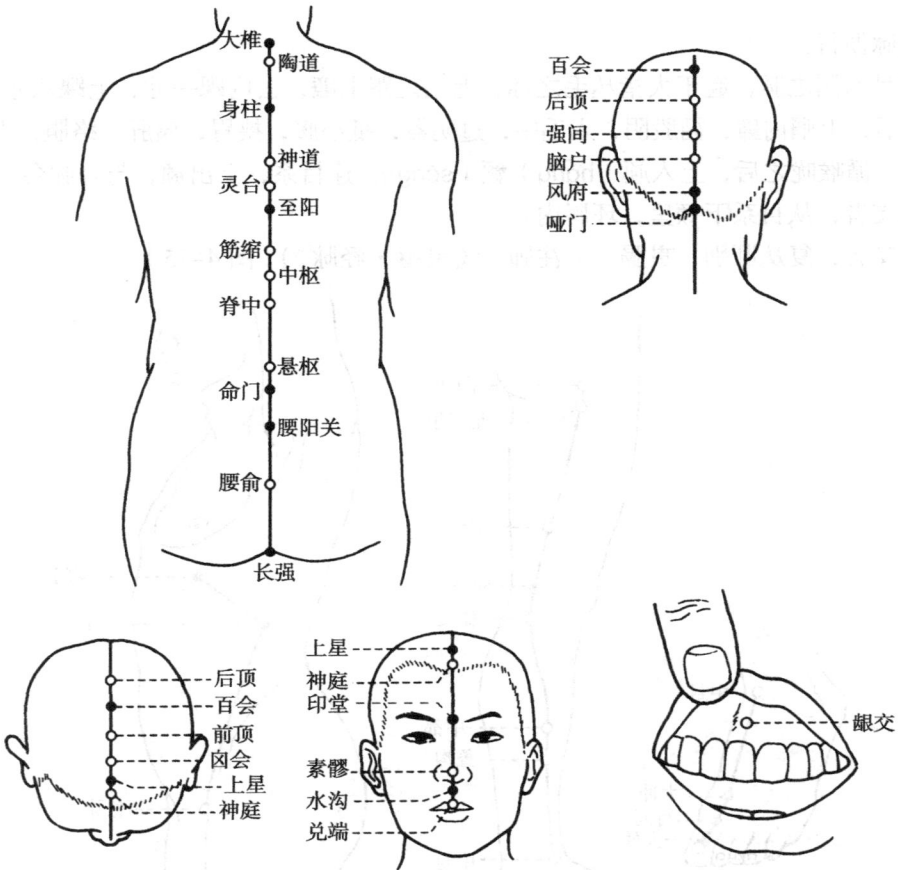

图4-16　督脉

督脉经穴歌：

长强连腰俞，阳关命门枢，脊中中枢筋，至阳灵神柱，

陶道接大椎，哑门连风府，脑户强后顶，百会前顶逐，

囟会上星神，素人兑龈住。

（十四）任脉

循行分布：

起于胞中，出于会阴，上循毛际，循腹里，上关元，至咽喉，上颐，循面入目

（图 4–17 ）。

　　络脉：任脉之别，名曰尾翳，下鸠尾，散于腹（《灵枢·经脉》）。

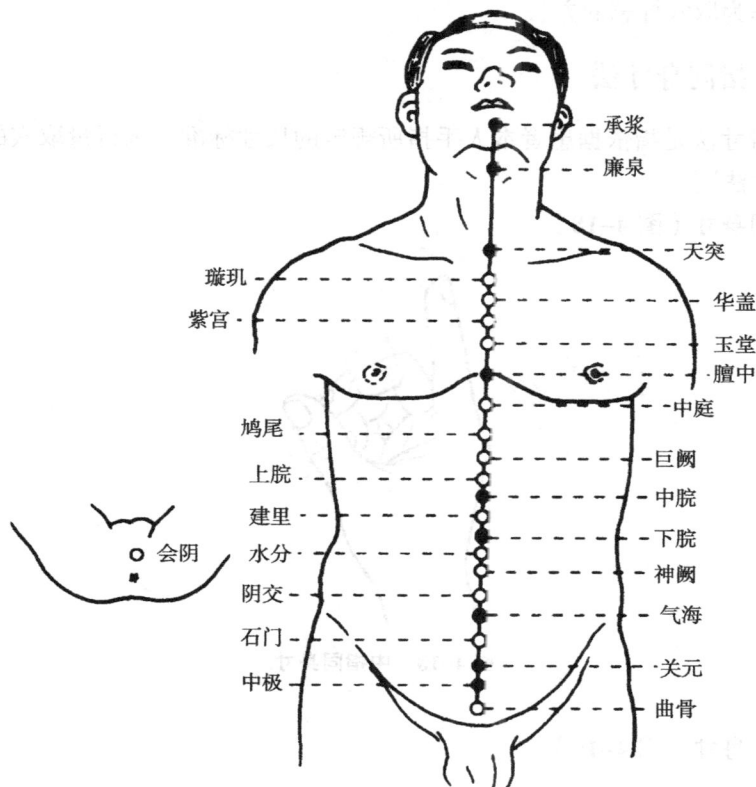

图 4-17　任脉

任脉经穴歌：

会阴曲骨极，关元石门气，阴交神水下，建里中上巨，

鸠尾中中玉，紫宫华盖玑，天突廉泉承，二十四穴齐。

二、腧穴定位方法

（一）体表标志定位法

　　以人体解剖学和各种体表标志为依据，来确定腧穴位置的方法，称为体表标志定位法，又称自然标志定位法。体表标志定位法有固定标志定位法和活动标志定位法两种，分述如下。

1. 固定标志定位法

　　固定标志定位法是指利用人体体表的五官、毛发、指（趾）甲、乳头、脐窝、横纹，以及骨节、肌肉所形成的凸起和凹陷等作为取穴标志的方法。

2. 活动标志定位法

活动标志定位法是指利用关节、肌肉、皮肤、肌腱随活动而出现的空隙、凸起和凹陷、皱纹等作为取穴标志的方法。

（二）手指同身寸法

手指同身寸法是指依据患者本人手指所规定的尺寸标准，来折量取穴的定位方法，又称为"指寸法"。

1. 中指同身寸（图4–18）

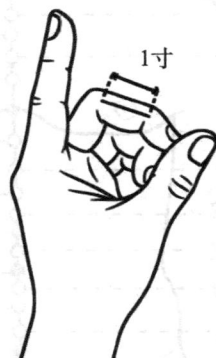

图4–18　中指同身寸

2. 拇指同身寸（图4–19）

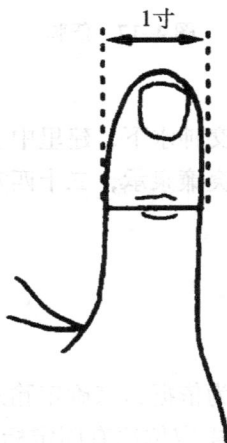

图4–19　拇指同身寸

3. 横指同身寸（一夫法）（图 4-20）

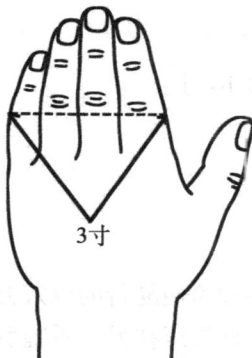

图 4-20　横指同身寸

（三）骨度分寸定位法

骨度分寸定位法是指以骨节为主要标志，将两骨节之间的长度折量为一定的尺寸，用以确定腧穴位置的方法。

1. 头部

前发际正中至后发际正中为 12 寸。

前额两发角之间为 9 寸。

若发际不明，从眉心至大椎穴作 18 寸。

眉心至前发际为 3 寸。

大椎穴至后发际为 3 寸。

2. 胸腹部

脐中至耻骨联合上缘为 5 寸。

天突穴至胸剑联合为 9 寸。

两乳头之间为 8 寸。

胸剑联合至脐中为 8 寸。

3. 背腰部

肩胛骨内缘至后正中线为 3 寸，用于确定背腰部经穴的横向距离。

肩峰缘至后正中线为 8 寸，用于确定肩背部经穴的横向距离。

大椎以下至尾骶为 21 寸，用于确定背腰部经穴的纵向距离。

4. 侧部

腋窝至第 11 肋骨游离端下方为 12 寸。

第 11 肋骨游离端下方至股骨大转子为 9 寸。

5. 上肢部

腋前横纹至肘横纹为 9 寸。

肘横纹至腕横纹为 12 寸。

6. 下肢部

耻骨联合上缘至髌底为 18 寸。

胫骨内侧髁下缘至内踝尖为 13 寸。

臀横纹至腘窝中（腘横纹）为 14 寸。

腘横纹至外踝尖为 16 寸。

外踝尖至足底为 3 寸。

（四）简便定位法

简便定位法是临床上常用的一种简便易行的取穴方法。例如：两耳尖连线的中点取百会；两虎口自然平直交叉，一手食指压在另一手腕后桡骨茎突的上方，当食指尽端处取列缺；半握拳，当中指指端所指处取劳宫；垂肩屈肘，于肘尖所指处取章门；立正姿势，两手自然下垂，于中指尖处取风市穴。

三、常用腧穴详解

（一）手太阴肺经

1. 中府

【定位】在前胸部，横平第 1 肋间隙，锁骨下窝外侧，前正中线旁开 6 寸。

【主治】①咳嗽，气喘，胸痛，胸满，胸中热；②肩背痛。

2. 列缺

【定位】在前臂桡侧缘，腕掌侧远端横纹上 1.5 寸，拇短伸肌腱与拇长展肌腱之间，拇长展肌腱沟的凹陷中。

【主治】①咳嗽，气喘；②齿痛，咽喉肿痛，口眼㖞斜；③头痛，颈项强痛；④半身不遂，手腕疼痛无力。

3. 太渊

【定位】在腕前区，桡骨茎突与腕舟状骨之间，拇长展肌腱尺侧凹陷中。

简便取穴法：在腕掌侧远端横纹桡侧，桡动脉搏动处。

【主治】①咳嗽，气喘，咯血，咽喉肿痛；②无脉症；③手腕疼痛无力。

4. 鱼际

【定位】在手掌，第 1 掌骨桡侧中点赤白肉际处。

【主治】咳嗽，咯血，咽喉肿痛，失声，发热。

5. 少商

【定位】在手指，拇指末节桡侧，指甲根角侧上方 0.1 寸。

【主治】①咽喉肿痛，咳嗽，鼻衄，气喘；②高热神昏，小儿惊风，癫狂；③手指挛痛。

（二）手阳明大肠经

1. 合谷

【定位】在手背，第1掌骨和第2掌骨之间，约平第2掌骨桡侧的中点。

【主治】①头痛，齿痛，目赤肿痛，咽喉肿痛，鼻衄，耳聋，口眼㖞斜，口噤；②恶寒发热，无汗，多汗；③滞产，经闭，痛经；④中风失语，上肢不遂。

2. 手三里

【定位】在前臂后外侧，肘横纹下2寸，阳溪与曲池的连线上。

【主治】①齿痛，颊肿；②肘臂疼痛、不遂，肩背痛，腰痛。

3. 曲池

【定位】在肘横纹外侧端，屈肘，尺泽与肱骨外上髁连线的中点处。

【主治】①咽喉肿痛，齿痛，目疾；②瘰疬，瘾疹，湿疹；③热病，惊痫；④手臂肿痛，上肢不遂。

4. 手五里

【定位】在臂外侧，肘横纹上3寸，曲池与肩髃的连线上。

【主治】①肘臂挛痛；②瘰疬。

5. 肩髃

【定位】在肩带部，肩峰外侧缘前端与肱骨大结节两骨间凹陷中。

简便取穴法：屈臂外展，肩峰外侧缘前后端呈现两个凹陷，前一较深凹陷即本穴。

【主治】①风疹；②肩臂挛痛，上肢不遂。

（三）足阳明胃经

1. 四白

【定位】在面部，瞳孔直下，当眶下孔凹陷处。

【主治】①目赤肿痛，目翳，迎风流泪，眼睑䀮动，面痛，面肌抽搐，口眼㖞斜；②头痛，眩晕。

2. 地仓

【定位】在面部，口角旁开0.4寸，上直对瞳孔。

【主治】口眼㖞斜，语言謇涩，流涎。

3. 颊车

【定位】在面颊部，下颌角前上方约一横指（中指），当咀嚼时咬肌隆起，按之凹陷处。

【主治】口眼㖞斜，齿痛，颊肿，口噤。

4. 头维

【定位】在头侧部，额角发际上0.5寸，头正中线旁开4.5寸。

【主治】头痛，目痛，流泪，目视不明，眼睑䀮动。

5. 天枢

【定位】在上腹部，横平脐中，前正中线旁开 2 寸。

【主治】①腹痛，腹胀，肠鸣，泄泻，便秘；②月经不调，痛经。

6. 伏兔

【定位】在股前外侧，髌底上 6 寸，髂前上棘与髌底外侧端的连线上。

【主治】膝冷，下肢麻痹，脚气。

7. 梁丘

【定位】在股前外侧，髌底上 2 寸，股外侧肌与股直肌肌腱之间。

【主治】①胃痛；②乳痈，乳痛；③膝肿痛，下肢不遂。

8. 犊鼻

【定位】在膝前侧，髌韧带外侧凹陷中。

【主治】膝肿痛，下肢麻痹，屈伸不利，脚气。

9. 足三里

【定位】在小腿外侧，犊鼻下 3 寸，犊鼻与解溪的连线上，距胫骨前缘一横指（中指）。

【主治】①胃痛，呕吐，呃逆，腹胀，肠鸣，泄泻，便秘；②热病，癫狂；③乳痈；④虚劳羸瘦；⑤膝足肿痛。

10. 丰隆

【定位】在小腿外侧，外踝尖上 8 寸，胫骨前肌的外缘，条口外。

【主治】①腹痛，腹胀，便秘；②咳嗽，哮喘，痰多，咽喉肿痛，胸痛；③头痛，眩晕，癫狂；④下肢不遂，下肢痿痹。

（四）足太阴脾经

1. 太白

【定位】在足内侧，第 1 跖趾关节近端赤白肉际凹陷中。

【主治】①胃痛，腹胀，肠鸣，泄泻，便秘；②身重节痛。

2. 公孙

【定位】在足内侧，第 1 跖骨底的前下缘赤白肉际处。

【主治】①胃痛，呕吐，腹痛，腹胀，泄泻；②心烦。

3. 三阴交

【定位】在小腿内侧，内踝尖上 3 寸，胫骨内侧缘后方。

【主治】①月经不调，崩漏，带下，阴挺，不孕，滞产；②遗精，阳痿，遗尿，小便不利，疝气；③腹胀，肠鸣，泄泻；④下肢痿痹。

4. 阴陵泉

【定位】在小腿内侧，胫骨内侧髁下缘与胫骨内侧缘形成的凹陷处。

【主治】①腹痛，腹胀，泄泻；②妇人阴中痛，痛经，小便不利，遗尿，遗精；③水肿；④腰膝肿痛。

5. 血海

【定位】屈膝，在大腿内侧，髌底内侧端上 2 寸，当股四头肌内侧头的隆起处。

【主治】①月经不调，崩漏，经闭；②瘾疹，湿疹，风疹。

（五）手少阴心经

1. 极泉

【定位】在腋窝顶点，腋动脉搏动处。

【主治】①心痛，干呕，咽干；②胁痛，肩臂痛；③瘰疬。

2. 神门

【定位】在腕部，腕掌侧横纹尺侧端，尺侧腕屈肌腱的桡侧凹陷处。

【主治】心痛，心烦，惊悸，痴呆，健忘，失眠，癫，狂，痫。

（六）手太阳小肠经

1. 小海

【定位】在肘后内侧，尺骨鹰嘴与肱骨内上髁之间凹陷处。

【主治】①头痛，颈项强痛；②肘臂痛；③癫痫；④疝气。

2. 肩贞

【定位】在肩关节后下方，臂内收时，腋后纹头直上 1 寸。

【主治】①肩痛，上肢不遂；②瘰疬。

3. 天宗

【定位】在肩胛部，肩胛冈中点与肩胛骨下角连线上 1/3 与下 2/3 交点凹陷中。

【主治】肩痛，肩部活动受限。

（七）足太阳膀胱经

1. 睛明

【定位】在面部，目内眦内上方眶内侧壁凹陷中。

【主治】目赤肿痛，流泪，目翳，视物不清，夜盲。

2. 攒竹

【定位】在面部，眉头凹陷中，眶上切迹处。

【主治】①头痛，眉棱骨痛；②眼睑瞤动，眼睑下垂，口眼㖞斜；③视物不清，流泪，目赤肿痛。

3. 天柱

【定位】在颈后部，横平第 2 颈椎棘突上际，斜方肌外缘凹陷中。

【主治】①头痛，颈项强痛，眩晕，目痛，肩背痛；②癫，狂，痫；③发热。

4. 大杼

【定位】在背部，第 1 胸椎棘突下，后正中线旁开 1.5 寸。

【主治】咳嗽，气喘，发热，颈项强痛，肩背痛。

5. 肺俞

【定位】在背部，第3胸椎棘突下，后正中线旁开1.5寸。

【主治】咳嗽，气喘，咯血，潮热，盗汗。

6. 心俞

【定位】在背部，第5胸椎棘突下，后正中线旁开1.5寸。

【主治】①心痛；②咳嗽，咯血，盗汗；③惊悸，失眠，健忘，梦遗；④癫痫。

7. 膈俞

【定位】在背部，第7胸椎棘突下，后正中线旁开1.5寸。

【主治】①呕吐，呃逆，气喘；②吐血。

8. 肝俞

【定位】在背部，第9胸椎棘突下，后正中线旁开1.5寸。

【主治】①胁痛，黄疸；②目赤，视物不清，夜盲，流泪；③癫；④狂，痫；⑤吐血。

9. 胆俞

【定位】在背部，第10胸椎棘突下，后正中线旁开1.5寸。

【主治】呕吐，口苦，胁痛，黄疸。

10. 脾俞

【定位】在背部，第11胸椎棘突下，后正中线旁开1.5寸。

【主治】①腹胀，呕吐，泄泻，水肿，黄疸；②多食善饥，身体消瘦。

11. 胃俞

【定位】在背部，第12胸椎棘突下，后正中线旁开1.5寸。

【主治】①胃脘痛，腹胀，呕吐，肠鸣；②多食善饥，身体消瘦。

12. 肾俞

【定位】在腰部，第2腰椎棘突下，后正中线旁开1.5寸。

【主治】①耳鸣，耳聋；②腰痛，足寒，遗尿，尿频，遗精，阳痿，早泄；③月经不调，带下，不孕；④多食善饥，身体消瘦。

13. 大肠俞

【定位】在腰部，第4腰椎棘突下，后正中线旁开1.5寸。

【主治】①腹胀，肠鸣，泄泻，便秘；②腰痛。

14. 上髎

【定位】在骶部，正对第1骶后孔中。

【主治】①前阴、腰骶部引痛；②月经不调，带下，子宫下垂。

15. 次髎

【定位】在骶部，正对第2骶后孔中。

【主治】①前阴、腰骶部引痛，下肢痿痹；②小便不利，遗精；③月经不调，痛经，带下。

16. 中髎

【定位】在骶部，正对第3骶后孔中。

【主治】①腰骶痛；②便秘，泄泻，小便不利；③月经不调，带下。

17. 下髎

【定位】在骶部，正对第 4 骶后孔中。

【主治】①前阴、小腹、腰骶部引痛；②带下；③便血。

18. 承扶

【定位】在臀部，臀沟的中点。

【主治】①痔疮，便秘，脱肛；②腰、骶、臀、股部痛；③小便不利。

19. 委中

【定位】在膝后侧，腘横纹中点。

【主治】①腰背痛，下肢痿痹；②小腹痛，小便不利，遗尿。

20. 膏肓

【定位】在背部，第 4 胸椎棘突下，后正中线旁开 3 寸。

【主治】①咳嗽，气喘，盗汗；②遗精。

21. 承山

【定位】在小腿后侧，腓肠肌两肌腹与跟腱交角处。

【主治】①腰背痛，小腿挛痛；②痔疮，便秘。

22. 昆仑

【定位】在足部，踝后外侧，外踝尖与跟腱之间的凹陷中。

【主治】①头痛，目痛，鼻衄；②颈项强痛，腰痛，足踝肿痛；③癫痫；④难产。

（八）足少阴肾经

1. 涌泉

【定位】在足底，屈足卷趾时足心最凹陷中。

【主治】①发热，足心热，心烦，惊风；②咽喉肿痛，咳嗽，气喘；③腰背痛，大便难，小便不利。

2. 太溪

【定位】在足踝后内侧，内踝尖与跟腱之间的凹陷中。

【主治】①遗精，阳痿；②咳嗽，气喘，咯血，胸痛；③咽喉肿痛，齿痛；④消渴，便秘；⑤月经不调；⑥腰背痛，下肢厥冷。

（九）手厥阴心包经

内关

【定位】在前臂前侧，腕掌侧远端横纹上 2 寸，掌长肌腱与桡侧腕屈肌腱之间。

【主治】①心痛，心悸，胸闷；②胃脘痛，呕吐，呃逆；③癫，狂，痫；④上肢痹痛。

（十）手少阳三焦经

1. 外关

【定位】在前臂后侧，腕背侧远端横纹上 2 寸，尺骨与桡骨间隙中点。

【主治】①耳鸣，耳聋；②胸胁痛；③上肢痹痛。

2. 支沟

【定位】在前臂后侧，腕背侧远端横纹上 3 寸，尺骨与桡骨间隙中点。

【主治】①耳鸣，耳聋，失音；②瘰疬；③胁肋痛；④呕吐，便秘；⑤热病。

3. 翳风

【定位】在颈部，耳垂后方，乳突下端前方凹陷中。

【主治】①耳鸣，耳聋；②口眼㖞斜，口噤；③颊肿，瘰疬；④咽喉肿痛，音哑。

4. 丝竹空

【定位】在面部，眉梢凹陷中。

【主治】①头痛，眩晕，目赤肿痛，眼睑𥉂动；②癫痫，目上视。

（十一）足少阳胆经

1. 阳白

【定位】在头部，眉上 1 寸，瞳孔直上。

【主治】头痛，目痛，目痒，目翳。

2. 风池

【定位】在项部，枕骨之下，胸锁乳突肌上端与斜方肌上端之间的凹陷中。

【主治】①中风，痫，癫，狂；②眩晕，耳鸣，耳聋；③目赤肿痛，视物不清；鼻衄；④发热、头痛、鼻塞，颈项强痛。

3. 肩井

【定位】在颈后部，第 7 颈椎棘突与肩峰最外侧点连线的中点处。

【主治】①颈项强痛，肩背痛；②中风，上肢不遂；③瘰疬；④难产，乳痈，产后缺乳。

4. 居髎

【定位】在臀部，髂前上棘与股骨大转子最凸点连线的中点处。

【主治】①疝气，腰痛引小腹；②腰腿痛。

5. 环跳

【定位】在臀部，股骨大转子最凸点与骶管裂孔连线的外 1/3 与内 2/3 交点处。

【主治】腰胯痛，下肢痿痹、麻木，半身不遂。

6. 风市

【定位】在股外侧，腘横纹上 9 寸，髂胫束后缘。

【主治】①半身不遂，腰腿痛，下肢痿痹；②瘙痒。

7. 阳陵泉

【定位】在小腿外侧，腓骨头前下方凹陷中。

【主治】①胁痛，口苦，呕吐，吞酸；②膝肿痛，下肢痿痹、麻木。

（十二）足厥阴肝经

1. 太冲

【定位】在足背，当第1、第2跖骨间，跖骨底结合部前方凹陷中，或触及动脉搏动。

【主治】①疝气，前阴痛，少腹肿，癃闭，遗尿；②月经不调，难产；③黄疸，胁痛，腹胀，呕逆；④小儿惊风；目赤肿痛，咽干，喉痛；⑤下肢痿痹，足跗肿痛。

2. 章门

【定位】在侧腹部，第11肋游离端的下际。

【主治】①黄疸，胁痛，痞块；②腹痛，腹胀，肠鸣，呕吐。

3. 期门

【定位】在前胸部，第6肋间隙，前正中线旁开4寸。

【主治】①胁下积聚、气喘，呃逆，胸胁胀痛；②呕吐，腹胀，泄泻；③乳痈。

（十三）督脉

1. 腰阳关

【定位】在腰部，第4腰椎棘突下凹陷中，后正中线上。

【主治】①月经不调，遗精，阳痿；②腰骶痛。

2. 命门

【定位】在腰部，第2腰椎棘突下凹陷中，后正中线上。

【主治】①腰痛，少腹痛，脊强；②赤白带下，阳痿；③下肢痿痹。

3. 大椎

【定位】在颈后部，第7颈椎棘突下凹陷中，后正中线上。

【主治】①热病，疟疾；②咳嗽，气喘，骨蒸潮热；③脊痛，颈项强痛。

4. 风府

【定位】在颈后部，枕外隆凸直下，两侧斜方肌之间凹陷中。

【主治】①咽喉肿痛，鼻衄，暴喑；②头痛，眩晕，癫狂；③中风，舌强不语，半身不遂；④脊痛，颈项强痛。

5. 百会

【定位】在头部，前发际正中直上5寸。

简便取穴法：折耳，两耳尖向上连线的中点。

【主治】①头痛，目痛，眩晕，耳鸣，鼻塞；②中风，神昏，癫狂痫，惊风，痴呆；③脱肛，阴挺。

6. 水沟

【定位】在面部，人中沟的上1/3与中1/3交点处。

【主治】①昏迷，晕厥，中风，癫痫；②口眼㖞斜，流涎，口噤，鼻塞，鼻衄；③消渴，水肿；④腰脊强痛。

7. 印堂

【定位】在头部，两眉毛内侧端中间的凹陷中。

【主治】①头痛，眩晕；②失眠；③鼻渊，鼻衄；④小儿惊风。

（十四）任脉

1. 关元

【定位】在下腹部，脐中下 3 寸，前正中线上。

【主治】①癃闭，尿频，遗精，阳痿，月经不调，痛经，经闭，崩漏，带下，阴挺，恶露不尽，不孕；②疝气，小腹疼痛；③腹泻；④虚劳羸瘦。

2. 气海

【定位】在下腹部，脐中下 1.5 寸，前正中线上。

【主治】①疝气，小便不利，遗尿，遗精，阳痿；②月经不调，带下，阴挺，恶露不尽；③泄泻，腹中绞痛；④虚脱，虚劳羸瘦。

3. 神阙

【定位】在上腹部，脐中央。

【主治】①脐周痛，腹胀，肠鸣，泄泻；②水肿，小便不利；③中风脱证。

4. 下脘

【定位】在上腹部，脐中上 2 寸，前正中线上。

【主治】呕吐，食入即出，腹满，腹硬，腹中包块，食欲不振，消瘦。

5. 中脘

【定位】在上腹部，脐中上 4 寸，前正中线上。

【主治】胃痛，腹胀，腹中积聚，泄泻，便秘，食欲不振，呕吐，黄疸。

6. 膻中

【定位】在前胸部，横平第 4 肋间隙，前正中线上。

【主治】①胸闷，心痛，咳嗽，气喘；②产后乳少；③噎膈。

7. 天突

【定位】在颈前部，胸骨上窝中央，前正中线上。

【主治】①咳嗽，气喘，胸痛，咯血；②咽喉肿痛，暴暗；③噎膈；④瘿气。

（十五）经外奇穴

1. 鱼腰

【定位】在头部，瞳孔直上，眉毛中。

【主治】目赤肿痛，眼睑跳动，眼睑下垂，目翳，近视，急性结膜炎，面神经麻痹，三叉神经痛，眉棱骨痛，口眼歪斜。

2. 太阳

【定位】在头部，眉梢与目外眦之间，向后约 1 横指（中指）的凹陷中。

【主治】头痛，齿痛，目疾，面瘫。

3. 定喘

【定位】在脊柱区，横平第 7 颈椎棘突下，后正中线旁开 0.5 寸。

【主治】①哮喘，咳嗽；②肩背痛，落枕，上肢疼痛不能抬举。

4. 夹脊

【定位】在脊柱区，第 1 胸椎至第 5 腰椎棘突下两侧，后正中线旁开 0.5 寸，一侧 17 穴，左右共 34 穴。

【主治】①上胸部夹脊穴：心肺、胸部及上肢疾病；②下胸部夹脊穴：胃肠、脾、肝、胆疾病；③腰部夹脊穴：下肢疼痛，腰、骶、小腹部疾病。

5. 腰眼

【定位】在腰区，横平第 4 腰椎棘突下，后正中线旁开约 3.5 寸凹陷中。

【主治】①腰痛；②尿频，月经不调，带下。

6. 膝眼

【定位】屈膝，在髌韧带两侧凹陷处，在内侧的称为内膝眼，在外侧的称为外膝眼（犊鼻）。

【主治】膝痛，腿痛。

简答题

1. 简述十二经脉的名称、走向及交接规律。
2. 十二经脉在头部是如何分布的？
3. 简述何为奇经八脉，以及奇经八脉的主要作月。
4. 简述经络的生理功能，并说明经络在病理、诊断和治疗上有什么意义。
5. 简述腧穴的定位方法。

第五章　中医诊断 ▷▷▷▷

第一节　望诊

一、望神

得神，为神气充足的表现。

少神，为神气不足的表现。

失神，为神气衰败之象。

假神，为垂危患者出现精神暂时好转的假象。

二、望色

（一）主色

主色是个体一生基本不变的面色，也称正色或本色。我国正常人的面色为黄红隐隐，明润含蓄。

客色是指随生活环境以及劳作等因素而发生相应变化的面色。

（二）病色

病色分为青、赤、黄、白、黑五种颜色，表示不同脏腑和不同性质的疾病。

1. 以五色配五脏

青主肝病，赤主心病，黄主脾病，白主肺病，黑主肾病。

2. 以五色辨别疾病的性质

（1）青色　主惊风、寒证、痛证、血瘀。

（2）赤色　主热证。

（3）黄色　主虚证、湿证。

（4）白色　主虚证、寒证、失血证。

（5）黑色　主肾虚、寒证、血瘀和水饮。

三、望舌

正常舌象为淡红舌，薄白苔。其表现为：舌质柔软，活动自如；舌色淡红，荣润有神；舌苔薄白均匀，干湿适中。

舌体前 1/5 为舌尖部，候心肺；中 2/5 为舌中部，候脾胃；后 2/5 为舌根部，候肾；舌之两边候肝胆。

（一）望舌色

1. 淡红舌

淡红舌主健康或疾病初起，病较轻浅，尚未伤及脏腑气血。

2. 淡白舌

淡白舌主虚证、寒证或气血两虚证。

3. 红绛舌

红绛舌主热证，有虚实之分。

4. 青紫舌

青紫舌主血行瘀滞。

（二）望舌形

1. 老舌

老舌舌体纹理粗糙，形色坚敛，多主实证。

2. 嫩舌

嫩舌舌质纹理细腻，形色浮胖娇嫩，多属虚证或虚中夹实。

3. 胖大舌

胖大舌舌体大于正常舌，伸舌满口，且舌肌呈迟缓状，主水肿、痰饮。

4. 瘦薄舌

瘦薄舌舌体较正常舌瘦小而薄，主阴血亏虚之证。

5. 点刺舌

点指舌面上有大小不一的星点，刺指芒刺。点刺舌指舌面上红色颗粒高起如刺，摸之棘手，主脏腑热极，或为血分热。

（三）望舌苔

正常舌苔是由脾胃之气、胃津上蒸而成，是胃气充盛之象。

病理舌苔是由胃气夹邪气上蒸而成的。

1. 望苔色

（1）白苔　主寒证、表证。

（2）黄苔　主热证、里证。

（3）灰黑苔　主寒极、热极。

2. 望苔质

（1）薄厚苔　薄苔主病初起在表，邪浅病轻；厚苔主病邪在里，病情较重。

（2）腻苔　腻苔的苔质致密，颗粒细腻，如油腻覆盖舌面，刮之难去。腻苔多由湿浊内盛，阳气被遏所致。因此，腻苔主病为湿浊、食积、湿热、顽痰等。

第二节　闻诊

一、听声音

（一）金实不鸣

新病暗哑失声，属实证，多见于外感风寒或风热，痰浊阻滞，以致肺气不宣而失声。

（二）金破不鸣

久病暗哑失声，多属虚证，常见精气内伤，肺肾阴虚，虚火灼金，致津枯肺损，声音难出。

（三）子喑

子喑，指妊娠末期，出现声音嘶哑。

（四）谵语

神志不清、语无伦次、声高有力的为谵语。

（五）郑声

神志不清、语言重复、时断时续、声音低弱的为郑声。

（六）呼吸（喘与哮的异同）

哮以声响而言，喘以气息而言。

（七）咳嗽

咳声重浊，痰色清白，鼻塞不通，多是外感风寒。
咳声不扬，痰稠色黄、不易咳出，兼咽喉疼痛、鼻出热气，多属肺热。
咳有痰声，痰多而易于咯出，多是寒咳，或为痰饮、湿痰。
干咳无痰，或痰少黏稠、咽喉干燥，多属燥邪犯肺，或肺阴亏虚。

二、嗅病气

尿臊味（氨气味）多见于水肿晚期患者。

烂苹果味（酮体气味）多见于消渴患者。

第三节 问诊

十问歌：一问寒热二问汗，三问头身四问便，王问饮食六问胸，七聋八渴俱当辨，九问旧病十问因，再兼服药参机变。妇人尤必问经期，迟速闭崩皆可见，再添片语告儿科，天花麻疹全占验。

一、问寒热

（一）但寒不热

1. 恶寒

恶寒的患者无风自冷，虽加衣被，甚至近火取暖仍觉寒冷。

2. 畏寒

畏寒的患者经常自觉怕冷，得暖可以缓解。

（二）但热不寒

1. 壮热

壮热指患者持续高热不退，体温超过 39℃，只恶热不恶寒。

2. 潮热

潮热指发热如潮水之有规律，定时发热或定时热甚。

3. 阳明潮热

阳明潮热的患者常于日晡（下午 3～5 时）阳明旺时而热甚。

4. 湿温潮热

湿温潮热指午后热甚，但身热不扬，即肌肤初扪之不觉很热，扪之稍久则灼手。

5. 阴虚潮热

阴虚潮热以午后或入夜低热，或五心烦热为特征。

（三）恶寒发热

恶寒与发热同时并见，是外感表证的主要症状。

（四）寒热往来

恶寒与发热交替出现，是邪入半表半里的阶段。

二、问汗

（一）自汗

经常汗出不止，活动后尤甚，称为自汗。

（二）盗汗

入睡时出汗，醒后则汗止，称为盗汗。

三、问疼痛

（一）根据头痛部位辨病在何经

前额痛属阳明经，头侧痛属少阳经，枕项痛属太阳经，头顶痛属厥阴经。

（二）疼痛性质

1. 胀痛

胀痛指痛有胀感，多由气滞引起，常有时发时止、气消得缓的特点。

2. 刺痛

刺痛指疼痛如针刺状，特点是痛处固定而拒按，为瘀血作痛的表现。

3. 冷痛

冷痛指痛处有冷感，得温则痛缓为冷痛，常见于阴气偏盛的寒证。

4. 灼痛

火邪窜络，或阴虚热盛引起的热证疼痛，多为灼痛，其特点是疼痛有灼热感而喜凉。

四、问饮食口味

渴不多饮时，若喜冷饮者，属湿热内蕴；若喜热饮者，为痰饮内停。

五、问大小便

腹痛窘迫，时时欲泻，肛门重坠，便出不爽者，称为"里急后重"。

第四节　切诊

一、脉诊部位

寸口分部候脏腑。

右手——寸部候肺，关部候脾胃，尺部候肾（命门）。

左手——寸部候心，关部候肝，尺部候肾。

二、切脉方法

举：以轻指力触及皮肤为举，又叫浮取。

按：重指力按在肌肉与筋骨之间的为按，又叫沉取。

寻：介于轻重之间的指力，或举或按，或前后左右挪动手指切脉，以寻找脉象的最佳部位和状态叫寻。

三、正常脉象

脉位：不沉不浮，中取即得。

至数：不快不慢，一息四至（60～90次/分）。

脉势：从容和缓，应指有力。

脉形：不大不小，不滑不涩。

脉律：均匀，无歇止。

平脉的特点：①有胃气，指脉象从容和缓，节律一致；②脉有神，指脉象柔和有力，指下分明；③脉有根，指沉取尺部，脉应指有力。

四、常见病脉

（一）浮脉（表浅）

脉象：轻取即得，重按稍减。

主病：表证、虚证。

（二）沉脉（深沉）

脉象：轻取不应，重按始得。

主病：里证。

（三）迟脉（慢）

脉象：脉率迟慢，一息脉来不足四至（＜60次/分）。

主病：寒证。有力为实寒，无力为虚寒。

（四）数脉（快）

脉象：脉率增快，一息五至以上。

主病：热证。

（五）虚脉（空虚无力）

脉象：三部脉举之无力，按之空虚。

主病：虚证。

（六）实脉（充实有力）

脉象：三部脉举按均有力。

主病：实证。

（七）滑脉（流畅）

脉象：往来流利，如珠走盘，应指圆滑。
主病：痰饮、食滞、实热。

（八）涩脉（不流畅）

脉象：脉细而迟，往来艰涩不畅，如轻刀刮竹。
主病：伤精、血少、气滞血瘀、痰食内阻。

（九）弦脉

脉象：端直而长，如按琴弦，脉势较强而硬。
主病：肝胆病、诸痛、痰饮。

（十）紧脉

脉象：脉势紧张有力，状如牵绳转索，坚搏抗指。
主病：寒、痛、宿食。

（十一）洪脉

脉象：脉体宽大，充实有力，状若波涛汹涌，来盛去衰。
特点：宽大势盛有力。
主病：气分热盛，邪盛正衰。

（十二）细脉

脉象：脉细如线，但应指明显。
特点：细小清晰，律整。
主病：气血两虚，诸虚劳损，湿病。

（十三）结脉

脉象：脉来缓而时一止，止无定数。
主病：结而有力主寒、痰、瘀血、癥瘕积聚；结而无力主气血亏虚。

（十四）代脉

脉象：时来一止，止有定数，良久方来。
主病：主脏气衰微，或跌打损伤、痛证、惊恐。

（十五）促脉

脉象：数而时止，止无定数。

主病：促而有力主阳热亢盛、气血壅滞、痰食停积等实证；促而无力多为脏腑虚衰，多见于虚脱之证。

第五节　八纲辨证

八纲，即阴、阳、表、里、寒、热、虚、实八个辨证的纲领。

表、热、实证为阳证，里、寒、虚证为阴证，故阴阳又是八纲中的总纲。

一、表里辨证

表证与里证的鉴别，主要审察其寒热、舌象和脉象的变化。

外感病中，发热恶寒同时并见的属表证，但寒不热或但热不寒或无寒热的属里证。

表证的舌象少有变化，里证的舌象多有变化。

表证脉浮，里证脉不浮。

二、寒热辨证

寒证与热证的鉴别，应注意不能孤立地根据某一症状进行判断，应对疾病的全部表现进行综合观察。

若患者恶寒喜暖、口不渴、面色㿠白、四肢逆冷、大便稀溏、小便清长、舌淡苔白滑、脉迟紧，则属寒证。

若患者恶热喜凉、渴喜冷饮、面色红赤、四肢灼热、大便干结、尿少色黄、舌红苔黄、脉数，则属热证。

三、虚实辨证

（一）虚证

虚证为人体正气不足所表现的证候。

（二）实证

实证为邪气亢盛所表现的证候。

（三）虚证与实证的鉴别

虚证与实证，由于虚损的部位和邪气的性质各异，故症状极为复杂。同样的症状，可能是虚证，也可能是实证，如腹痛、腹胀、便秘、恶寒等在虚证和实证中均可出现。因此必须通过望形体、舌象，闻声息，问病史，按胸腹、脉象等诊察手段进行全面分析。

若患者形体虚弱、精神萎靡不振、声低息微、痛处喜按、舌淡嫩无苔或少苔、脉象虚弱无力，属虚证。

若患者形体壮实、精神亢奋、声高息粗、痛处拒按、舌质苍老、舌苔厚腻、脉象有力，属实证。

形体消瘦、口燥咽干、潮热盗汗、五心烦热、舌红少苔、脉细数等，为虚热证的辨证依据。

畏寒肢冷、腹痛喜暖喜按、便溏尿清等虚寒之象和机能衰退的精神不振、少气懒言等症共见，为虚寒证的辨证依据。

第六节 气血阴阳津液病辨证

一、气

气虚证：以少气懒言、身倦乏力、自汗、舌淡苔白、脉虚无力等为其辨证依据。

气陷证：以内脏下垂、久泻久痢与气虚之象并见为辨证依据。

气滞证：以胀闷疼痛、脉弦为辨证依据。

气逆证：以肺、胃、肝等脏腑气机上逆为辨证依据。

二、血

血虚证：以面色萎黄或面、舌、唇、爪甲色淡白，脉虚而细为辨证依据。

血瘀证：以痛如针刺，痛有定处，肿块固定，出血，色紫暗或夹有血块，皮肤有紫斑，唇、舌、指甲青紫，脉涩为主要辨证依据。

三、阴阳失调

阳虚证：以面色㿠白、畏寒肢冷、小便清长、大便溏泻的虚寒之象为辨证依据。

阴虚证：以午后潮热、五心烦热、面色颧红、盗汗、尿少色黄、舌红绛、少苔、脉细数等虚热症状为辨证依据。

四、津液失调

津液亏虚证：以口渴、尿少、便干，口、鼻、唇、舌、皮肤干燥为辨证依据。

痰证：以咳吐痰多、胸闷、呕恶、眩晕、体胖、苔腻、脉滑等为辨证依据。

饮证：以胸闷脘痞、呕吐清水、咳吐清稀痰涎、肋间饱满、苔滑、脉弦为辨证依据。

水停证：以肢体浮肿、小便不利、腹胀如鼓、周身困重、舌胖苔滑为辨证依据。

第七节 脏腑辨证

一、心与小肠辨证

心病的常见症状为心悸怔忡、心痛心烦、胸闷气短、失眠健忘、神昏、神志错乱、口舌生疮等；小肠病的常见症状为小便不利、尿频、尿急、尿痛等。

心气虚证：以心悸、胸闷、气短等症状和气虚证的症状并见为辨证依据。

心阳虚证：以心气虚证的症状和寒象症状并见为辨证依据。

心阳暴脱证：以心阳虚证和亡阳证的症状并见为辨证依据。

心血虚证：以心悸、失眠多梦、健忘等症状和血虚证的症状并见为辨证依据。

心阴虚证：以心悸、心烦、失眠多梦等症状和虚热证的症状并见为辨证依据。

心火亢盛证：以发热、心烦、舌赤生疮等症状与实热证的症状并见为辨证依据。

痰蒙心神证：以痰浊内盛和神志失常并见为辨证依据。

痰火扰神证：以痰火内盛和神志失常并见为辨证依据。

小肠实热证：以小便赤涩疼痛、心烦、口舌生疮等症状与实热证的症状并见为辨证依据。

二、肺与大肠辨证

肺气虚证：以咳嗽无力、气短而喘、咳痰清稀等症状和气虚证的症状并见为辨证依据。

肺阴虚证：以干咳无痰或痰少而黏等症状和虚热证的症状并见为辨证依据。

风寒束肺证：以咳嗽、痰液清稀等症状和风寒在表之象并见为辨证依据。

风热犯肺证：以咳嗽、咳痰黄稠等症状和风热在表之象并见为辨证依据。

燥邪犯肺证：以干咳、咽痒等肺系症状和干燥少津之象并见为辨证依据。

热邪壅肺证：以里热炽盛和肺病症状并见为辨证依据。

寒痰阻肺证：以咳嗽痰多、咳痰清稀等症状和寒象并见为辨证依据。

大肠湿热证：以腹痛、泄泻等症状与湿热证的症状并见为辨证依据。

肠热腑实证：以腹满硬痛、便秘等症状与里热炽盛证的症状并见为辨证依据。

肠燥津亏证：以大便燥结、难下等症状与津液亏虚证的症状并见为辨证依据。

肠热腑实证与肠燥津亏证的鉴别：两证均可见大便秘结。前者属燥热内结肠道、燥屎内结、腑气不通而见便秘，腹部硬满疼痛、拒按，兼有里热炽盛的症状；后者为大肠阴津亏虚、肠失濡润、传导失职而致便秘，伴见津亏失润的症状，无腹胀、满、坚、实之症。

肠虚滑泻证：以大便失禁等症状与阳虚证的症状并见为辨证依据。

虫积肠道证：以腹痛、面黄体瘦、大便排虫等症状为辨证依据。

三、脾与胃辨证

脾气虚证：以腹胀、便溏等症状及气虚证的症状并见为辨证依据。

脾气下陷证：以脘腹坠胀、久泻久痢、内脏下垂等症状及气虚证的症状并见为辨证依据。

脾不统血证：以各种出血、食少便溏等症状及气虚证的症状并见为辨证依据。

脾阳虚证：以腹胀、纳少、便溏等症状及阳虚证的症状并见为辨证依据。

胃气虚证：以胃脘隐隐胀痛、按之缓解、食欲减退等症状及气虚证的症状并见为辨证依据。

胃阴虚证：以胃脘隐隐灼痛、嘈杂不适、饥不欲食等症状及阴虚证的症状并见为辨证依据。

胃阳虚证：以胃脘冷痛、喜温喜按、泛吐清水等症状及阳虚证的症状并见为辨证依据。

寒滞胃肠证：以脘腹冷痛、呕吐、腹泻等症状及实寒证的症状并见为辨证依据。

胃热炽盛证：以胃脘灼痛、消谷善饥等症状及里热证的症状并见为辨证依据。

食滞胃肠证：以脘腹胀闷疼痛、嗳腐吞酸、便臭如败卵、频频矢气等症状为辨证依据。

四、肝与胆辨证

肝气郁结证：以情志抑郁、胸胁、少腹胀痛或窜痛、脉弦等症状为辨证依据。

肝火上炎证：以面红目赤、头痛、口苦、烦躁、耳鸣、胁痛等症状为辨证依据。

肝血虚证：以筋脉、头目、爪甲失养等症状和血虚证的症状并见为辨证依据。

肝阴虚证：以筋脉、头目失养等症状和阴虚证、虚热证的症状并见为辨证依据。

肝阳上亢证：以头目晕眩胀痛、腰膝酸软、头重脚轻、病程较长等为辨证依据。

肝风内动证：以眩晕欲仆、抽搐、震颤等"动摇不定"症状为主要特征。

寒凝肝脉证：以少腹、前阴、颠顶冷痛等症状与实寒证的症状并见为辨证依据。

胆郁痰热证：以惊悸失眠、胆怯易惊与痰热等症状为辨证依据。

五、肾与膀胱辨证

肾气不固证：以遗精、遗尿等肾和膀胱不能固摄的症状为辨证依据。

肾阳虚证：以腰膝酸冷、畏寒肢冷、性欲减退、夜尿多、脉沉迟等症状为辨证依据。

肾阴虚证：以腰酸而痛、潮热盗汗、男子遗精、女子月经量少、头晕耳鸣、舌红少津等症状为辨证依据。

膀胱湿热证：以尿频、尿急、尿道灼痛、尿短黄等症状与湿热证的症状并见为辨证依据。

六、脏腑兼病辨证

心肾不交证：以心烦、失眠、腰膝酸软、耳鸣、梦遗等症状与虚热证的症状并见为辨证依据。

心肾阳虚证：以心悸怔忡、腰膝酸冷、肢体浮肿等症状与虚寒证的症状并见为辨证依据。

心肺气虚证：以心悸、胸闷、咳嗽、气喘等症状与气虚证的症状并见为辨证依据。

心脾两虚证：以心悸怔忡、失眠多梦、食少便溏、慢性出血等症状与气血两虚证的症状并见为辨证依据。

心肝血虚证：以心悸、失眠、眩晕、爪甲不荣、肢麻等症状与血虚证的症状并见为辨证依据。

脾肺气虚证：以咳嗽气喘、痰液清稀、食少便溏等症状与气虚证的症状并见为辨证依据。

肺肾阴虚证：以干咳少痰、腰酸、遗精等症状与虚热证的症状并见为辨证依据。

肝火犯肺证：以胸胁灼痛、急躁易怒、咳嗽阵作或咯血等症状与实热证的症状并见为辨证依据。

肝胃不和证：以脘胁胀痛、嗳气、吞酸、情志抑郁等症状与气滞证的症状并见为辨证依据。

肝郁脾虚证：以胸胁胀痛、情志抑郁、腹胀、便溏等症状为辨证依据。

肝胆湿热证：以胁肋胀痛、身目发黄等症状与湿热证的症状并见为辨证依据。

肝肾阴虚证：以胸胁隐痛、腰膝酸软、眩晕耳鸣、两目干涩等症状与虚热证的症状并见为辨证依据。

脾肾阳虚证：以腰腹冷痛、久泄久痢、五更泄泻等症状与虚寒证的症状并见为辨证依据。

第八节　中医四诊与护理应用

望诊是中医护理观察病情的首要环节，通过观察患者的神色、形态、舌苔、分泌物等外在表现，判断脏腑功能状态。护理时应每日观察患者的面色。例如，患者面色红润，提示气血充盈；面色苍白，多为血虚，应加强保暖并增加养血食物；面色晦暗，可能属血瘀，宜配合活血化瘀的穴位进行按摩。舌苔观察尤为关键。舌苔厚腻，提示湿浊内蕴，应调整饮食，忌食甜腻的食物；舌苔少而干，多为阴虚，宜增加滋阴饮品。同时，护理时应观察患者的精神状态。若患者神疲乏力，须减少活动量；若患者烦躁不安，则须调整病室环境，保持安静。

闻诊包括听声音和嗅气味，护理时应留意患者的语声、呼吸及分泌物气味。语声低微多为气虚，应指导患者减少言语，避免耗气，配合补气食疗；呼吸急促可能属肺气不宜，须协助患者变换体位以助呼吸。若患者分泌物有腐臭味，提示有湿热或感染，应加强局部清洁护理，及时更换衣物与床单位，保持环境通风。

问诊是获取患者病情信息的核心手段，护理时应系统询问患者的寒热、汗出、饮食、二便、睡眠等情况。问寒热时，若患者恶寒发热，须注意保暖，避免吹风；但热不寒者，则应适当降温，嘱患者多饮温开水。问饮食偏好，若患者喜饮温水，多为虚寒，应提供热食；若患者喜冷饮，可能属热证，可给予清凉饮品。问二便情况，便秘者宜调整饮食结构，增加膳食纤维的比重；腹泻患者应暂食易消化的食物，忌食生食物冷。护理时应通过细致问诊，为制订个性化护理方案提供依据。

切诊中的脉诊与按诊对护理具有指导意义。护理人员应配合医师关注患者的脉象。

脉浮紧多为外感风寒，应加强保暖，避免外出；脉细数可能为阴虚，应调节室温避免过热。按诊方面，若患者腹部胀满，可顺时针轻柔地按摩以助运化；四肢厥冷者，宜用温水泡手泡脚以促进血液循环。此外，护理人员在护理时应结合脉象与按诊结果，动态调整护理措施。如脉象由弱转强，提示病情好转，可适当增加活动量；反之，则应注意休息与调理。

简答题

1. 试述各种舌色的主病及临床表现。
2. 试述各种苔色的主病及临床表现。
3. 何为自汗？何为盗汗？
4. 何为里急后重？一般此症状常见于哪些疾病？
5. 正常脉象的特点有哪些？

第六章 方药与护理 ▷▷▷▷

第一节 中药基本知识

本节主要介绍中药的基本知识，包括中药的产地、采集与炮制，中药的四气五味、升降浮沉、归经、毒性及中药的配伍、用药禁忌和剂量等内容。

一、中药的采集与炮制

天然药材的分布和生产，离不开一定的自然条件。同一种药物由于产地不同，其质量存在着显著差异。这是由于不同地区的土壤、水质、气候、日照、雨量等自然条件不同，特别是土壤成分的差异，对中药质量的影响尤为突出。古人经过长期观察、使用和比较，逐渐形成了"道地药材"的概念和使用"道地药材"的用药原则。"道地药材"是指历史悠久、品种优良、疗效突出、带有地域特点的一些药材，其中尤以疗效作为认定道地药材的主要标准。由于中药的质量依赖于产地的自然条件，因此选择使用"道地药材"是保证药效的重要前提。

中药材所含有效成分的质和量与中药材的采收季节、时间和方法有着密切的关系。总的来说，药材的采收应在有效成分含量最高时进行，且要考虑药材的产量及有毒成分的含量。每种药材都有一定的采收时节和方法。一般来说，全草入药的药材，大多在植物充分生长、枝繁叶茂的花前期或刚开花的时候采收。叶类药材通常在花蕾将放或正盛开的时候，即在植物生长茂盛时期采收。花的采收，有的在花正开放时进行，有的在含苞待放时进行。果实和种子类药材，除青皮、乌梅、枳实以外，通常都在果实成熟时采收。树皮或根皮，通常在春夏时节，植物生长旺盛，体内浆液充沛时采收，不仅质量好，而且树皮易于剥离。动物类药材因品种不同，采收方法各异。矿物类药材大多可随时采集。

中药的炮制，又称炮炙，是指药物在应用或制成各种剂型前必要的加工处理过程，包括对原药材进行的一般修治整理和部分药物的特殊处理。中药材大多是生药，由于各种原因，不宜直接用于临床，所以必须经过炮制处理，才能充分发挥药效，符合治疗需要。炮制的方法很多，炮制是否得当直接关系到药效，而少数有毒药物的合理炮制，更是保证用药安全的重要措施。中药炮制的目的主要是减轻药物的毒性、不良反应或烈性；改变药物的性能或增强药物的疗效；便于制剂或贮存；使药物纯净；除臭矫味，便于服用。中药的炮制方法大致有修制、水制、火制、水火共制以及其他制法。

二、中药的性能

中药的性能指的是中药的性质和作用，简称药性。中药的性能主要包括四气五味、升降浮沉、归经及毒性。

（一）四气五味

1. 四气

四气是指药物具有寒、热、温、凉四种不同的药性，又称四性。寒凉与温热是两种不同的属性，寒凉属阴，温热属阳，而寒与凉、温与热仅是程度上的差异。寒凉之性的药有清热泻火、凉血解毒的作用，如黄连、黄柏、大黄等，主要用于治疗热性病证；温热之性的药物有温中散寒、助阳通脉的作用，如附子、干姜、肉桂等，主要用于治疗寒性病证。

还有一些寒热性质不明的药，因其药性平和、作用和缓，被称为平性药。

2. 五味

五味，即酸、苦、甘、辛、咸五种。药味的产生最初是依据药物的真实滋味，如黄连之苦、甘草之甘、桂枝之辛、乌梅之酸、芒硝之咸。随着用药实践的发展，人们逐渐认识到以作用推断其"味"的方法。例如，葛根无辛味，但具有解表散邪的功效；磁石不咸，但能入肾纳气平喘、聪耳明目。

酸：能收、能涩。收即收敛，涩即固涩。如山茱萸敛汗涩精，五味子敛肺止咳，五倍子涩肠止泻。

苦：能燥、能泄。燥即燥湿，泄即通泄、清泻。如苍术燥湿健脾，大黄泻下攻积、清热泻火，黄柏清热燥湿、泻火解毒。

甘：能补、能和、能缓。补即补益、滋补，和即调和，缓即缓和。如黄芪、人参补气，甘草调和诸药，白芍缓急止痛。

辛：能散、能行。散即发散，可发汗解表；行即运行，可行气活血。如麻黄、薄荷等解表药具有辛散发汗的作用，木香行气止痛，红花活血化瘀。

咸：能软、能下。软即软坚散结，下即泻下。

淡：能渗、能利。渗即渗湿，利即利水。

涩：能涩、能止。涩即收涩，止即固止，涩味与酸味作用相似。

由于中药的性和味从两个不同角度说明药物的性能，因此，对药物性能的准确认识必须把药物的性和味结合起来，才能比较全面地认识药物的功效与作用。

（二）升降浮沉

升、降、浮、沉是指药物对机体有向上、向下、向外、向内四种不同的作用趋向。药物不同的作用趋向可以因势利导，驱邪外出，或调整气机，恢复机体的正常功能，达到治疗疾病的目的。

"升"，是指药物具有上升、升提的作用，主要治疗病势向下的疾病。

"降"，是指药物具有下降、降逆的作用，主要治疗病势向上的疾病。

"浮"，是指药物具有上浮、发散的作用，主要治疗病位在表的疾病。

"沉"，是指药物具有沉降、下行的作用，主要治疗病位在里的疾病。

药物升、降、浮、沉作用趋向的运用，与病位、病势关系密切。药物的升、降、浮、沉作用趋向，还与药物的性味、质地有着密切的关系。

（三）归经

归经表示药物的作用部位，即药物对于机体某部位的选择性作用，是以脏腑经络为基础的药物作用的定位，主要对某一经或某几经发生明显的作用，而对其他经则作用较小，甚至没有作用。

（四）毒性

关于"毒"的含义，在医籍中，常指药物的偏性。所谓"毒药攻邪，五谷为养"，其中"毒药"就是药物的总称。为了区别药物的治疗作用和它对人体的损伤，渐渐地，"毒"除指药物的偏性外，也开始侧重指对人体的损伤作用。药物"有毒""有小毒""有大毒""有剧毒"等，是指药物含有大小不等的毒性或副作用，用之不当可导致中毒。认识药物有无毒性及毒性的强弱，在治疗中具有一定的指导意义。

中药的性能是历代医家在数千年医疗实践中总结出来的用药规律。在具体使用药物时，除要考虑药物的归经外，还必须将中药的四气五味、升降浮沉结合起来，才能全面掌握药物的性能，得到满意的治疗效果。

三、中药的用法

中药的配伍、用药禁忌、剂量等，统称中药的用法。

（一）中药的配伍

配伍是根据病情需要和药物性能，有目的地将两种或两种以上的药物配合应用。配伍是组成方剂的基础，也是中医学用药治病的主要形式。药物的功效通过配伍之后会发生复杂的变化，有的能增强药效，有的能降低药效，有的能产生不良反应，有的能抑制和消除不良反应等。

《神农本草经》曾把应用药物治疗疾病可能出现的情况总结为七个方面，称为药物的"七情"。"七情"即单行、相须、相使、相畏、相杀、相恶、相反。

单行，指药物单独发挥作用，又称独行。用一味药治疗疾病，谓单行。如人参治疗气虚欲脱证，马齿苋治疗痢疾。

相须，指性味、功效相近的药物配合同用，可以明显增强其原有疗效的一种配伍方法。如石膏配知母，能增强清热泻火的作用。

相使，指以一种药物为主，另一种药物为辅，来提高主药疗效的一种配伍方法。如黄芪配茯苓治脾虚水肿，茯苓能增强黄芪补气利水的作用。

相畏，指一种药物的毒性或副作用能被另一种药物减轻或消除的一种配伍方法。如半夏配生姜，可减轻或消除半夏的毒性。

相杀，指一种药物能减轻或消除另一种药物的毒性或副作用的一种配伍方法。如防风能杀砒霜之毒、绿豆能杀巴豆毒等。

相恶，指一种药可使另一种药的功效降低，甚至消失的一种配伍方法。如莱菔子与人参同用，人参的补气作用会被莱菔子削弱。

相反，指两种药物配伍使用时，能够产生剧烈的毒副作用的一种配伍方法。如贝母反乌头、甘草反甘遂等。

（二）中药的用药禁忌

中药用药禁忌主要包括配伍禁忌、妊娠禁忌、证候禁忌、服药时的饮食禁忌等。为了保证用药安全和药物疗效，应当注意用药禁忌。

1. 配伍禁忌

中药配伍禁忌是指药物在配伍使用过程中，某些药物的结合使用会降低药物的治疗效果或产生毒副作用，应避免配伍使用。中药配伍禁忌的范围主要包括"十八反"和"十九畏"。

十八反：甘草反甘遂、大戟、海藻、芫花；乌头反贝母、瓜蒌、半夏、白蔹、白及；藜芦反人参、沙参、丹参、玄参、苦参、细辛、白芍、赤芍。

十九畏：硫黄畏朴硝，水银畏砒霜，狼毒畏密陀僧，巴豆畏牵牛，丁香畏郁金，川乌、草乌畏犀角，牙硝畏三棱，官桂畏赤石脂，人参畏五灵脂。

2. 妊娠禁忌

妇女妊娠期间，应避免使用具有动胎、堕胎作用或其他有碍胎儿及孕妇健康的药物。如一些药物具有损害胎元以致堕胎的不良反应，必须作为妊娠期间的禁忌药物。

3. 证候禁忌

由于药物具有四气五味及归经等性能，因此，一种药物只适用于某种或某几种特定的证候，而对其他证候无效，甚或出现不良反应。这种药物不适用于某种病证治疗或使用后反而有害的情况，称为禁忌证。如麻黄辛温发散，解表发汗力强，适用于外感风寒表实无汗证，而表虚自汗者应禁用；黄精质润甘平，滋阴补肺，适用于肺虚燥咳及肾虚精亏者，脾虚湿盛、中寒便溏者则应忌用。

4. 饮食禁忌

饮食禁忌指服药期间对某些食物的禁忌，又称食忌、忌口。患者在服药期间不宜食用某些食物，若食用可能会加剧病情，或者延长治愈时间。因此，注意服药时的饮食禁忌有利于疾病的治愈。一般在服药期间，应忌食生冷、油腻、腥膻和有刺激性的食物。此外，病情不同，饮食禁忌也有区别，如热性病忌食辛辣、油腻、煎炸类食物；寒性病患者忌食生冷类食物；疮疡及皮肤病患者忌食腥膻发物及辛辣刺激性食物；失眠烦躁的患者，不宜饮酒和茶等。古代文献中记载的饮食禁忌，可供参考。如地黄、何首乌、常山、蜂蜜忌葱、蒜、萝卜；茯苓忌醋；商陆忌犬肉；鳖甲忌苋菜；甘草、黄连、桔梗、乌梅、苍耳子忌猪肉等。

（三）中药的剂量

药物的用量应包括每一单味药物的用量、方剂中各药物的相对用量，以及制剂的实际服用量。不过通常指的是每味药物的用量，即每味药的成人一日用量。

药物剂量的大小，对药物的效用有一定的影响。药量过小，则起不到治疗效果；药量太大，病轻药重，未必能获得预期的疗效，有时还可能造成中毒等不良后果。确定中药的剂量，要从安全、有效的原则出发，一般来讲，应根据以下几方面因素来考虑。

1. 药物性能与剂量

剧毒药或作用峻烈的药物，用量宜小；质松量轻的药物如花、叶、皮、枝等，用量宜小；质坚体重的药物如矿物、介壳类，用量宜大；鲜药含水分较多，用量宜大。

2. 药物配伍与剂量

单味药使用时剂量宜大；复方中，君药（主药）比臣药（辅药）剂量大；入汤剂的剂量要比入丸、散剂的剂量大。

3. 患者情况与剂量

一般来讲，老年、小儿、产后妇女及体质虚弱者，用量宜小；成人及体质壮实者，用量宜大；病轻、病势缓、病程长者，用量宜小；病重、病势急、病程短者，用量宜大。

4. 季节、地域与剂量

发汗解表药夏季用量宜小，冬季用量宜大；苦寒泻火药夏季用量宜大，冬季用量宜小。在寒冷的冬天或在北方，解表药用量宜重；在炎热的夏天或南方，解表药用量宜轻。

第二节 中药分类、常用中药及护理

根据药物的功效和主治，中药一般可分为解表药、清热药、泻下药、祛风湿药、化湿药、利水渗湿药、温里药、理气药、止血药、活血化瘀药、化痰止咳平喘药、平肝息风药、消食药、安神药、补益药、固涩药、驱虫药、开窍药等。

一、解表药

凡以发散表邪、解除表证为主要功效，用于治疗外感表证的药物，称为解表药，又名发表药。本类药多味辛质轻，入肺、膀胱经，偏行肌表，能促进机体发汗，从而祛除表邪。《素问·阴阳应象大论》云："其在皮者，汗而发之。"解表药适用于恶寒、发热、头痛、身痛、无汗或有汗、鼻塞、流涕、脉浮等症状。部分药物还具有利水消肿、止咳平喘、透疹、止痛或通窍等功效。根据解表药的药性及功效主治的不同，可分为发散风寒药和发散风热药两大类。

（一）发散风寒药

发散风寒药性味多辛温，以发散风寒邪气为主要功效，一般发汗作用较强。本类药物适用于外感风寒表证，症见恶寒发热、无汗或汗出不畅、头痛、身痛、舌苔薄白、脉浮紧等。部分药物也可用于咳喘、水肿、疮疡兼有风寒表证及痹证初起者。常用的发散风寒药有麻黄、桂枝、防风、荆芥、紫苏叶、生姜等。

（二）发散风热药

发散风热药性味多辛凉，以发散风热为主要功效，发汗力一般较弱。本类药物适用于外感风热或温病初起、邪在卫分，症见发热、微恶风寒、咽干口渴、舌苔薄黄、脉浮数等。部分药物兼有清热利咽、透疹、明目、止咳等作用。常用的发散风热药有薄荷、菊花、柴胡、升麻、葛根等。

二、清热药

凡以清泄里热为主要作用，治疗里热证的药物，称为清热药。清热药性属寒凉，寒能清热，沉降入里，主要适用于里热实证，部分药物也适用于虚热证。根据清热药的功效及主治证的不同，将其分为清热泻火药、清热燥湿药、清热凉血药、清虚热药、清热解毒药五类，主要用于治疗气分实热证、湿热证、血分实热证、虚热证及热毒证。清热药大多药性苦寒，过用易伤脾胃，故脾胃虚弱者慎用。

（一）清热泻火药

清热泻火药主要用于气分实热证及脏腑火热证，症见高热烦渴、汗出、神昏谵语、脉洪大有力、苔黄或燥等里热炽盛的实热证。若热盛而正气虚，须配伍补虚药。常用的清热泻火药有石膏、知母、栀子、夏枯草、芦根、天花粉等。

（二）清热燥湿药

清热燥湿药主要用于湿热证，如湿温或暑温夹湿、脾胃湿热、肝胆湿热、湿热流注关节等，舌苔多黄腻。因其苦寒伐胃、性燥伤阴，故脾胃虚寒、津伤阴亏者应慎用。常用的清热燥湿药有黄芩、黄连、黄柏、龙胆、苦参等。

（三）清热凉血药

清热凉血药主要用于清解营分、血分实热，如温热病热入营血，症见身热不眠、躁扰不安、神昏谵语、吐血、发斑、舌绛、脉数等。部分药物还有养阴生津、活血散瘀等作用。常用的清热凉血药有生地黄、玄参、牡丹皮、赤芍等。

（四）清虚热药

清虚热药以清虚热、退骨蒸为主要功效，适用于肝肾阴虚、虚火内扰所致的骨蒸潮热、午后发热、手足心热、虚烦不眠、遗精盗汗、舌红少苔、脉细数等。常用的清虚热药有青蒿、地骨皮、银柴胡、胡黄连等。

（五）清热解毒药

清热解毒药以清解火热毒邪为主要功效，适用于热毒所致的痈肿疮毒、丹毒、痄腮、咽喉肿痛、热毒下痢、虫蛇咬伤、癌肿、水火烫伤及其他急性热病。本类药物易伤脾胃，中病即止，不可过服。常用的清热解毒药有金银花、连翘、板蓝根、贯众、野菊花、穿心莲、白头翁等。

三、泻下药

凡以泻下通便为主要功效，用于治疗里实积滞证的药物，称为泻下药。本类药为沉降之品，主归大肠经。除了泻下通便的作用，部分药还兼有解毒、活血祛瘀等作用，可用于疮痈肿毒及瘀血证。泻下药根据作用强弱及适应证的不同，可分为攻下药、润下药及峻下逐水药。其中攻下药、峻下逐水药作用峻猛，易伤正气及脾胃，故年老体虚、脾胃虚弱者当慎用；妇女妊娠期、产后及月经期忌用。同时应注意中病即止，切勿过剂，以免损伤胃气。而对于有毒性的泻下药，须严格掌握炮制法度，控制用量，确保用药安全。

（一）攻下药

攻下药既有较强的泻下通便作用，又有清热泻火之效。大多苦寒沉降，主归胃、大肠经，适用于大便秘结、燥屎坚结、腹满急痛及实热积滞之证。应用时常辅以行气药，以增强泻下及消除胀满的作用。常用的攻下药有大黄、芒硝、番泻叶等。

（二）润下药

润下药具有润燥滑肠作用，多为植物种仁，富含油脂，味甘质润，入脾、大肠经。润下药作用和缓，适用于年老体弱、久病、产后虚弱、热病伤津等所致的肠燥津枯便秘。常用的润下药有火麻仁、郁李仁等。

（三）峻下逐水药

峻下逐水药能引起剧烈腹泻，部分兼能利尿，使体内潴留的水饮经二便排出，以消除肿胀，适用于全身水肿、胸腹积水、痰饮积聚、喘满壅实而正气未衰之证。本类药大多有毒，攻伐力强，副作用大，易伤正气，不可久服，使用时常配伍补益药以保护正气。孕妇忌用，体虚者慎用。常用的峻下逐水药有甘遂、大戟、芫花等。

四、祛风湿药

凡以祛除风寒湿邪、解除痹痛为主要作用，常用于治疗风湿痹证的药物，称为祛风湿药。本类药物味多辛、苦，辛能祛除风湿，苦能燥湿除邪。肝主筋、肾主骨、脾主肌肉，祛风湿药能祛除留着于肌肉、经络、筋骨的风湿之邪，部分药物还兼有止痹痛、通经络、强筋骨等作用。祛风湿药主要用于风湿痹痛、关节不利、关节肿大、筋脉拘挛、腰膝酸软、下肢痿弱等症。常用的祛风湿药有独活、威灵仙、川乌、木瓜、防己等。

五、化湿药

凡以化湿运脾为主要功效，用于治疗湿阻中焦证的药物，称为化湿药，亦称芳香化湿药。化湿药适用于湿浊内阻，脾为湿困，运化失常所致的脘腹痞满、呕吐泛酸、大便溏薄、食少体倦、舌苔白腻等症。部分药物亦有解暑、行气、止呕、止泻之功，故亦可用于治疗湿温、暑湿、中焦气滞、呕吐、泄泻等病症。化湿药气味芳香，入汤剂宜后下，不应久煎，以免挥发油散失而降低疗效。本类药物多辛温香燥，易耗气伤阴，故阴虚血燥及气虚患者慎用。常用的化湿药有藿香、佩兰、苍术、厚朴、砂仁、豆蔻等。

六、利水渗湿药

凡能通利水道、渗泄水湿，用以治疗水湿内停证的药物，称为利水渗湿药。本类药物味多甘、淡，性平或寒凉，归膀胱、肾及小肠经，其作用趋于下行，主要用于小便不利、水肿、泄泻、痰饮、淋证、黄疸、湿疮、带下、湿温等病症。

本类药易耗伤津液，对阴亏津少、肾虚遗精遗尿者，须慎用或忌用。其中某些药物有较强的通利作用，孕妇应慎用。根据药物性能特点及临床应用之不同，本类药可分为利水消肿药、利水通淋药和利湿退黄药三类。常用的利水渗湿药有茯苓、泽泻、车前子、茵陈、金钱草等。

七、温里药

凡以温里祛寒为主要功效，治疗里寒证的药物，称为温里药。本类药物均味辛而性温热，辛能行、能散，温能通，善走脏腑而温里祛寒、温经止痛，故可用于治疗里寒证，包括里实寒证及阳虚所致的里虚寒证。本类药物多辛热燥烈，易动火伤阴，故凡实热证、阴虚火旺、津血亏虚者忌用，孕妇慎用，有毒之药须注意炮制、用法及剂量，避免中毒。常用的温里药有附子、肉桂、干姜、吴茱萸等。

八、理气药

凡以疏通气机、行气解郁为主要功效，治疗气滞证或气逆证的药物，称为理气药。本类药物多味辛、苦，性温，辛香行散，味苦降泄，性温通行；归脾、胃、肝、肺经。理气药主要适用于脾胃气滞所致的脘腹胀满、恶心呕吐、嗳腐吞酸、便秘或泄泻；肝气郁结所致的胁肋胀痛、疝气疼痛、月经不调、乳房胀痛；肺气壅塞所致的胸闷不畅、咳嗽气喘等症。本类药物大多辛温香燥，易耗气伤阴，故气虚、阴虚者慎用。因其含挥发油，故入汤剂不宜久煎。常用的理气药有陈皮、枳实、木香、沉香、香附等。

九、理血药

凡以补血、活血、凉血、止血为主要功效，治疗血分证的药物，称为理血药。根据药物功效及主治证候的不同，可将其分为补血药、活血化瘀药、止血药及凉血药。凉血药和补血药分别在清热药和补益药中介绍，此处只介绍止血药及活血化瘀药。

（一）止血药

凡以制止体内外出血为主要功效，治疗各种出血证的药物，称为止血药。止血药主要用于咯血、衄血、吐血、便血、尿血、崩漏、紫癜以及外伤出血等。止血药均入血分，因心主血、肝藏血、脾统血，故多归心、肝、脾经。根据其药性的敛、温、散、寒之异，可分为收敛止血药、温经止血药、化瘀止血药和凉血止血药四类。

（二）活血化瘀药

凡以疏通血脉、促进血行、消散瘀血为主要功效，用于治疗瘀血证的药物，称为活血化瘀药，或活血祛瘀药，简称活血药。本类药味多辛、苦，性多偏温，部分动物药具有咸味，主归心、肝经。其主治广泛，涉及临床内、外、妇、儿各科病症，如产后腹痛、痈肿、痹痛、胸痹、跌打损伤等。本类药物行散力强，易耗血动血，不宜用于妇女月经过多以及其他出血证无瘀血现象者，对于孕妇尤当慎用或忌用。常用的活血化瘀药有川芎、延胡索、郁金、丹参、红花、桃仁、益母草、牛膝等。

十、化痰止咳平喘药

凡能祛痰或消痰，治疗痰证的药物，称为化痰药；凡能制止或减轻咳嗽、喘息，用于治疗咳喘证的药物，称为止咳平喘药。痰、咳、喘三者相互兼杂，一般咳喘多夹痰，痰多易致咳喘，故治疗上化痰药常与止咳药配伍使用。根据药物的性能特点及临床应用的不同，可将其分为温化寒痰药、清化热痰药及止咳平喘药三类。

（一）温化寒痰药

温化寒痰药味多辛苦，性多温燥，归肺、脾、肝经，有温肺祛寒、燥湿化痰之功，部分药物外用有消肿止痛、软坚散结的作用。主治寒痰证和痰湿证，症见咳嗽气喘、痰多色白、苔腻等。本类药物可用于痰浊上壅、蒙蔽清窍的眩晕；或肝风夹痰所致的癫痫惊厥、中风；以及痰阻经络所致的瘿瘤、瘰疬、阴疽流注等。具有温燥之性的温化寒痰药，不宜用于热痰、燥痰之证。常用的温化寒痰药有半夏、天南星、白芥子、旋覆花等。

（二）清化热痰药

清化热痰药大多味甘、质润、药性寒凉，有清化热痰、润燥化痰的功效。本类药物主要适用于热痰壅肺所致的咳嗽气喘、痰多黄稠、舌红、苔黄腻等症；或燥痰犯肺所致的咳嗽气喘、痰少黏稠、咳痰不爽。药性寒凉的清化热痰药易伤阳，故寒痰证、湿痰证及脾胃虚寒证的患者忌用。常用的清化热痰药有桔梗、川贝母、浙贝母、竹茹等。

（三）止咳平喘药

止咳平喘药味或辛或苦或甘，性或温或寒，其作用有宣肺、清肺、润肺、降肺、敛肺及化痰之别。本类药物主要适用于外感、内伤等多种原因所致的咳嗽气喘、痰壅气逆、胸膈痞闷等症。表证、麻疹初起，不能单投止咳药，更不能过早使用敛肺止咳药，当以疏解宣发为主，少佐止咳药。个别麻醉镇咳定喘药，因易成瘾，用之须慎。常用的止咳平喘药有苦杏仁、紫苏子、款冬花、枇杷叶、桑白皮等。

十一、平肝息风药

凡以平肝潜阳、息风止痉为主要功效，治疗肝阳上亢或肝风内动等证的药物，称为平肝息风药。本类药物主要适用于肝阳上亢所致的头昏目眩、烦躁易怒、惊悸失眠，以及肝风内动所致的痉挛抽搐等病证。使用时应根据引起肝阳上亢及肝风内动的病因及兼症适当配伍。本类药物有性偏寒凉或性偏温燥之不同，故当注意根据病情选用。若脾虚慢惊者，不宜用寒凉之品；阴虚血亏者，当忌温燥之品。平肝息风药可分为以平肝阳为主要作用的平抑肝阳药和以息肝风、止痉为主要作用的息风止痉药两类。

十二、消食药

凡以消除胃肠积滞、促进消化为主要功效，用于治疗饮食积滞的药物，称为消食药。本类药物性味多甘平，归脾、胃经，具有消食导滞、健运脾胃的作用。主要适用于饮食积滞导致的脘腹胀满、恶心呕吐、嗳腐吞酸、不思饮食、大便失常，以及脾胃虚弱之消化不良等证。本类药物虽作用和缓，但仍有耗气之弊，故气虚而无积滞者慎用。常用的消食药有山楂、六神曲、麦芽、莱菔子等。

十三、安神药

凡以安定神志为主要功效，治疗心神不宁等症的药物，称为安神药。本类药物主要用于治疗心神不宁的心悸怔忡、失眠多梦、健忘等症，亦可作为惊风、癫狂等病症的辅助药物。部分安神药还可用于治疗热毒疮疡、肝阳眩晕、自汗盗汗、肠燥便秘、痰多咳喘等。

本类药物多属对症治标之品，特别是矿石类重镇安神药及有毒药物，只宜暂用，不可久服，应中病即止。矿石类安神药，入汤剂时须打碎先煎或久煎；作丸散剂时须配伍健脾养胃之品，以免伤胃耗气。根据药物功效及临床应用不同，可分为重镇安神药及养心安神药两类。

十四、补益药

凡以补虚扶弱，纠正人体气血阴阳之不足为主要功效，治疗各种虚证的药物，称为补益药，亦称为补虚药。根据各种药物功效及主要适应证的不同，可分为补气药、补血药、补阳药及补阴药四类。补虚药药性滋腻，不易消化，甚至可影响脾胃运化功能，故可适当配伍健脾消食药以顾护脾胃；补气时还应辅以行气、除湿化痰之品，补血时还应辅以行血之品。此外，补虚药如作汤剂，一般宜适当久煎，使药味尽出。虚弱证一般病程较长，补虚药宜采用蜜丸、煎膏（膏滋）、片剂、口服液、酒剂等便于保存、服用并可增效的剂型。

十五、固涩药

凡以收敛固涩为主要功效，治疗各种滑脱病证的药物，称为固涩药，亦称收涩药。本类药物味多酸涩，性温或平，归肺、脾、肾、大肠经，具有固表敛汗、涩肠止泻、固精缩尿、止血止带、敛肺止咳、固经止崩等作用。本类药根据性味及作用特点的不同，可分为固表止汗药、敛肺涩肠药、固精缩尿止带药三类。

十六、常用药食两用中药

药食两用中药既是食品又是中药材，指具有传统食用习惯，且列入国家中药材标准（包括《中华人民共和国药典》及相关中药材标准）中的动物和植物药用部位（含香辛料、调味品等）。2014 年 11 月，国家卫生和计划生育委员会在发布的《按照传统既是食品又是中药材物质目录管理办法》征求意见稿中，新增人参、金银花、当归、夏枯草等 15 种药食同源品种。按照其药用部位可分为 6 类，即花、叶、果实（皮）、根茎、种子及其他类。以下主要介绍常用药食两用中药的性味、归经、功效、主治及常用量（表 6-1 至表 6-6）。

表 6-1 常用药食两用中药（花类）

分类	药物	性味	归经	功效	主治	用量（g）
花类	槐花	苦，微寒	肝、大肠经	凉血止血，清肝泻火	血热等出血证；肝热目赤，头痛眩晕	5～10
	丁香	辛，温	脾、胃、肾经	温中降逆，补肾助阳	脾胃虚寒，呃逆呕吐；肾虚阳痿	1～3
	白扁豆花	甘，平	脾、胃、大肠经	消暑化湿	暑湿泄泻，带下	5～10
	代代花	酸、涩，平	肝、肺、胃经	疏肝理气，开胃止呕	胸中痞闷，脘腹胀痛，恶心呕吐，少食	2～3
	玫瑰花	甘、微苦，温	肝、脾经	行气解郁，中和，止痛	肝郁气滞证；跌打损伤	3～6

表 6–2　常用药食两用中药（叶类及全草类）

分类	药物	性味	归经	功效	主治	用量（g）
叶类	荷叶	苦、涩，平	心、肝、脾经	清暑利湿，升阳止血	暑热病证；脾虚泄泻，出血证	3～10
	桑叶	甘、苦，寒	肺、肝经	疏风散热，清肺润燥，清肝明目	风热感冒，温病初起；肺热咳嗽，燥热咳嗽；头晕头痛，目赤昏花	5～10
全草类	马齿苋	酸，寒	肝、大肠经	清热解毒，凉血止血，止痢	热毒血痢；疮痈肿毒；崩漏便血；热淋血淋	15～30
	淡竹叶	甘，淡，寒	心、胃、小肠经	清热泻火，除烦止渴，利尿通淋	热病烦渴；口舌生疮，热淋涩痛	6～10

表 6–3　常用药食两用中药（果实类）

分类	药物	性味	归经	功效	主治	用量（g）
果实类	八角茴香	辛，温	肝、肾、脾、胃经	温阳散寒，理气止痛	寒疝腹痛，肾虚腰痛，胃寒呕吐，脘腹冷痛	3～6
	小茴香	辛，温	肝、肾、脾、胃经	散寒止痛，理气和胃	寒疝，睾丸偏坠，少腹冷痛，痛经；中焦寒凝气滞证	3～6
	胡椒	辛，热	胃、大肠经	温中散寒，下气消痰	胃寒腹痛，呕吐泄泻	0.6～1.5
	大枣	甘，温	脾、胃、心经	补中益气，养血安神	脾虚证；脏躁，失眠证	6～15
	枸杞子	甘，平	肝、肾、肺经	滋补肝肾，益精明目	肝肾亏虚证；阴虚劳嗽	6～12
	花椒	辛，温；有小毒	脾、胃、肾经	温中止痛，杀虫止痒	脾胃寒证；湿疹瘙痒，阴痒，蛔虫腹痛	3～6
	香橼	辛、苦、酸，温	肝、脾、肺经	疏肝理气，和中，化痰	肝郁气滞证；脾胃气滞证；痰湿壅肺证	3～10
	桑椹	甘、酸，寒	心、肝、肾经	滋阴补血，生津润燥	肝肾阴虚证；津伤口渴，消渴及肠燥便秘	9～15
	龙眼肉	甘，温	心、脾经	补益心脾，养血安神	气血不足，心悸怔忡，健忘失眠；血虚萎黄	9～15
	罗汉果	甘，凉	肺、大肠经	清热润肺，利咽开音，滑肠通便	肺热燥咳；咽痛失音；肠燥便秘	9～15

表 6-4　常用药食两用中药（根茎类）

分类	药物	性味	归经	功效	主治	用量（g）
根茎类	山药	甘，平	脾、肺、肾经	补脾养胃，生津润肺，补肾涩精	脾虚证；肺虚证；肾虚证；消渴气阴两虚证	15～30
	玉竹	甘，平	肺、胃经	养阴润燥，生津止渴	肺阴虚证；胃阴虚证	6～12
	甘草	甘，平	心、肺、脾、胃经	补脾益气，清热解毒，祛痰上咳，缓急止痛，调和诸药	心气不足；脾气虚证；痰多咳嗽；脘腹及四肢挛急作痛；热毒疮痈	2～10
	百合	甘，寒	肺、心经	养阴润肺，清心安神	肺阴虚证；心阴虚证	6～12

表 6-5　常用药食两用中药（种子类）

分类	药物	性味	归经	功效	主治	用量（g）
种子类	白果	甘、苦、涩，平；有毒	肺、肾经	敛肺定喘，止带缩尿	哮喘痰嗽；带下，白浊，小便频数，遗尿	5～10
	赤小豆	甘、酸，平	心、小肠经	利水消肿，解毒排脓	水肿，小便不利，黄疸；痈疮肿毒	9～30
	黑芝麻	甘，平	肝、肾、大肠经	补肝肾，益精血，润肠燥	精血亏虚证；肠燥便秘	9～15
	莲子	甘、涩，平	脾、肾、心经	补脾止泻，止带，益肾固精，养心安神	脾虚泄泻；带下；遗精滑精；心悸失眠	6～15
	核桃仁	甘，温	肾、肺、大肠经	补肾，温肺，润肠	腰膝酸软，阳痿遗精；虚寒咳嗽；肠燥便秘	6～9
	白扁豆	甘，微温	脾、胃经	健脾化湿，和中消暑，解毒	脾气虚证；暑湿吐泻；食物中毒	9～15
	刀豆	甘，温	胃、肾经	降逆止呕，温肾助阳	呃逆，呕吐；肾虚腰痛	6～9

表 6–6　常用药食两用中药（其他类）

分类	药物	性味	归经	功效	主治	用量（g）
其他类	蜂蜜	甘，平	肺、脾、大肠经	补中，润燥，止痛，解毒；外用生肌敛疮	中虚脘腹挛急疼痛；肺虚燥咳及肠燥便秘；解乌头类药毒	15～30
	饴糖	甘，温	脾、胃、肺经	补益中气，缓急止痛，润燥止咳	中虚脘腹疼痛；肺虚干咳少痰	30～60
	鸡内金	甘，平	脾、胃、小肠、膀胱经	消食健胃，固精止遗，通淋化石	饮食积滞，小儿疳积；遗精遗尿；石淋涩痛；胆胀胁痛	3～9
	淡豆豉	苦、辛，凉	肺、胃经	解表除烦，宣发郁热	外感表证，寒热头痛；烦躁胸闷，虚烦不眠	6～12

十七、中药与护理

中药是中医治疗疾病最常用的一种手段，正确掌握护理给药的各种要求，能够直接提高医疗护理质量。具体护理措施简述如下，请结合本章相关内容全面学习。

（一）煎药护理

煎药是一个关键环节，不同的中药有不同的煎煮方法。

一般来说，煎药器具以砂锅或瓦罐为佳，忌用铁锅、铝锅，因为铁锅和铝锅可能与中药中的某些成分发生化学反应。煎药前应先用清水将药物浸泡 20～60 分钟。加水量，一般以浸泡药材后高出药材表面 3～5cm 为宜，第二煎为第一煎加水量的 1/3～1/2。煎药时间和火候，要根据药性而定。一般药物煎 20 分钟左右，若是解表药，如麻黄、桂枝等，宜急火快煎，以免有效成分挥发；若是滋补类中药，如人参、熟地等，需要小火慢煎，这样可以使有效成分充分煎出。每剂药两煎的取液量，成人为 400～500mL，小儿减半。

（二）给药时间护理

根据病情需要，选定最佳的给药时间，以利于药物尽快发挥作用，减少不良反应。

一般疾病，口服给药为 1 日 2～3 次，于早、晚或早、中、晚饭后半小时至 1 小时给药。危急重症应及时给药，并应选择能最快发挥疗效的给药途径。解表药，若病情许可，应于午前（上午）阳升时分给药，以顺应阳气升浮，助药力驱邪外出。平喘药应在哮喘发作前 2 小时给药。治咽喉疾病药，可不拘时候频服，使药液能与病变部位充分接触。健胃药，应在饭前服用；消食导滞药，则宜在饭后服用，以达开胃导滞的功效。对胃有刺激性的药物，宜在饭后服用。润肠通便药，宜空腹服用，以利于消除肠胃积滞。补益药，宜饭前服用。补阴药，宜晚上服；补阳药，宜午前服。调经药，一般于经前或经期服用。安神药，宜在睡前服用。

（三）服药护理

大多数中药药液以温服为佳，刚煎好的药液，要放置片刻后再喝。如果是冷藏保存的中药，应该用水浴法加热药液至温热之后服用。有些情况下，喝完中药后需要喝热粥，如桂枝汤类方，需要借助粥的热力来发汗，以祛除体表的风邪。服药后是否需要盖被，应视情况而定，如服用辛温解表药，宜盖被子使身有微汗，以帮助缓解病情；而服用辛凉解表的中药，则不宜捂被。

服药后还要观察疗效。凡服发汗药的患者，只宜浑身有微汗，不可大汗淋漓，以防发汗太多而虚脱（尤其是老年人）。若服用发汗药后未见出汗，可另加服热开水或热稀粥，以助药力的发挥。服发汗药后，1～2小时内不可吃酸味食物及冷饮。在服药期间，不宜食用生冷、油腻等不易消化的食物及辛辣刺激性食物，以免影响脾胃运化，妨碍药物的吸收，出现恶心、呕吐等胃肠道反应。

（四）中药外敷护理

中药外敷是将中药研成粉末，加水、醋或蜜等调成糊状，敷于体表特定部位，通过皮肤吸收药物成分，达到治疗目的。

中药外敷在中医护理中应用广泛。例如，对于关节疼痛患者，可以使用一些具有活血化瘀、祛风除湿功效的中药进行外敷，如乳香、没药、牛膝、鸡血藤等。敷药后，护理人员要注意观察患者皮肤的反应，先观察局部有无皮疹、发红、水疱等过敏反应，再询问患者有无瘙痒等不适的感觉。若有异常，应及时停止外敷，并进行相应处理。此外，敷药前，护理人员要确保患者皮肤清洁、干燥。敷药的厚度以0.2～0.3cm为宜，过薄可能达不到治疗效果；敷药范围以超过病变处1～2cm为度；一次敷药4～6小时。

（五）中药熏洗护理

中药熏洗，是将药物煎汤或用开水冲泡后，在皮肤患处进行熏洗、淋洗，借助药力和热力，通过皮肤黏膜的吸收，从而达到预防和治疗的目的。

中药熏洗也是常用的外治法。护理人员要注意控制熏洗的温度和时间。温度一般以患者能够耐受的温度为宜，大约在40～50℃，温度过高可能会烫伤患者皮肤。熏洗的时间也不宜过长，通常30～40分钟即可。在熏洗过程中，要密切观察患者的反应，观察是否有头晕、心慌等不适症状。若患者有开放性伤口，一般不宜直接熏洗，若必须进行，须严格消毒并避免药液直接接触伤口，防止感染。

第三节　食物的性能、功效及护理

食物同中药一样，具有四性（气）、五味、归经和升降浮沉的作用趋向，只是其性能不如药物强烈。在饮食调护方面，应根据病证的性质，选择相宜的食品。

一、食物的性味

（一）四性

四性是指食物具有的寒、热、温、凉四种属性，习称"四气"。食物的属性一般可以通过其功效来反映，如具有清热作用的食物，其性寒凉；具有散寒作用的食物，其性温热。反之，具有寒凉特性的食物，多有清热、润燥、生津等作用；具有温热特性的食物，多有温里、散寒、助阳等作用。平性食物一般表现为作用缓和，无明显偏性。

1. 寒性食物

寒性食物性味多为苦寒或甘寒，具有滋阴、清热、泻火、凉血或解毒的功效，适用于热性体质和热性病证。常见寒性食物有绿豆、苦瓜、冬瓜、茄子、西瓜、香蕉、海带、葫芦、莴笋、荸荠、柠檬、黑鱼等。寒性食物易损伤阳气，故阳气不足、脾胃虚弱者应慎食。

2. 热性食物

热性食物性味甘温、辛热，具有温中祛寒、益火通阳的功效，适用于寒性体质和寒性病证，如脾胃虚寒、腹痛、泄泻等。常见热性食物有辣椒、胡椒、桂皮、白酒等。热性食物多辛香燥烈，容易助火伤津，热病、阴虚火旺者应忌用。

3. 温性食物

温性食物性味甘温，具有温中、散寒、通阳、补气的功效，适用于阳气虚弱的虚寒证，或实寒证较轻者。常见温性食物有羊肉、鸡肉、牛肉、狗肉、鲢鱼、鳙鱼、蚕蛹、扁豆、葱白、生姜、大蒜、韭菜、桂圆肉、荔枝、橘子、南瓜、红糖和咖啡等。这类食物比热性食物平和，但仍有一定的助火、伤津、耗液之弊，热证、阴虚火旺者应慎用或忌用。

4. 凉性食物

凉性食物性味甘凉，具有清热、养阴的功效，适用于热性体质及热性病证的初期、疮疡、热性痢疾等。常见凉性食物有小麦、大麦、鸭蛋、豆腐、莲子、黄瓜、梨、菠菜、薏苡仁和绿茶等。凉性食物比寒性食物平和，但久用损伤阳气，阳虚、脾气虚损者应慎用。

5. 平性食物

平性食物性味甘平，这类食物的性味较平和，为日常生活中的基本饮食，可以根据患者的具体情况灵活选用。常见平性食物有玉米、红薯、胡萝卜、牛奶、猪肉、鸽肉、蚕豆、赤小豆、鲫鱼、鲤鱼、山药、莲子、香菇和黑木耳等。

（二）五味

食物"五味"，是指食物具有辛、甘（淡）、酸、苦、咸五种味道。其划分主要来自味觉器官对饮食的感受。但"五味"理论也是通过观察食物作用于人体所发生的反应，并经反复验证归纳出来的。不同味的食物具有不同的作用；相同味的药物或食物，其作用相近或有共同之处。《素问·脏气法时论》中指出："辛酸甘苦咸，各有所利，或散或收，或缓或急，或坚或软，四时五脏，病随五味所宜也。"

1. 辛味

辛味具有能散、能行的特点，即具有行气、行血、散风寒和散风热的功效。如萝卜、洋葱、生姜、芫荽、陈皮、薄荷等。辛味食物主要应用于表证、气滞血瘀证等病证。

2. 甘味

甘味具有能补、能缓的特点，即补虚和中、缓急止痛的功效。如糯米、红枣、山药、粳米、鸡肉、饴糖、蜂蜜和甘草等。甘味食物主要应用于虚证、痛证等病证，尤其适用于机体虚弱者。

3. 苦味

苦味具有能泄、能燥的特点，即泻下、清热、燥湿的功效，如苦瓜、青果和蒲公英等。苦味食物主要应用于热证、湿证等病证。

4. 酸味

酸味具有能收、能涩的特点，即收敛固涩的功效，如乌梅、山楂、阳桃、五味子和金樱子等。酸味食物主要应用于虚汗、久泻、遗精、带下、崩漏下血等精不内藏的病证。

5. 咸味

咸味具有能下、能软的特点，即能泻下，又能软坚散结，如海带、海藻、紫菜、海虾、海参、鱿鱼、乌贼和淡菜等。咸味食物主要用于热结、痰核和瘰疬等病证。

6. 淡味

淡味具有利水渗湿的功效，如茯苓、薏苡仁、冬瓜、荠菜等。淡味食物主要应用于水肿、小便不利等病证。

二、食物的归经

归经是指食物对于机体某部分的选择性作用，即主要对于某脏腑及其经络发生明显的作用，而对其他经作用较小或没有作用。在应用食物的时候，人们要将其多种性能结合起来，综合考虑，才能收到预期的效果。按其主要归经，常见食物可分为以下几类。

归心经的食物：百合、龙眼肉、莲子、酸枣、小麦等。

归肺经的食物：梨、甘蔗、荸荠、枇杷、白果、罗汉果等。

归脾经的食物：粳米、小米、大豆、大枣、猪肉、莲藕等。

归肝经的食物：马齿苋、芹菜、胡萝卜、佛手、黑芝麻等。

归肾经的食物：猪肾、羊肾、海参、海马、桑椹等。

归胃经的食物：粳米、小米、糯米、扁豆、土豆、萝卜、牛肉等。

归膀胱经的食物：刀豆、玉米、冬瓜、茴香等。

归小肠经的食物：赤小豆、冬瓜、苋菜等。

归大肠经的食物：马齿苋、茄子、苦瓜、荞麦、木耳等。

三、食物的功效

食物的功效是对食物的预防、治疗和保健等作用的直接概括，是食物治疗疾病的主要依据。食物的功效是由它自身固有的偏性如"性""味""归经""升降浮沉"等特性决定的。

（一）滋养功效

食物进入人体，通过胃的消化、脾的运化，再由脾将其输布全身，成为水谷精微而滋养人体。这种后天的水谷精微和先天之精气结合后，形成人体的正气，从而维护正常的生命活动和抗御邪气。此外，食物还化生为维持机体生命的基本物质——"精"。"精"藏于五脏，是脏腑功能活动和思维意识活动的基础，即"神"的基础。"精、气、神"为人体之三宝，生命之所系，而它们都离不开饮食的滋养。

（二）预防功效

广义地说，所有关于饮食的保健措施都以预防疾病、延年益寿为目的。食物对人体的滋养功效，本身就是一项重要的预防保健措施。合理安排饮食可保证机体的营养，使五脏功能旺盛、气血充实，通过食物的全面配合，或有针对性地增加某些食物，可预防和治疗某些疾病。中医学早在一千多年前，就有用动物肝脏预防夜盲症，用海带预防甲状腺肿大，用谷皮、麦麸预防脚气病，用水果和蔬菜预防坏血病等记载。

（三）延缓衰老功效

饮食调理抗衰防老多从补益肺、脾、肾入手。肺"司呼吸"，"天气通于肺"；脾为"后天之本"，"气血生化之源"；肾为机体的"先天之本"，因"肾藏精"，"受五脏六腑之精而藏之"。肺、脾、肾三脏的实质性亏损以及它们的功能衰退，常导致若干老年性疾患。在日常生活中，注重饮食养生保健，及时消除病因，使机体功能协调，能够起到延缓衰老、延年益寿的作用。

（四）治疗功效

食物与药物都有治疗疾病的功效。但食物与人们的关系更为密切，所以历代医家都主张"药疗"不如"食疗"。

1. 补益脏腑

中医学认为米面、果菜等有改善人体功能的作用，具有补益脏腑气血的功效，主张体质虚弱或慢性虚证患者，可用血肉有情之品来滋补，如鸡汤可用于虚劳，当归羊肉汤可用于产后血虚。

2. 泻实祛邪

某些食物具有祛邪安脏的功效，如大蒜治痢疾，山楂消食积，鳗鱼辅助调理肺痨，薏苡仁祛湿，藕汁治咯血，赤豆治水肿，猪胰辅助调理消渴，蜂蜜润燥等。

3. 调整阴阳

饮食得当可起到维持阴阳调和的作用。阳虚患者可选牛肉、羊肉等甘温、辛热类食品，阴虚患者可选百合、淡菜、甲鱼等甘凉、咸寒类食品养阴生津。

四、饮食宜忌护理

在临床，不少疾病难愈或愈后复发，往往与不注意饮食宜忌护理有关。中医学所指的饮食宜忌，包括广义和狭义两种概念。广义的饮食宜忌，涉及食物与体质、地域、季节、年龄、病情以及饮食的调配、用法、用量等方面；狭义的饮食宜忌则是对广义中"饮食与病情"部分的专项细化，指饮食与病情的宜忌。因此，饮食调护中强调饮食宜忌护理是十分必要的。

（一）疾病饮食宜忌护理

疾病饮食宜忌，是指在患有某些疾病期间，患者适宜食用某些食物及不宜食用某些食物的原则。饮食护理中若违背此原则，会影响疾病的康复。

1. 饮食宜忌与疾病的关系

病症的饮食宜忌，是根据病症的寒热虚实、阴阳偏盛等特点，结合食物的四气五味、升降浮沉及归经等特性来确定的。食物的性味、功效等应与疾病的属性相适应，否则会影响疗效。如热证患者忌辛辣、醇酒、炙烤类等热性食物；虚证患者以清淡而富于营养的食物为宜，不宜吃耗气损津、腻滞难化的食物。另外，中医学将能引起旧疾复发、新病加重的食物称为"发物"。如腥膻类、辛辣类等食物，为风热证、痰热证和斑疹疮疡患者所忌。

2. 常见病证的饮食宜忌护理

（1）阳虚证　阳虚证多为元阳不足，宜食用性味甘温的温补之品；忌食生冷或寒凉之品，以免进一步损伤阳气。阳虚证往往消化功能欠佳，进食应循序渐进，忌暴饮暴食。常用的补阳食物有羊肉、狗肉、鹿肉、虾、牛鞭、韭菜、胡桃仁等；常用的补阳中药材有冬虫夏草、蛤蚧、花椒等。常用的温补食物有鸡肉、猪肚、带鱼、海参、粳米、糯米、高粱、洋葱、大蒜、生姜、黄酒、米酒、饴糖、刀豆、扁豆、香菜、大枣、杨梅、杏子、栗子、樱桃和龙眼等。

（2）阴虚证　阴虚证多真阴不足，宜滋阴与清热兼顾，选用填精、养血、滋阴的食物，兼顾理气健脾。阴虚证忌油腻厚味、辛辣食物，以防燥热损伤阴液。常用的补阴食物有猪肉、鸭蛋、鸭肉、小麦、番茄、银耳、木耳、芝麻、桑椹、苹果、豆浆等；常用的滋阴中药材及药食同源之品有龟甲胶、鳖甲胶、百合、玉竹、枸杞子等。

（3）气虚证　气虚证多与肺、脾、心、肾虚损有关，食疗应以分别补益其脏腑虚损为原则。因"气之根在肾"，补气时可酌情加入枸杞子、桑椹和蜂蜜等益肾填精之品。

补气类食品易致气机壅滞，影响食欲，可配伍少许行气之品，如陈皮、砂仁等。气虚证患者忌寒凉、湿滞、油腻厚味食物。常用的补气食物有鸡肉、猪肚、鹅肉、鹌鹑、牛肉、兔肉、鲈鱼、青鱼、泥鳅、粳米、扁豆、山药、无花果、马铃薯、大枣、栗子和冰糖等。

（4）血虚证 脾胃是血液生化之源，补血必须先健脾胃，脾胃强健则生化之源不绝。气能生血，故常在补血药中配以益气之品。常用的健脾补气食物有山药、大枣等。常用的补血食物有乌骨鸡、鸭血、动物肝脏、猪心、猪蹄、鲍鱼、驴肉、菠菜、淡菜、荔枝、龙眼肉、花生和红糖等。常用的补血中药材有阿胶等。

（5）脾胃病证 脾胃病证包括胃脘痛、呕吐、泄泻、便秘等，系脾胃运化失常所致。日常饮食应以清淡、细软、易消化、富有营养的食物为主，宜进食蔬菜、瘦肉、鸡蛋、鱼类等。忌生冷、煎炸、坚硬、刺激性食品及黄豆、白薯等易胀气食物。脾胃寒凉者，宜食温性食品；胃热者，忌食辛辣；胃酸过多者，应避免食用刺激胃液分泌的食物，如浓茶、咖啡、巧克力和辣椒等；胃酸缺乏者，可于饭后食少许米醋或山楂片；消化道出血者应进食无渣流质，如牛奶、米汤；腹泻者以少油半流质或软饭为宜，忌食生冷瓜果等寒凉滑润的食物；呕吐剧烈者应暂时禁食，好转后再进流质或半流质饮食，逐渐恢复软食、普食，切忌饱食。

（6）肝胆病证 黄疸、腹胀等病证常与肝的疏泄功能失常有关。饮食宜清淡、营养丰富，多食蛋、奶、鱼、瘦肉及豆制品。忌食油腻、生冷、辛辣食物。急性期以素食为宜，多食新鲜水果。肝硬化腹水者应给予低盐或无盐饮食，肝性脑病患者应控制动物蛋白的摄入量。

（7）肺脏病证 肺脏病证主要包括咳嗽、喘证、咯血等与肺失宣发肃降有关的病证。饮食宜清淡，多食水果，补充多种维生素、无机盐，以利于机体代谢功能的恢复，补充咳嗽或发热所消耗的能量。忌食辛辣、油腻、甜黏类食物及海鲜发物，禁烟酒。咳嗽痰黄者，可选枇杷、梨等清热化痰之品；痰白清稀者，避免食用生冷瓜果；痰中带血者，宜食藕片、藕汁等清热止血之品；久病肺阴虚者，可选食百合、银耳、甲鱼等滋阴补肺之品。哮喘患者，其发病常与过敏有关，应禁食发物。

（8）心脏病证 心悸、心痛、失眠等病证与心主血脉、心主神明的功能失常有关。饮食宜清淡、低盐，多食富含维生素 B 族、维生素 C 及豆制品的食物。每日食盐摄入量应控制在 6g 以内。烹饪用油应以植物油为主，如玉米油、菜籽油等。忌高脂、高胆固醇类食物（如猪油、动物内脏）及烟酒、浓茶、咖啡、辛辣刺激之品。

（9）肾脏病证 肾脏病证以水肿、消渴、淋浊、遗精等为主症。饮食宜清淡、富有营养，可多食动物性补益食物。水肿者应低盐或无盐饮食，可食用冬瓜、赤小豆以利尿消肿；肾虚者可选用牛、羊、狗肉及蛋类。

（10）外感病证 外感病证多与外感风邪相关，以发热为主症，如感冒、中暑等。饮食宜清淡易消化，如面条、米粥、新鲜蔬菜、水果等。忌食腥膻、油腻、酸涩之品，如肥肉、鱼虾、食醋等，以防外邪内陷入里，变生他证。

（11）疮疡皮肤病 疮疡皮肤病宜清淡饮食，多食蔬菜水果。忌食虾、蟹、猪头肉等荤腥食物。

（二）四时饮食宜忌护理

春季阳气初升，天气由寒转暖，万物萌发生机，人体阳气得以生发，肝气得以疏泄，气血趋向于体表。春季，风邪当令，人体易为风邪所伤。饮食宜增甘少酸，以辛温、升散为主，宜选韭菜、南瓜、生姜、芫荽、胡椒等食物；不宜过食生冷、辛辣、酸性黏滞及过于热性的食品，以免助热动火，触发肝阳上亢。

夏季酷暑炎热，腠理开泄，耗气伤津，体弱者易为暑邪所伤而致中暑。长夏暑湿，人体脾胃功能趋于减弱，食欲降低，若饮食不节，贪凉饮冷，易致脾阳损伤，出现腹痛、腹泻等脾胃病证。饮食宜清热解暑，益气生津，可选金银花、菊花、绿豆、赤小豆、苦瓜、冬瓜、紫菜和西瓜等清热解暑的食物和番茄、苹果、葡萄、菠萝和鸭肉等益气生津的食物；不宜过食生冷、冰镇的饮料和食物，以免损伤脾阳，同时应注意饮食卫生。

秋季燥邪当令，最易伤肺，人体易为燥邪所伤而致津伤肺燥。初秋之气，夏季余热未清，为温燥，人体津液未复，偏于津亏体燥。饮食宜清淡平和、滋润鲜活，不宜过于辛辣香燥。深秋之气，寒意渐加，为凉燥，饮食宜逐渐转向味浓肥鲜，增加滋补的分量，宜选扁豆、莲子、银耳、杏仁、花生、猪肺、甲鱼、鲤鱼、蜂蜜和乳品等柔润之品；不宜过食炸、熏、烤、煎的食物。

冬季气候寒冷，阴寒偏盛，人体阳气收敛潜藏，阴精内藏，饮食宜温补助阳，补肾益精。膳食多用温补滋阴之品，宜选狗肉、牛肉、羊肉、鸡肉、龟肉、虾仁、海参、鹿茸、核桃、枸杞子和板栗等。

（三）因地饮食宜忌护理

不同地区由于地势有高低、气候条件及生活习惯（含饮食习惯）存在差异，人的生理活动和病变特点也不尽相同，在进行饮食调护时，应根据不同的地域分别配制膳食。东南沿海地区，气候温暖潮湿，易感湿热，宜食清淡祛湿类食物；西北高原地区，气候寒冷干燥，易受寒伤津，宜食温阳散寒或生津润燥的食物。

（四）因人饮食宜忌护理

饮食调护应根据不同的体质、年龄和生理等方面的差异给予不同调护。

体胖者多痰多湿，饮食宜清淡，宜多食蔬菜瓜果，忌食肥甘厚腻、助湿生痰之品；体瘦者多阴虚内热、津亏血少，宜多食滋阴、养血、生津之品，忌辛辣、燥热之品。

儿童稚阴稚阳，脏腑娇嫩，气血未充，生机旺盛，但易伤食、吐药，应以调养脾胃为主；食物宜多样化，粗细荤素搭配合理，不可偏嗜；忌食过于温燥、滋腻、峻补之品。

老年人生机减退，气血渐虚，阴阳渐衰，多患虚证，饮食宜选易消化、富有营养的食物；宜平补久服，顾护胃气；慎食难以消化及寒凉、黏腻、坚硬等食物。

妇女有经、孕、产、乳之生理现象，易伤于血，血常不足而气常有余。平日应多食补血行气的膳食。妇女在月经期，应少吃寒凉性食物，以免引起痛经、经血不畅等；妊娠期宜进食甘平、甘凉补益之品，少食胀气和不易消化的食物，如荞麦面、高粱米、白薯等，慎食辛辣、滑利、破气、破血动胎的食物，以免耗伤阴血而影响胎元；哺乳期宜多用鸡、鸭、鱼、牛肉、猪肉等炖汤，既补充营养，又促进乳汁分泌，少吃生冷及辛辣之物。

（五）食物搭配宜忌护理

有些食物相互搭配可提高功效，如当归生姜羊肉汤中，温补气血的羊肉与补血止痛的当归、温中散寒的生姜配伍，不仅可增强补虚散寒止痛之力，还可以去除羊肉的腥膻味。薏苡仁粥中添加大枣，可防止薏苡仁清热利湿过偏之弊。有些食物间搭配会产生相互克制，故应避免在食用羊肉、狗肉等温补气血的食物的同时，吃绿豆、鲜萝卜、西瓜等，否则会减弱前者的温补作用。但有时利用食物间性能相克，来缓其大寒大热，反而对人体有益，如水产品多为寒性，加姜、葱同煮，以辛温之性调和其寒。有些食物合用，可能产生不良作用，应当注意，如柿子忌茶，葱忌蜂蜜。

（六）食物制作宜忌护理

制作食疗食品时，也应注意制作宜忌。在食疗食品烹制过程中，特别是加入部分中药时，通过合理的方式可将药性充分析出，所以应注意制作宜忌。如滋补的食物最适宜用蒸、煮、炖等法，最适宜使用瓷锅、砂锅，忌用铝锅，以免发生化学反应，引起中毒。另外，有些食疗原料烹制方式不同，会有不同的功用，如生藕有清热生津、凉血止血的作用，而煮熟后则滋补作用较强。

（七）服药饮食宜忌护理

服药期间，有些食物会对所服药物产生不良影响，故应忌食此类食物。

1. 一般忌食

服药期间，忌食生冷、黏腻、肥甘厚味的酒、肉及腥臭等不易消化或具有特殊刺激性的食物。

2. 特殊忌口

某些药物有特殊忌口，如甘草、黄连、桔梗、乌梅忌与猪肉同时服用；薄荷忌与鳖肉同时服用；茯苓忌与醋同时服用；苋菜忌与鳖肉同时服用；天冬忌与鲤鱼同时服用；白术忌与大蒜、桃子、李子同时服用；人参忌与山楂、萝卜、茶叶同时服用；土茯苓忌与茶同时服用；半夏忌与羊肉、羊血、饴糖同时服用；厚朴忌与豆类同时服用；牡丹皮忌与蒜、芫荽同时服用等。

3. 西药忌口

服用某些西药时，在饮食方面也需要注意禁忌。如服用铁剂时忌饮茶，以免影响铁剂的吸收；服用维生素 C 时忌食肝脏、牛奶、咖啡等食物和饮品；服用红霉素时忌食醋、酸梅汤等酸性食物；服用氨基比林时忌食咸菜、泡菜等富含亚硝酸盐的食物。

五、食物的分类

一般习惯将食物分成五大类：一是谷类及薯类，包括米、面、杂粮等；二是动物类，包括肉、禽、鱼、蛋、奶及奶制品等；三是豆类及其制品，包括大豆及其他干豆类；四是蔬菜水果类，包括鲜豆、根茎、叶菜、茄果等；五是纯能量类，包括动植物油、淀粉、食用糖、酒类等。

此外，食物也可按形态与加工方式分为米饭、粥食、汤羹、菜肴、饮料、酒剂、散剂、蜜饯、糖果、膏类等，或按食物功效分为补益正气（具有营养保健作用）和祛除邪气（具有治疗作用）两大类。

本书按食物的功效分类介绍部分常用食物。

（一）具有养护作用的食物

1. 润肤养颜类

黄精、甲鱼、枸杞子、薏苡仁、猪皮等具有润肤养颜的功效。

2. 延年益寿类

人参、黄芪、白术、山药、甲鱼、鲫鱼、瘦猪肉、苹果、贝类、芝麻、花生、蜂王浆、茶等具有延年益寿的功效。

3. 美发乌发类

何首乌、当归、熟地黄、黑芝麻、黑豆、核桃仁、葵花子、大麦、葛根、海藻、动物肝、肾等具有美发乌发的功效。

4. 强身健体类

小麦、糯米、猪排骨、瘦猪肉等具有强身健体的功效。

5. 增强免疫力类

冬虫夏草、山楂、大蒜、芦荟、生姜、香菇、蜂胶、薏苡仁等具有增强免疫力的功效。

6. 增强记忆力类

蛋黄、芝麻、核桃、黄花菜、蘑菇、大豆、牛奶、带鱼、鲈鱼、卷心菜、黑木耳等具有增强记忆力的功效。

（二）具有治护作用的食物

1. 辛温解表类

生姜、大蒜、胡椒等具有辛温解表、散寒通阳的功效，适用于风寒表证。

2. 辛凉解表类

薄荷、菊花、阳桃等具有辛凉解表、疏散风热的功效，适用于风热表证。

3. 化痰类

海藻、海带、紫菜、萝卜等具有化痰功效，其中海藻、海带、紫菜偏于化痰软坚，萝卜偏于理气化痰。

4. 止咳平喘类

苦杏仁、冬瓜仁、橘皮、梨、萝卜等具有止咳平喘的功效（注：苦杏仁有小毒，须适量食用，避免过量）。

5. 清热解毒类

西瓜、冬瓜、黄瓜、苦瓜、绿豆、丝瓜、马齿苋等具有清热解毒的功效。

6. 利水类

西瓜皮、冬瓜皮、绿豆、赤小豆、玉米须、葫芦、鲤鱼、黑鱼等具有利水消肿的功效。

7. 祛风湿类

薏苡仁、鳝鱼、樱桃、乌梢蛇等具有祛风除湿的功效。

8. 润肠通便类

核桃仁、芝麻、松子、香蕉、蜂蜜等具有润肠通便的功效。

9. 行气类

佛手、玫瑰花等具有行气的功效。

10. 止血类

花生衣、黄花菜、木耳、莲蓬、藕等具有止血的功效。

11. 活血类

山楂、茄子、酒、醋等具有活血的功效。

12. 安神类

莲子、酸枣仁、百合、荔枝、龙眼、山药、鹌鹑、牡蛎等具有安神的功效。

13. 涩肠止泻类

大蒜、马齿苋可用于热性泄泻；焦山楂、焦麦芽、焦谷芽、炒陈皮等用于伤食泄泻；薏苡仁、莲子、炒山药用于脾虚泄泻。

14. 驱虫类

槟榔、榧子、乌梅、南瓜子、椰子、胡萝卜等具有驱虫的功效。

15. 降脂、降压类

荞麦、燕麦、小米、玉米、冬瓜、丝瓜、菠菜、番茄、油菜、苋菜、海藻、紫菜、山楂、黑木耳、香菇、大蒜、洋葱、茶叶、荷叶、莲子心、芹菜、荸荠、海蜇、蜂蜜、豆类等具有降脂、降压的功效。

16. 催乳类

鲫鱼、猪蹄、鱼头、生南瓜子等具有催乳的功效。

17. 降糖止渴类

玉米、猪胰、鳝鱼、泥鳅、鲜贝、甲鱼、绿豆、丝瓜、冬瓜、苦瓜、南瓜、山药、豌豆、茭白、乌梅、马齿苋、新鲜绿叶蔬菜等具有降糖止渴的功效。

18. 消炎类

大蒜、菠菜根、马齿苋、冬瓜子、油菜、山慈菇等具有清热解毒、消肿散结的功效。

19. 防癌抗癌类

玉米、甘薯、番木瓜、动物血、薏苡仁、葡萄、山楂、无花果、猕猴桃、黄瓜、芦笋、萝卜、番茄、大蒜、百合、银耳、黑木耳、海参、海带、扇贝、牡蛎、牛奶等具有抗肿瘤的功效。

（三）常用食疗方与护理

食疗方是在中医学理论指导下，由两种或两种以上的食物按照一定的配方原则组合而成，且与烹饪学中的配菜存在关联，并非几种食物的简单相加。

1. 食疗方的配方原则

食疗方的配方原则与方剂学的配方规律相一致，即遵循君、臣、佐、使的原则，并与主料、辅料和佐助料相结合。

（1）主料　主料即君药，是根据食疗的需要而发挥主要作用的食物，可由一种或两种以上的食物组成。如猪肺粥中，猪肺益肺气、薏苡仁健脾气，两者共同发挥补脾益肺之功，均为主料，治疗喘证。

（2）辅料　辅料即臣药，是辅助主料以加强食物的功效，或治疗兼症的食物。如银耳鸡蛋羹中，重用银耳养阴润肺为主料，配用鸡蛋养阴润燥，以增强银耳的功效，为辅料。两者合用，治疗肺阴虚引起的咳嗽。

（3）佐助料　佐助料即佐使药，是用以消除主料的毒性或副作用，或调味增色，或引导主料、辅料归于机体某脏腑经络的食物。如多种菜肴类食疗食物中，常用的姜、葱、黄酒等，能够去膻解腥，为佐助料。

2. 食物配伍方法

在中医基础理论指导下，人们采用两种以上食物配合应用，以发挥相互协同作用。适当的配伍，能增强食物的效用和可食性，使两者相得益彰。单味食物的应用，以及食物与食物之间的配伍关系，可等同于药物的"七情"，包括单行、相须、相使、相畏、相杀、相恶、相反。除单行外，其余六个方面，均体现食物的配伍关系，主要分为协同和拮抗两个方面。食物的协同配伍包括相须、相使，拮抗配伍包括相畏、相杀、相恶和相反。

第四节　方剂基本知识与护理应用

方剂是在辨证立法的基础上，选择适当的药物配伍而成的。方剂是中医临床治疗病症的重要手段。药物组成方剂后，能使药物之间相互协调，增强药效，减少某些药物的毒副作用，从而更好地发挥药物的综合治疗作用。要有效地遣药组方，必须重视两个重要环节：一是严格掌握组方基本结构；二是熟练运用药物配伍技巧。

一、方剂的组成及变化

方剂的组成不是药物简单地堆砌，而是遵循"君、臣、佐、使"的组方原则，在辨证立法的基础上，选择适当的药物合理配伍而成的。这样才能达到重点突出、扬长避短、全面兼顾、提高疗效的目的。

（一）方剂组成的原则

方剂一般由君药、臣药、佐药和使药四个部分组成。

君药是针对主病或主症起主要治疗作用的药物，又称主药。君药药力居全方之首。

臣药，又称辅药。臣药的作用可分为两种：一是辅助君药加强治疗主病或主症的药物；二是针对重要的兼病或兼症起主要治疗作用的药物。臣药的药力次于君药。

佐药的作用可分为三种：一是协助君、臣药加强治疗作用或直接治疗次要兼症的药物，可称为佐助药；二是用以消除或减缓君、臣药的毒性与烈性，可称为佐制药；三是根据病情需要，用与君药性味相反而又能在治疗中起相成作用的药物，可称为反佐药。

使药的作用可分为两种：一是能引导方中诸药直达病所，可称为引经药；二是调和诸药，协调药性，可称为调和药。

方剂正是通过这个原则，将各具特性的药物组合而成，这样既可使主次分明、配合严谨，又可减轻毒副作用，使之符合病情的需要，满足辨证论治的要求，产生最理想的疗效。方剂中药物的君、臣、佐、使原则，在具体应用中，应根据辨证立法的需要，以精简有效为要，灵活应用这一原则，不一定强求君、臣、佐、使一应俱全，但任何方剂组成中，君药不可缺少。

（二）方剂组成的变化

方剂的组成既有严格的原则性，又有较大的灵活性，在临床辨证组方时必须根据具体病情而灵活变化。药物的选择、配伍的安排、药量的轻重及剂型、服法等，都与体质、年龄、四时、地域等因素密切相关。方剂的组成变化归纳起来主要有下列三种。

1.药味加减的变化

在临床实践中为了适应变化的病情，对方剂中的药味要"随证加减"，做到"师其法，而不泥其方；师其方，而不泥其药"。

2.药量增减的变化

药物的用量直接决定药力的大小，有时用量的变化还会改变方剂的配伍关系，从而可能改变方剂的功效。在临床实践中，为适应病情需要，可根据实际情况改变药物的用量。

3.剂型配制的变化

随着主症轻重缓急的变化，在方剂组成药物不变的基础上，通过采用不同的剂型，可以改变作用快慢与药力峻缓，达到治愈病症的目的。如患者服用汤剂后诸症好转，为巩固疗效，改汤剂为丸剂，以方便长期服用。

二、方剂的剂型

剂型是根据不同的药性和治疗目的，将药物制备成的特定应用形式。方剂的剂型历史悠久，汉代以前就有汤、丸、散、膏、酒、丹等多种剂型。明代《本草纲目》所载剂型已有40余种。中华人民共和国成立后，随着制药工业的发展，又出现了许多新的剂型，如片剂、胶囊剂、注射剂、气雾剂等。现将几种常用剂型的制备方法与特点介绍如下。

（一）汤剂

将药物配齐，用水或黄酒等浸透，煎煮一定时间，去渣取汁，称为汤剂。汤剂一般多为内服，如麻黄汤、大承气汤等，亦可外用。汤剂内服的特点是吸收快、疗效迅速、便于加减变化，能全面灵活地照顾各种病症的特殊性。汤剂是目前临床使用最广泛的一种剂型。

（二）散剂

将药物研成细粉，混合均匀，制成干燥粉末状制剂，称为散剂。散剂可分为内服和外用两种。内服一般以温水冲服，量少者可直接吞服，如七厘散；外用一般用于外敷，如金黄散。散剂的特点是制作简便、便于携带、吸收较快、节省药材、不易变质。

（三）丸剂

将药物研成细末，以蜜、水、米糊、面糊、酒、醋、药汁等作为赋形剂制成的固体剂型，称为丸剂。丸剂大多用于内服，临床常用的丸剂有蜜丸、水丸、糊丸、浓缩丸等。丸剂的特点是吸收缓慢、药力持久，服用、携带及贮存均比较方便。丸剂是目前临床常用的剂型之一。

（四）膏剂

将药物用水或植物油煎熬，提取有效成分后浓缩而成的制剂，称为膏剂。膏剂有内服和外用两种。内服膏剂有流浸膏、浸膏、煎膏三种，外用膏剂分为软膏剂和硬膏剂两种。膏剂的特点是服用方便、便于携带及贮存。

（五）酒剂

将药物放入白酒或黄酒中浸泡，或加温共煮后，去渣取液而制成的剂型，称为酒剂。酒剂古称"酒醴"，俗称"药酒"，一般可内服或外用。酒剂的特点是能活血通络、易于发散，且可增强药物的药效。

（六）丹剂

将药物研成细末，或加糊等赋形剂，制成各种形状的制剂，称为丹剂。丹剂的形状不固定。内服丹剂多属丸剂范畴，因其常以贵重药品制成，且在药效、工艺上有特殊性，故不称丸而称丹。丹剂的特点是药力持久，服用、携带及贮存方便。

（七）茶剂

将药物适当加工制成固体状或粗末状，使用时以沸水泡汁代茶饮，称为茶剂。茶剂的特点是制法简单、服用方便、患者易于接受。

（八）露剂

将药物放在水中加热蒸馏，所取得的蒸馏液，称为露剂。如金银花露、青蒿露等。露剂的特点是气味清淡，便于口服，亦可作为饮料服用。

（九）锭剂

将药物研成细末，加入赋形剂制成不同形状的固体制剂，称为锭剂。锭剂外用、内服均可。内服大多研末调服或磨汁服用，外用大多磨汁涂患处。锭剂的特点是携带方便、使用简单、便于贮存。

（十）条剂

将桑皮纸黏附药物后捻成细条状，或捻成细条状后再黏附药物而制成的一种外用制剂，称为条剂。条剂的特点是直接外用、使用方便。如可将条剂插入形态各异的疮口或瘘管内，以发挥药效。

（十一）线剂

将丝线或棉线浸泡于药液中，或与药液同煮，制成的一种外用制剂，称为线剂。如线剂可用于结扎瘘管或赘肉，使其自行萎缩脱落。线剂的特点是直接外用、使用方便。

（十二）栓剂

将药物细粉与基质混合，制成一定形状的固体制剂，纳入管腔后融化或溶解并释放药力，这种外用制剂称为栓剂，古称"塞药"。如消痔栓用于治疗痔疮。栓剂的特点是直接外用、降低毒副作用、使用方便。

（十三）糖浆剂

将药物煎煮去渣浓缩后，加入适量蔗糖溶解，制成的制剂称为糖浆剂。糖浆剂的特点是服用方便、吸收较快、适宜儿童服用。

（十四）片剂

将药物加工提炼后，与辅料混合压制成片状的剂型，称为片剂。如穿心莲片、银翘解毒片等。片剂的特点是剂量准确、易于携带、服用方便。

（十五）颗粒剂

将药物或药材提取物加工成细粉状或颗粒状等制成的制剂，称为颗粒剂。颗粒剂使用时，用开水冲服。颗粒剂的特点是体积小、口感好、服用方便。

（十六）针剂

将中药制成灭菌制剂，可供皮下、肌内、静脉注射使用的一种制剂，称为针剂，亦称注射剂。如复方丹参注射液、柴胡注射液等。针剂的特点是剂量准确、作用迅速、给药方便。

以上剂型各有特点，临床使用时应根据病情和剂型特点灵活选择。此外，尚有胶囊剂、灸剂、熨剂、灌肠剂、搽剂、气雾剂等，临床中均被广泛使用，而且在不断研发创新，这里就不一一赘述。

三、方剂的类型及常用分类

根据方剂的功效主治，本节主要介绍解表剂、泻下剂、和解剂、清热剂、温里剂、补益剂、理气剂、理血剂、祛风剂、治燥剂、祛湿剂、祛痰剂等常用方剂。

（一）解表剂

凡是以解表药为主组成，具有发汗、解肌、透疹等作用，主治表证的方剂，统称为解表剂。解表剂的使用属于"八法"中的"汗法"。

（二）泻下剂

凡是以泻下药为主组成，具有通下、攻积、逐水等作用，主治腑气不通证（里实证或虚滞证）的方剂，统称为泻下剂。泻下剂的使用属于"八法"中的"下法"。

（三）和解剂

凡是以寒热药、补泻药、疏敛药等并用组成，具有寒热并治、补泻兼施、疏敛兼顾等作用，治疗少阳病证、肝脾失调证、脾胃不和证，以及疟疾等的一类方剂，统称为和解剂。和解剂的使用属于"八法"中的"和法"。

（四）清热剂

凡是以清热药为主组成，具有清热、凉血、解毒等作用，主治里热证的方剂，统称为清热剂。清热剂的使用属于"八法"中的"清法"。

（五）温里剂

凡是以温热药、补益药为主组成，具有温中祛寒、回阳救逆、温经通脉等作用，治疗里寒证的方剂，统称为温里剂。温里剂的使用属于"八法"中的"温法"。

（六）补益剂

凡是以补益药为主组成，具有益气、补血、温阳、滋阴等作用，主治虚证的方剂，统称为补益剂。补益剂的使用属于"八法"中的"补法"。

（七）理气剂

凡是以理气药为主组成，具有行气、降气作用，主治气郁、气逆的方剂，统称为理气剂。理气剂的使用属于"八法"中的"消法"。

（八）理血剂

凡是以理血药为主组成，具有活血化瘀、散结消癥或止血等作用，主治瘀血证或出血证的方剂，统称为理血剂。理血剂的使用属于"八法"中的"消法"。

（九）祛风剂

凡是以辛散祛风药或平息内风药为主组成，具有疏散外风、平息内风等作用的方剂，统称为祛风剂。

（十）治燥剂

凡是以轻宣辛散药或甘凉滋润药为主组成，具有轻宣外燥、滋阴润燥等作用，主治燥证的方剂，统称为治燥剂。治燥剂又分为轻宣外燥、滋阴润燥两类。轻宣外燥剂，适用于外燥证，代表方如杏苏散等；滋阴润燥剂，适用于内燥证，代表方如增液汤等。

（十一）祛湿剂

凡是以祛湿药为主组成，具有利湿化湿、燥湿行水、通淋泄浊等作用，主治湿邪内盛证的方剂，统称为祛湿剂。祛湿剂的使用属于"八法"中的"消法"。

（十二）祛痰剂

凡是以祛痰药为主组成，具有化痰涤饮等作用，主治各种痰病的方剂，统称为祛痰剂。祛痰剂的使用属于"八法"中的"消法"。

四、中医用药"八法"及护理

中药治疗是中医临床治疗疾病最常用的方法与手段，中药的用药护理是护理工作人员的一项重要内容。因此，护理工作人员应正确地掌握各种药物的给药途径、方法及用药后的观察方法等，使其更好地发挥药物疗效，提高治疗效果。

中医用药"八法"是在中医辨证论治指导下的八种基本治疗大法的总称，是清代程钟龄归纳总结前人常用的治疗方法，包括汗法、吐法、下法、和法、温法、清法、消法、补法。这八种方法在临床上既可以单独使用，又可以配合使用。在运用"八法"治疗时，护理得当，才能使患者病情得以恢复。

（一）汗法及护理

1. 概念

汗法，又称解表法，是运用具有解表发汗作用的药物，通过开泄腠理、调畅营卫、宣发肺气等，使在表的外感六淫之邪随汗出而解的一种治法。《素问·阴阳应象大论》云："其在皮者，汗而发之。"汗法适用于一切外感疾病初期，病邪在表等证。此外，疮疡初起、麻疹疹出未透、外感风寒兼有湿邪或风湿痹证、实证水肿兼表证等，也可用汗法。由于病性有寒热之分，体质有强弱之别，使用汗法要区别辛温、辛凉的运用，以及汗法与补法等其他治疗方法的结合。年高体弱、久病体虚、失血伤津等患者禁用或慎用汗法。

2. 护理要点

（1）病情观察　观察有无出汗、汗出部位、汗出多少等。注意以周身微汗为度，不可过汗。若汗出热退、脉静身凉，可停药并给予患者口服糖盐水。若无汗，则药效不够；若出汗过多，则易伤阴耗阳，应及时报告医师采取相应措施。

（2）生活起居　生活起居应注意避风保暖，尤忌汗出当风。表证者多有畏寒、恶风，应注意保暖，以防重感风寒而加重病情。

（3）饮食护理　饮食宜清淡、易消化，忌食酸性和生冷食物。

（4）用药护理　药物宜武火快煎，热服。服药后片刻啜热粥 200mL 左右以助药力，促进发汗。若药物中含有麻黄、葛根时，则一般不需要喝热粥，防止出汗太过。汗出过多时，应及时用干毛巾或热毛巾擦干，注意避风寒。服用解表发汗药时，应禁用或慎用解热镇痛的西药，如阿司匹林等，以防汗出过多而伤阴。服用含有麻黄的药方后，注意监测患者的血压与心率。

（5）注意事项　汗法用于表证时，忌用冷敷、酒精擦浴等物理降温法，以免因冷而致汗孔闭塞，汗不易出，使邪无出路，入里化热而成变证。

（二）吐法与护理

1. 概念

吐法，又称催吐法，是运用具有涌吐作用的药物，通过涌吐，使停留在咽喉、胸膈、胃脘等部位的痰涎、宿食或毒物等从口中吐出的一种治法。吐法适用于病位居上、病势急暴、内蓄实邪等证，如中风痰壅、宿食壅阻胃脘、毒物尚在胃中等。此外，痰涎壅盛的癫狂等，也可用吐法。吐法包括峻吐法、缓吐法和外探法三种。吐法对于幼儿、年老体弱及患有心血管疾病、高血压者，以及孕妇应慎用或忌用。

2. 护理要点

（1）病情观察　观察呕吐物的量、色、性质等，并记录。严重呕吐者，应观察患者脉象、血压的变化，必要时与医生联系，遵医嘱给予静脉输液，以调节水、电解质、酸碱平衡。

（2）生活起居　病室应保持空气流通，新鲜无异味。嘱患者不可坐卧当风，以防吐后体虚，复感外邪。

（3）饮食护理　呕吐后不要立即进食，稍后可予清淡、易消化的素食。忌食生冷、肥甘厚味或黏腻之品。

（4）用药护理　药物应从小剂量开始，逐渐增加，中病即止。药物应分两次服用，第一次服药后发生呕吐者，须与医生联系，决定是否继续服用第二次药。呕吐时，卧床患者应将其头偏向一侧，或协助患者坐起，轻拍背部以促使胃内容物吐出，避免呕吐物误入呼吸道。呕吐后给予温开水漱口，及时清理呕吐物。服药后未发生呕吐者，可用压舌板、小勺、手指等刺激咽喉部以助其呕吐。呕吐不止者，根据催吐药的种类可分别用下列方法处理：服用巴豆后吐泻不止者，可用冷稀粥解之；服用藜芦后呕吐不止者，可用葱白汤解之；误服其他有毒物质而呕吐不止者，可用甘草、贯众、绿豆煎汤解之。

（三）下法与护理

1. 概念

下法，又称泻下法，是运用具有泻下作用的药物，通过荡涤肠胃，使停留在肠胃的宿食、燥屎、冷积、瘀血、结痰、积水等从下窍而出的一种治法。下法适用于邪在肠胃而燥屎内结、热结旁流、停痰留饮、瘀血积水等邪正俱实证。《素问·阴阳应象大论》说："中满者，泻之于内。"由于病证有寒热虚实之分，下法分为寒下、温下、润下、逐水等，攻补兼施法应根据病情配合使用。运用下法时，必须辨证准确，用药精当。妇女经期、孕期及脾胃虚弱者应慎用或禁用下法。

2. 护理要点

（1）病情观察　应观察排泄物的性质、量、次数、腹痛减轻情况及生命体征变化等。若因泻下太过出现虚脱，应及时报告医生，配合抢救。服用温下药物后腹痛减轻，肢体转温，此为病情好转之象。

（2）生活起居　应根据寒热辨证对病室的温度、湿度进行调整。对习惯性便秘患者，应指导其养成定时排便的习惯，也可进行腹部按摩。

（3）饮食护理　服用寒下药物期间可暂禁食，待燥屎泻下后再予米汤、糜粥等养胃气之品。饮食宜清淡、易消化，多吃水果和蔬菜。忌坚硬、油腻、辛辣食物及饮酒等。服用温下药物期间应注意给予温热性食物。

（4）用药护理　使用下法时，药物应中病即止，不可久服，服用时间应根据方药的性质而定。例如，寒下药多饭后服，温下药多饭前服。使用下法时，宜根据不同方药，采用不同的煎煮方法。寒下药适用于里实热证，忌同时服用辛燥、滋补之品；服药后有轻微腹痛是正常现象，待通便后腹痛会自然消失。温下药适用于因寒成结之里实证，用药应以达到连续轻泻为度。润下药适用于肠燥津亏、大便秘结之病症，服药期间应配合食疗以润肠通便。逐水药适用于水饮壅盛于里的实证。此类药有毒且峻猛，易伤正气，故体虚者、孕妇忌用，有恶寒表证者禁用。服药后注意观察心下痞满及腹胀缓解的情况。

（四）和法与护理

1. 概念

和法，又称和解法，是运用具有疏泄与和解作用的药物，祛除在半表半里的邪气，使失和的脏腑、阴阳、表里得以恢复的一种治法。和法适用于邪犯少阳、肝脾不和、寒热错杂、表里同病等证。若病邪在表，未入少阳，或邪已入里的实证，应忌用和法；若为虚寒证，则应慎用和法。

2. 护理要点

（1）病情观察　服用和解少阳的药物期间，应注意观察患者的体温、脉象及出汗情况。在患者服用调和胃肠药物时，需要观察腹胀与呕吐情况，以及排泄物的性质与量。

（2）饮食护理　饮食宜清淡易消化，忌生冷、油腻及辛辣之品，尤其是胆气不舒者。服用和解少阳的药物期间，建议忌食萝卜。

（3）用药护理　和法的方药种类较多，其中和解少阳类方剂常以柴胡为主药。服药时，忌同时服用碳酸钙、维丁胶性钙、硫酸镁、硫酸亚铁等西药。若确定需要同服，则应间隔1～2小时，以免发生不良反应或影响药效。服用调和肝脾药物期间，应加强情志护理，使患者心情舒畅。

（五）温法与护理

1. 概念

温法，又称祛寒法，是运用具有温热散寒作用的药物，通过温里祛寒以治疗里寒证的一种治法。《素问·至真要大论》说"寒者热之""治寒以热"。温法适用于寒邪直中脏腑、寒饮内停、阳气衰微等证。里寒证的形成和发展过程中，往往阳虚与寒邪并存，因此温法常与补法配合使用。真热假寒证患者禁用温法，素体阴虚者慎用温法。

2. 护理要点

（1）病情观察　密切观察患者神志、面色、体温、血压、脉象及四肢回温情况。

（2）生活起居与饮食护理　生活起居和饮食护理均应以"温"为原则，注意保暖，饮食宜温热，忌食生冷寒凉、厚腻之品。

（3）用药护理　服药期间出现咽喉疼痛、舌红、咽干等症状，为虚火上炎，应及时停药。用温中散寒药治疗久病体虚的患者时，由于药力较缓，见效较慢，应嘱咐患者坚持服药。使用回阳救逆药治疗阳气衰微、阴寒内盛或昏迷的患者时，可采用鼻饲方式给药。

（六）清法与护理

1. 概念

清法，又称清热法，是运用具有清热、泻火、解毒、凉血等作用的药物，以清除里热之邪的一种治法。《素问·至真要大论》说"热者寒之""治热以寒"。清法适用于里热证、火证、热毒证、血热证及虚热证等。热证容易伤津耗气，使用清法时，常配伍生津、益气之品。真寒假热、虚阳上越等证及脾胃虚寒者禁用清法，孕妇慎用清法。

2. 护理要点

（1）病情观察　治疗过程中，应密切观察患者生命体征，尤其是体温。邪在气分的患者服用药物后，若体温渐降，汗止渴减，神清脉静，为病情好转；若仍高热烦渴不减，并出现神昏谵语、斑疹、舌质红绛等，提示病由气分转为气营两燔，病情加重；若出现高热，且四肢抽搐或惊厥，则为热盛动风，应积极采取救治措施。对疮疡肿毒之证，应观察肿块消长之势，若已成脓，应及时切开排脓。热邪清除后应及时停药，以免久服损伤脾胃。

（2）生活起居　保持病室空气新鲜，室温、衣被、饮食、服药等均宜偏凉。

（3）饮食护理　饮食上，宜给予清淡易消化的流质或半流质饮食，多食蔬菜水果及富含维生素的食物，鼓励患者多饮水、西瓜汁、梨汁等生津止渴之品。

（4）用药护理　根据不同方药，采用正确的煎煮方法；汤剂宜取汁凉服或微温服；苦寒滋阴药久服易伤胃或内伤中阳，必要时可配伍温胃、和胃之药。

（七）消法与护理

1. 概念

消法，又称消导法，是运用具有消散或破积作用的药物，通过消食导滞、行气活血、化痰利水及驱虫，使气、血、痰、食、水、虫等所结成的有形邪实得以消散的一种治法。消法适用于饮食停滞、气滞血瘀、水湿内停、痰饮不化等证。年老体弱者慎用消法，脾胃虚弱甚者及孕妇禁用消法。

2. 护理要点

（1）病情观察　应观察腹痛、腹胀及呕吐情况，大便次数、性状，水饮消退情况等。若是湿热食滞、内阻肠胃的泄泻，应注意患者在服药过程中的排便与腹痛情况，如出现泻下如注或伤津脱液等表现，应立即停药，及时报告医生并配合救治。应用消痞化积药时，应注意观察患者的局部症状，如疼痛程度和性质、肿块大小、质地、活动度、边缘是否光滑、有无压痛等。

（2）饮食护理　服药期间，饮食宜清淡，忌过饱。婴幼儿可减少乳食量，必要时可暂停喂乳。肝气不和者，宜给予理气消食的食物，如山楂、橘饼。

（3）用药护理　服用消导剂，应根据其方药的气味清淡、重厚之别，采用不同的煎煮方法。如药味清淡、取其气者，煎药时间宜短；如药味重厚、取其质者，煎药时间宜延长。服用消食剂时，不宜与补益药、收敛药同时服用。若须同服，则应间隔 1～2 小时，以免降低药效。汤剂宜在饭后服用，与西药同服时，应注意配伍禁忌，如山楂丸味酸，忌与氢氧化铝、碳酸氢钠等碱性药物同服，以免酸碱中和，降低药效。此类药物不可久服，中病即止。

（八）补法与护理

1. 概念

补法，又称补益法，是运用具有补养作用的药物，恢复人体正气的一种治法，适用于各种虚证。补法的具体内容很多，一般有补气、补血、补阴、补阳等。运用补法要注意辨证，防止"闭门留寇""虚不受补"及滥用补药等情况。真实假虚证、脾胃虚弱者禁用或慎用补法。

2. 护理要点

（1）病情观察 服药期间，应注意观察血红蛋白水平、体重等指标的变化。

（2）生活起居 由于阳虚多寒、阴虚多热，病室的温度、湿度可根据患者的临床症状进行调整；合理安排生活起居，保持充足睡眠；适当锻炼身体，提高抗病能力。

（3）饮食护理 饮食宜清淡、易消化，忌食辛荤、油腻、生冷之品。若服用补气类药物，应忌食萝卜及纤维素过多的食物，以免影响药物吸收。饮食上应辨证进补：阳虚证者可选用牛肉、羊肉和桂圆、大枣等温补之品，忌生冷瓜果和凉性食品；阴虚、血燥者应选用银耳、淡菜、甲鱼等清补之物，忌辛辣、炙煿之品；气虚者可选山药、人参母鸡汤、黄芪粥等益气之品；血虚者可选动物血、猪肝、大枣等补血之品。补益药宜空腹服用。

（4）用药护理 补益药大多质重味厚，宜文火久煎，以使有效成分充分煎出。阿胶需要烊化，其他贵重药品应另煎或冲服，并合理保管药物。补益药见效缓慢，用药时间长，应坚持服药，且宜空腹或饭前服用。

（5）情志护理 虚证患者大多处于大病初愈或久病不愈的状况，护理人员应做好患者的心理疏导工作，给予精神上的安慰和鼓励。

（6）注意事项 若遇外感，应停服补药，以防"闭门留寇"。

以上中医用药"八法"是根据八纲辨证及药物的主要作用归纳总结出来的。随着医疗实践的发展，除吐法极少使用外，在临床常使用单一治法或多种治法合用，内容十分丰富。因此，应合理且灵活地运用护理措施，做好辨证施护。

五、中药汤剂煎煮法

传统汤剂仍为目前中药临床常用的剂型，其煎煮方法十分讲究。如明代李时珍指出："凡服汤药，虽品物专精，修治如法，而煎药者鲁莽造次，水火不良，火候失度，则药亦无功。"为了保证中药的用药效果，医护人员应向患者及其家属详细交代汤剂的正确煎煮方法。

（一）煎药器具

煎药器具宜用陶瓷器皿中的砂锅、砂罐，也可用搪瓷器皿或不锈钢锅。此类容器材质稳定，在药物煎煮过程中不易与药物成分发生化学反应，且受热均匀，导热性缓和，是理想的煎药容器。煎药忌用铁、铜、铝等金属器具，其主要原因是这些金属活性较强，性质不稳定，在煎煮过程中易与药物成分发生化学反应，如与鞣质类成分可生成鞣酸铁等，使药物的有效成分减少，甚至产生对人体有害的物质，引发不良反应。

（二）药物浸泡

煎药前，多数药物宜先用冷水浸泡，以药材浸透为原则，一般以浸泡 20～60 分钟为宜。其中，花、叶、草类药物浸泡20～30分钟；根茎、种子、果实类药物浸泡60分钟。夏季气温高，浸泡时间不宜过长，以免变质。

（三）煎药用水

煎药用水必须洁净澄清、无异味，且含矿物质及杂质较少。日常生活中可饮用的水均可用于煎煮中药。煎药加水要适量，第一煎加水超过药面3～5cm为宜，第二煎加水超过药面2～3cm为宜。

（四）煎煮火候

一般煎药宜先用武火、后用文火，即未沸前用大火（武火），沸后用小火（文火）保持微沸状态，以免药汁溢出或过快熬干。解表药及芳香性药物等，一般用武火迅速煮沸，改用文火维持10～15分钟即可。凡有效成分不易煎出的矿物类、骨类、贝壳类、甲壳类及补益药等，一般宜文火久煎，使有效成分充分溶出。

（五）煎药时间

煎药时间主要根据药物和疾病的性质决定。先用武火使药物煮沸，从沸腾时开始计算煎煮时间。具体见表6-7。

表6-7　煎药时间表

药物类别	第一煎沸后煮	第二煎沸后煮
一般药物	30分钟	25分钟
解表药物	20分钟	15分钟
滋补药物	60分钟	50分钟
有毒药物	60～90分钟	60分钟

（六）煎煮次数

一服中药一般可煎2～3次，临床多采用两煎法。第一次煎煮时，药物有效成分会溶解在水中，当浓度达到平衡后，有效成分便不再溶出，此时宜将药液滤出，重新加水煎煮，使有效成分继续溶出。在最后一次煎煮时，趁热滤出药液后，可将药渣包好绞取剩余药液，此举能增加药液量15%～25%。

（七）特殊煎法

有些中药因成分与质地的特殊性，为保证药物的疗效，其煎煮方法和煎煮时间有特殊要求。

1. 先煎

先煎是将需要先煎的药物先用武火煮沸一段时间，再加入适量的水和其他一般药物，继续煎煮。先煎的目的是增加药物的溶解度、降低药物毒性，从而充分发挥药物的疗效。

质地坚硬、有效成分不易煎出的矿石类药物、贝壳类药物，以及角、骨、甲类药物等必须先煎。如矿石类药物有生石膏、寒水石、磁石、赭石、海浮石和紫石英等；贝壳类药物有海蛤壳、牡蛎、珍珠母等；角、骨、甲类药物有水牛角、鹿角、龙骨、龟甲、鳖甲等；穿山甲属于鳞甲类，亦须先煎。

有毒的药物必须先煎以达到减毒或去毒的目的，如乌头、附子等，通常需先煎 1～2 小时。乌头类药物含有乌头碱，久煎可使乌头碱分解而降低毒性。附子作为乌头类药物的一种，久煎不仅能降低毒性，还可增强其温补阳气的功效。

2. 后下

后下，指在其他药物快要煎好时，再加入需要后下的药物共同煎煮的方法。一般应在煎药结束前 5～10 分钟放入。由于部分药物的有效成分在长时间煎煮时易被破坏或挥发，故后下的目的是保护药物的有效成分。

有效成分不耐高温的药物宜后下，如钩藤、杏仁、大黄、番泻叶等。钩藤含钩藤碱，煎煮时间过长会破坏该成分，使其降压作用减弱；杏仁含苦杏仁苷，久煎会减弱其止咳功效；大黄、番泻叶的泻下有效成分会因久煎被破坏，导致泻下作用减弱。

含有挥发油的药物宜后下，如木香、沉香、藿香、佩兰、檀香、降香、薄荷、白豆蔻等。

3. 包煎

包煎是将需要包煎的药物用纱布包好后，与其他药物一同煎煮。须包煎的药物，因其特殊的质地或成分会妨碍煎煮和服用，故应单独包好后再与其他药物同煎。

因质地特殊而妨碍煎煮和服用的药物，如蒲黄、海金沙、葶苈子、车前子和紫苏子等。这类药物质地较轻、颗粒较细，煎煮时易漂浮在药液表面，无法与水充分接触，包煎既能方便煎煮，又有利于有效成分的煎出。又如旋覆花、辛夷和枇杷叶等含绒毛的药物，包煎可避免绒毛脱落混入汤液，从而防止刺激咽喉引发咳嗽。

因成分特性而妨碍煎煮和服用的药物，如秫米、浮小麦等含淀粉较多的药物，在煎煮过程中易粘锅焦煳，入煎时需要用纱布包裹。

4. 另炖

另炖是将需要另炖的药物单独隔水炖好或煎好后，再混入其他已煎好的药液中。另炖的目的是避免贵重药物的有效成分被其他药渣吸附而造成浪费。如人参、西洋参、鹿茸、燕窝等贵重药物，均须另炖。

5. 烊化

烊化是将需要烊化的药物单独加热熔化后，再与其他药汁兑服。如阿胶、龟甲胶和鹿角胶等胶质药物，若与其他药物同煎，易黏附于其他药渣及锅底，既浪费药材，又易导致药物焦煳，故宜另行烊化。

6. 冲服

一些贵重的药物或不宜水煎的药物，需要先将其研成粉末，再用开水或煎好的药液冲服。冲服的目的是充分发挥药物的功效，并节省药物资源。如珍珠粉、琥珀粉、三七粉等贵重药物，通常宜冲服；如鸡内金、芒硝和玄明粉等不宜水煎的药物，一般宜冲服。

7. 泡服

一些挥发性较强、有效成分易析出的药物可采用泡服，即取药物放入茶杯，加沸水浸泡 10 ～ 15 分钟后即可服用。一些药物采用泡服，不仅服用方便，而且不影响药效。如番泻叶、胖大海、菊花等，可放入茶杯，加沸水或刚煎煮好的药液泡服。

8. 兑服

一些液体药物在服用时，可与其他药物的煎汁兑入后服用。如竹沥、姜汁、鲜藕汁等，均可采用兑服。

此外，有些医院使用煎药机煎药，将中药和水装入煎药机后，机器自动加热煎煮，煎好的药汁直接进入包装机，被灌注到专用塑料袋内，密封后发给患者服用。

六、中药给药方法

中药是中医学治疗疾病最常用的药物形式之一，中药给药是护士工作的重要任务，其完成质量直接影响治疗效果。因此，护理人员必须正确掌握给药途径、方法、时间及服药禁忌等相关知识与技能。本部分内容重点介绍内服药的给药相关知识。

（一）给药途径

传统的中药给药途径主要是内服和外用两种方式，其中，汤剂、散剂等常用剂型通过内服途径给药，熏洗剂、外敷剂等常用剂型通过外用途径给药。除此之外，现代还增加了静脉给药、口腔黏膜给药等途径。具体而言，适用于口服途径的剂型有汤剂、散剂、膏剂（内服）、丸剂等；适用于外用途径的剂型有膏剂（外用）、熏剂、栓剂、药条、锭剂等。如今，中药不仅在给药途径上有所拓展，还出现了注射剂、胶囊剂、气雾剂、膜剂等新剂型。

（二）给药时间

给药时间是中医学给药规范的重要内容。中医学强调不同的药物、不同的病证，临床应选择不同的时间给药：一般分次给药，一日量分 2 ～ 3 次内服，于早、晚或早、中、晚饭前或饭后 0.5 ～ 1 小时给药。

1. 根据中药功效确定给药时间

该部分内容可参考本节"中医用药'八法'及护理"等内容，除此之外还有：①平喘药，宜在哮喘发作前 2 小时服用，才能更好地发挥平喘作用；②截疟药，在发作前 3 ～ 5 小时服用；③安神药，宜在睡前 30 分钟服用；④驱虫药，宜清晨空腹或晚上睡前服用；⑤调经药，一般根据证候，于经前和经期分别服用不同的药物，如肝气郁滞的痛经患者，经前 3 日服疏肝理气之剂，使肝气条达、气血流畅；在经期宜服理气、活血、止痛之剂。这样不仅可使痛经缓解，而且有利于月经周期恢复正常。

2. 根据病情确定给药时间

治疗咽喉疾患时，药物宜不拘时间频服，缓缓咽下，使药液与病变部位充分接触，以缓解咽部不适；呕吐患者，服药宜少量频服，以缓解呕吐不适；急性病、热性病应及时给药，可每2小时服1次，必要时采用频服法，使药力持续，起到防变祛邪的作用。

3. 给药时间与人体时间节律同步协调

给药时间，应在人体生命节律的基础上，根据不同的治疗目的、药物作用及脏腑的四时特点，选择符合生命节律的时间给药，以提高药物的治疗效果。

补阳升散的药物，一般应于阳旺气升时服用；补阴沉降的药物，一般应于阴旺气降时服用。根据这一规律，将传统的给药时间划分为两个时段，即清晨至午前，为阳旺气升之时，服用补阳升散的药物，如扶阳益气、温中散寒、活血化瘀、行气利湿、消肿散结的药物等；午后至子夜前，为气降阴旺之时，服用补阴沉降的药物，如滋阴补血、收敛固涩、重镇安神、定惊息风、清热解毒的药物等。

（三）服药温度

服药温度一般指中药汤剂或用于送服药物的水、酒及其他送服液体的温度，其服药方式有温服、热服、冷服之分。

1. 温服

温服是将煎好的汤剂或送服药物的液体等放温后再服用。中医学认为，冷（凉）者属阴，阴盛损阳。胃气属阳，若患者胃气虚弱，再进冷汤，势必更伤阳气，对病情不利。而温服可减轻某些药物的不良反应，如瓜蒌、乳香、没药等对胃肠道有刺激作用，易引起恶心、呕吐，温服则能减轻上述反应。

需要注意的是，汤剂放冷后，若须温服，应先将其加热至沸腾，使汤剂中沉淀的有效成分重新溶解，然后放温服用。不宜只热到温热不凉就服用，因为汤剂放冷后，许多有效成分因溶解度小而析出沉淀，如果只服上清液，舍去沉淀部分，势必影响疗效。如加热至沸腾，则已沉淀的有效成分可溶解于汤剂中，放温后再服下，基本上与刚煎好时效果相近。

2. 热服

热服是将刚煎好的药液趁热服下。热服常用于寒证或真寒假热证，采用热药热服的方式，属"寒者热之"之法，以减少患者服药时的格拒反应。不论是汤剂还是中成药，理气、活血、化瘀、解表、补益之剂皆宜热服。

3. 冷服

冷服是将煎好的汤剂放冷后服下。冷服常用于热证或真热假寒证，采用寒药冷服的方式，属"热者寒之""热药冷服""治寒以热，凉而行之"之大法。不论是汤剂还是中成药，一般止血、收敛、清热、解毒、祛暑之剂宜冷服。服药呕吐者，宜先口服少许姜汁或嚼少许陈皮，然后再冷服药物。

（四）服药剂量

一般每日 1 剂，早晚 2 次分服，或早、中、晚 3 次分服，每次 200 ~ 250mL。病情急重者，可每隔 4 小时左右服药 1 次。发汗药、泻下药应中病即止，以得汗、得下为度。呕吐患者服药宜少量频服。

（五）服药护理

服药护理可参考本节"中医用药'八法'及护理"等内容，除此之外还有：①危重患者服药后，应严密观察其神志、瞳孔、生命体征的变化，四肢寒温及唇面颜色变化；②服药后出现异常情况，如腹痛、气短、面色苍白、大汗出、脉沉细等，应及时处理；③服用药酒时，切勿过量，以免引起头昏、头痛、呕吐、心悸等不良反应；④服驱虫药后，要告知患者服药后可能出现轻度腹痛，注意观察大便有无寄生虫排出，并记录排虫的时间、数量及种类；⑤服排石药后，应嘱患者做跳跃运动，并注意观察患者大小便中有无结石排出；⑥婴幼儿服药时，可加少量糖类，以利于婴幼儿接受服药，并注意防止药物吸入气管；⑦闭证患者，可用鼻饲法服药。

七、中药外用法与护理

外用法是指将药物直接作用于体表，通过皮肤、黏膜吸收发挥疗效而达到治疗目的的一种治疗方法。常用的有膏药、药膏、掺药、吹药等外用法。

（一）膏药的用法与护理

膏药，古称薄贴，又称硬膏，是一种通过敷贴于体表治疗疾病的外用制剂。其制作方法为：按处方将药物置于植物油中煎熬去渣，加入黄丹再煎，待其凝结后，将熬成的膏体摊在布上或纸上。

1. 适用范围

膏药具有消肿止痛、活血通络、软坚散结、拔毒透脓、祛腐生新、祛风胜湿等作用。膏药多用于外科痈疡疖肿（已成脓未溃或已溃脓毒未尽者）、瘰疬、痰核、风湿痹证及跌打损伤等病证。

2. 操作及护理方法

使用前先将膏药四角剪去，清洁局部皮肤，再将膏药放在热源上烘焙加温，使药膏软化后敷贴于患处。加温时应注意温度不宜过高，以免烫伤皮肤。膏药敷贴后，应适当固定；同时注意观察皮肤反应，若局部出现丘疹、水疱、红肿或瘙痒感较重，应立即取下膏药。除去膏药后，局部可用松节油擦拭干净。

（二）药膏的用法与护理

药膏，为药粉与饴糖、蜂蜜、植物油、鲜药汁、酒、醋、凡士林、水等赋形剂调和而成的厚糊状软膏，将其敷于肌肤，通过皮肤吸收后，可达到行气活血、疏通经络、祛邪外出等目的。

1. 适用范围

药膏具有消瘀止痛、舒筋活血、接骨续筋、温通经络、清热解毒、生肌拔毒的功效，多用于各期痈肿疮疡和跌打损伤的瘀血、肿胀、疼痛、骨折等病症。

2. 操作及护理方法

先清洁局部皮肤，将药膏涂在大小适宜、折叠为 4～6 层的桑皮纸或纱布上，敷于患处后进行包扎，关节部位采用"8"字形或螺旋形包扎。一般 2～3 天换药 1 次。

（三）熏洗疗法与护理

熏洗疗法，是将药物煎汤或用开水冲泡后，趁热进行全身或局部的浸泡、淋洗、熏蒸、湿敷的一种疗法。通过药物加热后产生的热力、药力对局部的刺激作用，以及药物经皮肤吸收和蒸汽渗透的作用，可达到温通经络、活血消肿、祛风除湿、杀虫止痒等目的。

1. 适用范围

熏洗疗法具有疏通经络、活血化瘀、消肿止痛、祛风除湿、杀虫止痒等作用，可用于跌打损伤、肢体关节疼痛、活动不利，以及各类皮肤疾患等。坐浴可用于妇科和肛肠科疾患。

2. 操作及护理方法

遵医嘱正确配制好药液，药液温度一般以 40～50℃为宜，洗浴时要防止烫伤。洗浴时间每次 30～40 分钟，如有必要，可先熏后洗。患者坐浴和全身洗浴时，应注意观察病情，如发现异常，应立即停止洗浴。妇女在月经期间，不宜坐浴。除此之外，还可采用熏法进行室内外空气消毒、灭蚊虫，以及治疗某些皮肤疾患。

（四）熨敷疗法与护理

熨敷疗法，是将药物或药液加温后，直接敷于局部特定部位或穴位上，利用其温热效应及药物作用，以达到行气活血、散寒止痛、祛瘀消肿的目的。熨法有药熨法、盐熨法、醋熨法、坎离砂熨法和水熨法等。

1. 适用范围

熨敷疗法具有温通经络、散寒止痛、活血祛瘀等功用，可用于虚寒性脘腹痛、跌打损伤、寒湿痹痛、癃闭、泄泻、腹水等病证。

2. 操作及护理方法

遵医嘱备好熨敷所需用品，如热水袋、热熨袋，或将药物加热后装入袋中。温度要适宜，一般不可超过 70℃。将热熨袋放置于需要热熨的部位，时间为 30～60 分钟，温度不足时可加温重复使用。熨敷期间注意随时询问患者对热感的反应，观察局部情况，以免烫伤皮肤，必要时可随时停止热敷。阳热实证患者不宜使用熨敷法。

（五）掺药疗法与护理

掺药疗法，是将药物制成细粉末直接撒布于创面局部，以达到祛腐生新、清热止痛、生肌收口、促进创面愈合的目的。

1. 适用范围

掺药疗法适用于疮疡创面、皮肤溃烂或湿疹、口腔黏膜炎症、口腔溃疡等病症。

2. 操作及护理方法

清洁创面后，将药粉均匀撒布于创面上，用消毒纱布或油膏纱布覆盖，一般 1～2 天换药 1 次。具有祛腐拔毒功效的药末，有时会刺激创面，引起疼痛，应提前告知患者，以便取得患者的合作。

（六）吹药疗法与护理

吹药疗法，是将药物制成精细粉末，利用喷药管将药粉撒于病灶的一种外治法。

1. 适用范围

吹药疗法主要用于掺药法难以到达的部位，如咽喉、口腔、耳、鼻等处的炎症或溃疡等病症。

2. 操作及护理方法

准备好药末和喷药管。吹口腔、咽喉时，嘱患者漱口后，端坐靠背椅上，头向后仰，张口屏气，查清部位，用压舌板压住舌根，手持吹药器，将适量药物均匀吹入患处。吹药完毕后，令患者闭口，半小时内不要饮水进食，一般每日可吹 2～4 次。向咽喉部吹药时，气流压力不能过大、过猛，以防药末直接吹入气管引起呛咳。小儿禁用玻璃管作为吹药工具，以防咬碎损伤口腔。吹耳、鼻时，先拭净鼻腔和耳道，观察好病变部位，用吹药器将药末吹至患处。

（七）鲜药捣敷法与护理

鲜药捣敷法，是将某些具有药用作用的新鲜植物药洗净、捣碎，直接敷于患处，利用植物药浆汁中的有效成分达到清热解毒、消肿止痛、收敛止血等目的。

1. 适用范围

鲜药捣敷法用于一切外科阳证，如红肿热痛、创伤表面浅表出血、皮肤瘙痒、虫蛇咬伤等。常用的鲜药有蒲公英、紫花地丁、马齿苋、仙人掌、七叶一枝花、野菊花等。

2. 操作及护理方法

将鲜药放入容器内捣碎或用手揉烂，直接敷于患处，如条件允许，应给予固定包扎。使用时应注意洗净药物，清洁局部皮肤，防止感染。

八、中草药中毒及不良反应的护理

由于中草药多是动植物及矿物质，属于天然物质，人们常误认为中草药是绝对安全的。但仍有一些中草药在使用过程中，会发生中毒或不良反应，轻者给患者带来痛苦，重者会造成生命危险。因此，临床用药必须加强用药安全教育与管理。一旦发生中毒及不良反应，应积极进行解救与护理。

（一）常见有毒中草药的分类

1. 生物碱类

常见的生物碱类有毒中药有雷公藤、曼陀罗、藜芦、乌头、马兜铃、阿片、毒芹等。

2. 苷类

常见的苷类有毒中药有万年青、夹竹桃、商陆、芫花、鸦胆子、八角枫等。

3. 毒蛋白类

常见的毒蛋白类有毒中药有相思子、苍耳子、巴豆、蓖麻子、望江南等。

4. 植物类

常见的植物类有毒中药有红茴香、白果、藤黄、狼毒、细辛等。

5. 动物类

常见的动物类有毒中药有蟾酥、斑蝥、鱼胆、蜈蚣等。

6. 矿物类

常见的矿物类有毒中药有砒霜、朱砂、雄黄、轻粉、白降丹、红升丹、密陀僧、硫黄等。

（二）常见的中草药中毒原因

对于药物毒性的认识，从古至今有着很大的差异。古人认为"毒"为药物的总称，如《淮南子》云神农"尝百草之滋味……一日而遇七十毒"。也有人认为，药物毒性指的是药物的偏性，这种偏性既是中药发挥临床疗效的基础，也是药物损伤机体引发的不良反应。如《素问·五常政大论》根据药物偏性的大小，指出："大毒治病，十去其六；常毒治病，十去其七；小毒治病，十去其八；无毒治病，十去其九。"而现代认为药物的"毒"，是指药物的毒副作用，包括毒性作用和副作用。毒性作用是指用药后引起机体的损害性反应；副作用是指在常用剂量时出现的与治疗需要无关的不适反应，一般比较轻微，对机体危害不大，停药后能消失。本部分内容主要介绍具有毒副作用的中药发生中毒的原因。归纳起来主要有以下几个方面。

1. 中药本身含剧毒成分

部分中药本身含有剧毒成分，如乌头含乌头碱、马钱子含士的宁等，均有严格的用量与用法，稍有不慎，易引起人体中毒。

2. 中药误用

此类中毒多因不当使用或误用中药所致，比如由于药名相似、异名同物、异物同名或外形相似等情况，出现误食，发生中毒。如广豆根被误认为是北豆根，商陆被误认为是人参，洋金花叶被误认为是紫苏叶等。

3. 用量过大或用药时间过长

有些人误认为中药无毒或毒性小，不必严格控制剂量，在求治心切的情况下，盲目加大用量或长期使用，从而导致中毒。如曾有人大量服用人参出现鼻出血，大剂量使用黄芪出现剧烈腹痛，长期使用雷公藤出现再生障碍性贫血等。

4. 炮制因素

中药在应用之前，一般需要经过加工炮制，尤其是毒性较强的中药，如炮制得当，可以进一步增强疗效，降低中药的毒副作用。但是，如果炮制不合理或炮制不彻底，反而疗效会降低或增加毒副作用。如雄黄有毒，水飞后使药粉达到极细和纯净，降低毒性，便于制剂。

5. 配伍因素

单味中药成分复杂，组方后的化学成分就更为复杂。有时，药物毒性不大，却因配伍不当产生毒性。对此，古人就提出"十八反"和"十九畏"之说。若无充分根据和应用经验，一般不使用此类药物配伍，如甘遂不与甘草配伍，乌头不与瓜蒌、天花粉等配伍，以避免发生毒性反应。

6. 个体差异

由于个体差异，每个人对某些药物的耐药性存在差异。若个体对药物高度敏感，就会引起中毒。如白芍、熟地黄、牡蛎本为无毒之品，个别患者服用后却引起过敏反应。

（三）中药中毒的临床表现

中药成分复杂，尤其是一些具有毒性的中药，其药性多峻猛，临床用药稍有不慎，易出现中毒现象，严重时可能危及患者的生命。

1. 过敏反应

过敏反应的临床症状一般较轻，常表现为皮肤荨麻疹（风团状）或疱疹，此外兼见较轻的胸闷、咳喘或烦躁不安，部分患者出现恶心、呕吐、腹痛、腹泻等消化道症状，亦有因过敏性休克致死的病例。过敏反应多在用药后短期内出现，通常注射剂引发的过敏反应比口服给药更常见。

2. 中毒反应

（1）消化系统症状　药物中毒可见恶心、呕吐、上腹闷胀或烧灼感，腹痛、腹泻、肠鸣，甚至呕血、便血等消化系统症状。雷公藤、乌头类、雪上一枝蒿、藜芦等中毒，可出现上述症状。

（2）神经系统症状　药物中毒可见头晕、头痛、神志模糊、躁动不安、狂躁、谵妄、抽搐、口麻、肢麻、下肢强直或瘫痪等神经系统症状。马钱子、洋金花、生川乌、雪上一枝蒿、草乌、钩吻、商陆、苦杏仁等中毒可出现上述症状。

（3）循环系统症状　药物中毒可见胸闷、气短、心慌、心悸、怔忡、猝死等循环系统症状。乌头、藜芦、商陆等中毒可出现上述症状。

（4）泌尿系统症状　药物中毒可见尿频、尿急、尿痛、血尿、少尿或无尿等泌尿系统症状。关木通、斑蝥、马兜铃等中毒可出现上述症状。

（5）中毒性休克　药物中毒可出现昏迷、血压下降、不省人事、呼吸不规则、脉搏细弱等中毒性休克症状。洋金花、钩吻、山豆根、白果、甜瓜蒂、红娘子等中毒可出现上述症状。

（6）其他 药物中毒可见色素沉着、全身皮肤水肿或变硬、再生障碍性贫血、药物中毒性肝炎等症状。多见于雄黄、红升丹、黄药子、蟾蜍皮、金果榄等中药中毒。

（四）中草药中毒的解救方法与护理

中草药中毒与其他毒物中毒一样，具有来势急、病情变化快的特点，因此须准确、及时地开展解救与护理工作。

1. 快速隔断

发生中草药中毒时，应立即停止接触及服用有毒药物。

2. 快速排出

皮肤表面或黏膜部位接触尚未吸收的毒物时，用清水充分洗涤；对于非水溶性毒物，可选用适当溶剂。口服药物中毒，在服药后 2～3 小时内首选洗胃；不宜洗胃时，可用机械法（如手指、筷子、匙柄等）刺激咽部进行催吐，并配合催吐剂，减少人体对毒素的吸收。为迅速排出已进入肠道或残留于肠道的毒素，可采用硫酸钠或硫酸镁溶液口服，或番泻叶导泻，或使用生理盐水或肥皂水清洁灌肠。若有毒中草药具有腐蚀肠黏膜的作用，应先让患者服下植物油、牛奶、蛋清、豆浆、淀粉糊等，以保护肠黏膜。

3. 加速已吸收毒物的排出和解毒

若有毒药物已吸收进入血液和组织，必须及时进行解毒并加速排毒。可根据中毒药物的性状、成分、作用特点，选择不同的解毒方法和解毒剂，如应用利尿剂、血液透析、腹膜透析等排毒方法，以及中药解毒剂等。最常用的中药解毒剂有绿豆、甘草、生姜、蜂蜜等。

4. 严密观察病情变化，对症处理，做好记录

由于中药种类多，成分复杂，且剂量大小、中毒途径、处理时间存在差异，中毒反应各有不同。同时，药物的不同成分对不同组织、器官、系统的亲和力不同，出现的症状也有所差异。因此，必须密切观察病情，如生命体征、神志、面色、瞳孔等变化，及时记录各种排泄物的性质、气味、颜色和量的变化，并做好送检工作，以便明确诊断与治疗。特别是无特效解救方法时，更应及时予以支持治疗和对症处理。患者若出现烦躁不安、惊厥，应遵医嘱给予镇静剂，如氯丙嗪、水合氯醛等；出现呕吐、腹泻剧烈者，要注意其水、电解质紊乱情况，及时补液；对出现呼吸困难者，给予半卧位、吸氧等处理；对呼吸衰竭的患者，遵医嘱给予呼吸兴奋剂等。病床两旁应加装床挡，以免患者坠床，必要时遵医嘱使用约束带。

简答题

1. 中药的四气五味是指什么？
2. 简述中药的"七情"配伍关系。
3. 简述清热药的分类及主治。
4. 方剂的剂型有哪些？
5. 方剂的组成原则有哪些？

第七章 中医护理实用技术 ▷▷▷▷

第一节 刮痧

一、概述

（一）概念

刮痧是以中医经络腧穴理论为指导，通过特制的刮痧器具和相应的手法，蘸取一定介质在体表进行反复刮动、摩擦，使皮肤局部出现红色粟粒状疹点或暗红色出血点等"出痧"变化，从而达到活血透痧的作用。

（二）原理

1. 排毒：通过疏通腠理、促使发汗，达到排出体内毒素的目的。
2. 散瘀：借助舒筋通络、活血化瘀的作用，消散体内瘀滞。
3. 祛邪：针对不同病邪性质，分别发挥清热解毒、温经散寒等作用，同时兼具消炎止痛之效。

（三）适应证

感冒咳嗽、体虚易感、自汗盗汗、发热中暑、头晕头痛、纳差不寐、牙痛口疮、遗精阳痿、月经不调、子宫脱垂、关节肿痛、跌打损伤、小儿厌食、遗尿流涎等病症，可根据辨证情况选用刮痧。

（四）禁忌证

1. 妇女的乳头和孕妇的腹部、腰骶部禁刮。
2. 白血病、血小板减少症，慎刮；心力衰竭、肾功能衰竭、肝硬化腹水、全身重度水肿者，禁刮。
3. 凡刮治部位的皮肤有溃烂、损伤、炎症的患者，禁刮。
4. 大病初愈、重病、气虚血亏的患者及处于饱食或饥饿状态者，不宜刮痧。
5. 下肢静脉曲张的患者，慎刮。刮拭方向应从下向上，且力度宜轻。

二、操作规程

（一）操作前准备

1. 护士准备：着装整洁，戴好口罩、帽子，修剪指甲，洗净双手。

2. 物品准备：治疗盘、刮痧板、刮痧油、纸巾、洗手液、医疗垃圾桶、弯盘，必要时准备浴巾、屏风。

3. 评估患者：核对医嘱及患者信息，向患者解释刮痧操作的目的、方法及注意事项，取得患者的合作；检查患者刮治部位有无皮肤破损、出血等情况。

（二）操作步骤

1. 根据刮痧部位不同，协助患者取合适体位。头部、背部取坐位或俯卧位；刮胸胁、带脉时，嘱患者取站立位，嘱患者双手上举；腿部及以下部位，取半卧位或平卧位。

2. 检查刮痧板边缘是否光滑、有无缺损，防止划破皮肤。

3. 操作者采用七步洗手法洗手。

4. 告知患者刮痧时皮肤可能出现疼痛、灼热感，刮痧后皮肤会出现红紫色痧点或瘀斑，数日后可消失。

5. 背部刮痧前，帮助患者将开衫反穿，松开衣扣，暴露刮痧部位，同时注意保暖。

6. 根据病情选择相应主穴和配穴，须取穴准确，确保所刮部位与疾病相符。

7. 取少量刮痧油涂抹在穴位处。

8. 手握刮痧板，以45°角在确定的穴位处，根据部位特点自上而下或从左至右进行刮擦，保持单一方向，重按轻移，禁用暴力。常用刮痧手法如下。

（1）轻刮法　轻刮法是指刮痧板接触皮肤时，下压刮拭的力量小，受术者无疼痛及其他不适感。轻刮后皮肤仅出现微红，无瘀斑。本法宜用于年老体弱者、疼痛敏感部位及虚证患者。

（2）重刮法　重刮法是指刮痧板接触皮肤时，下压刮拭的力量较大，以患者能承受为度。本法宜用于腰背部脊柱两侧、下肢软组织较丰富处，青壮年体质较强者及实证、热证、痛症患者。

（3）快刮法　快刮法是指刮拭频率在每分钟30次以上的刮拭方法。此法宜用于体质强壮者，主要用于刮拭背部、四肢，以及辨证属于急性、外感病症的患者。

（4）慢刮法　慢刮法是指刮拭频率在每分钟30次以内的刮拭方法。本法主要用于刮拭头面部、胸部、下肢内侧等部位，以及辨证属于慢性病、体虚者。

（5）直线刮法　直线刮法又称直板刮法，是指用刮痧板在人体体表进行有一定长度的直线刮拭。本法宜用于身体比较平坦的部位，如背部、胸腹部、四肢等。

（6）弧线刮法　弧线刮法是指刮拭方向呈弧线形，刮拭后体表出现弧线形的痧痕，操作时刮痧方向多循肌肉走行，或根据骨骼结构特点而定。本法宜用于胸背部肋间隙、肩关节和膝关节周围等部位。

（7）摩擦法　摩擦法是指将刮痧板直接紧贴皮肤，或隔衣物进行有规律的旋转移动，或直线式往返移动，使皮肤产生热感。此法适用于麻木、发凉或绵绵隐痛的部位，如肩胛内侧、腰部和腹部；也可用于刮痧前，帮助患者放松。

（8）梳刮法　梳刮法是指使用刮痧板或刮痧梳从前额发际处及双侧太阳穴处，向后发际处做有规律的单向刮拭，如梳头状。此法适用于头痛、头晕、疲劳、失眠和精神紧张等症。

（9）点压法　点压法又称点按法，是指用刮痧板的边角直接点压穴位，力量逐渐加重，以患者能承受为度，保持数秒后将刮痧板快速抬起，重复操作 5 ～ 10 次。此法适用于肌肉丰满处的穴位，或刮痧力量不能深达、不宜直接刮拭的骨关节凹陷部位，如环跳、委中、犊鼻、水沟和背部脊柱棘突之间等。

（10）按揉法　按揉法是指用刮痧板在穴位处做点压按揉，点压后，刮痧板做往返或顺逆旋转。操作时刮痧板应紧贴皮肤不滑动，每分钟按揉 50 ～ 100 次。此法适用于太阳穴、曲池、足三里、内关、太冲、涌泉、三阴交等穴位。

（11）角刮法　角刮法是指使用角形刮痧板，或让刮痧板的棱角接触皮肤，刮痧板与体表成 45° 角，自上而下或由里向外刮拭。此法适用于四肢关节、脊柱两侧、骨骼之间和肩关节周围，如风池、内关、合谷、中府等穴位。

（12）边刮法　边刮法是指用刮痧板的长条棱边进行刮拭。此法适用于面积较大的部位，如腹部、背部和下肢等。

9. 刮治过程中，若出现皮肤干涩，可随时涂抹刮痧油后再刮，直至皮肤呈现红紫色痧象或毛孔舒张。

10. 对于不出痧的患者，不可强行出痧。

（三）操作后处理

1. 询问患者有无不适，观察病情及局部变化。

2. 撤去相关覆盖物，告知患者注意事项。

3. 协助患者取舒适体位。

4. 整理床单位，洗手，做好记录。

（四）注意事项

1. 空腹及饱食后 1 小时内不宜进行刮痧操作。

2. 第一次刮痧时力度宜轻，见痧即止，操作时间不宜过长，背部刮痧 20 ～ 30 分钟，头、面部刮痧少于 10 分钟。操作中用力要均匀，勿损伤皮肤。

3. 每周刮 1 ～ 2 次，两次刮痧间隔 3 ～ 6 天，以痧退为准。

4. 刮痧后 24 小时内不宜洗澡。

5. 大面积刮痧后可饮用热水或红糖水，饮食宜清淡，忌食生冷油腻之品。

6. 刮痧后注意避风寒，以防感受风寒而加重病情。

7.出痧处避免搔抓，宜穿着棉布类衣物。夏季应防止因出汗较多引起皮肤局部感染。

8.注意休息，避免过度劳累。

9.刮痧过程中若出现头晕、目眩、心慌、出冷汗、面色苍白、恶心欲吐，甚至神昏仆倒等晕刮现象，应立即停止刮痧，协助患者取平卧位，通知医生，配合处理。

10.使用过的刮痧板，应消毒后备用。

三、操作考核标准（表 7-1）

表 7-1　刮痧操作评分标准

姓名：　　　　得分：

项目	评分细则	分值	扣分标准	扣分
操作前准备 20 分	1.护士准备：着装整洁，洗手，修剪指甲，戴口罩	4	一项未做到扣 1 分	
	2.评估患者：了解病情，评估患者当前主要症状、临床表现、既往史、心理状况、体质、刮痧部位的皮肤情况、对疼痛的耐受度	8	每缺一项扣 1 分	
	3.物品准备：治疗盘、刮痧板、治疗碗（内盛少量清水或药液）。必要时准备浴巾、屏风等	8	每缺一项扣 1 分	
操作方法及程序 60 分	1.将用物携至床旁，核对医嘱，向患者解释，取得合作	4	一项未做到扣 1 分	
	2.协助患者取适宜体位，松开衣着，暴露刮痧部位，注意保暖。检查刮痧板边缘是否光滑、有无缺损，防止划破皮肤	10	未安排适宜体位扣 3 分 未检查刮痧板扣 5 分	
	3.告知患者刮痧时皮肤有疼痛、灼热的感觉，刮痧后皮肤会出现红紫色痧点或瘀斑，数日后方可消失	5	未告知扣 5 分 部分告知酌情分	
	4.用蘸湿的刮痧板在确定的部位从上至下刮擦，单一方向，禁用暴力。刮治过程中，用力均匀，皮肤出现干涩时，随时蘸湿再刮，直至皮肤出现红紫色痧点或瘀斑。不出痧的不可强行出痧	25	一项未做到扣 2 分 不正确扣 3 分	
	5.询问患者有无不适，观察病情及局部变化，调整手法力度。取穴准确，所刮部位与疾病相符	10	未询问扣 3 分 未做调整扣 5 分	
	6.撤去相关覆盖物，交代注意事项，协助患者取舒适体位。整理床单位，洗手，做好记录	6	未交代注意事项扣 2 分 未安排体位扣 2 分 其他酌情扣分	
效果评价 20 分	1.操作熟练，手法持久、有力、均匀、柔和、深透	5	较熟练扣 2 分， 不熟练扣 5 分	
	2.人文关怀	4	酌情扣分	
	3.患者无皮肤损伤、舒适、安全	6	一项达不到扣 2 分	
	4.用物、污物处置正确	5	未处置不得分 处置不正确扣 2 分	
合计		100		

监考人：　　　　日期：

四、模拟案例试题

【案例一】

郭某，女，27岁，已婚。患者因呼吸道感染伴咳嗽、咳痰入院就诊，体温38.6℃，脉搏82次/分，呼吸20次/分，血压108/80mmHg。血常规检查结果显示白细胞计数$10×10^9$/L。中医诊断：咳嗽，外感风邪证。医嘱：给予对症处理及中医适宜技术治疗。

问题1：根据患者目前病情，请选择两种主要的中医护理措施（5分）。

问题2：根据上述所列护理措施，拟定中医护理操作应选择的主穴和配穴，并进行一项操作（5分）。

【案例二】

陈某，43岁。既往有腰部扭伤史。现腰部刺痛7天，不能转侧，痛处拒按；舌质暗，有瘀斑，脉弦涩。体温36.4℃，脉搏75次/分，呼吸18次/分，血压138/73mmHg。中医诊断：腰痛，气滞血瘀证。医嘱：给予对症处理及中医适宜技术治疗。

问题1：根据患者目前病情，请选择两种主要的中医护理措施（5分）。

问题2：根据上述所列护理措施，拟定中医护理操作应选择的主穴和配穴，并进行一项操作（5分）。

【案例三】

段某，男，45岁。患者自诉因感受风寒，颈、肩、上肢窜痛麻木，以痛为主，头有沉重感，颈部僵硬，活动不利，恶寒畏风；舌淡红，苔薄白，脉弦紧。体温36.0℃，呼吸17次/分，脉搏82次/分，血压142/87mmHg。中医诊断：项痹，风寒痹阻证。医嘱：给予对症处理及中医适宜技术治疗。

问题1：根据患者目前病情，请选择两种主要的中医护理措施（5分）。

问题2：根据上述所列护理措施，拟定中医护理操作应选择的主穴和配穴，并进行一项操作（5分）。

【案例四】

王某，女，25岁。恶风寒，身热无汗，鼻塞，流黄浊涕，头痛，咽痛，咳嗽，有黄痰；舌红，舌苔薄黄，脉浮数。体温39.5℃，呼吸21次/分，脉搏89次/分，血压132/87mmHg。中医诊断：感冒，风热犯表证。医嘱：给予对症处理及中医适宜技术治疗。

问题1：根据患者目前病情，请选择两种主要的中医护理措施（5分）。

问题2：根据上述所列护理措施，拟定中医护理操作应选择的主穴和配穴，并进行一项操作（5分）。

【案例五】

李某，女，55岁。右侧肢体关节刺痛，痛处固定，膝关节局部有僵硬感，轻度活动受限；舌质紫暗，苔白而干涩。体温36.5℃，脉搏70次/分，呼吸19次/分，血压138/89mmHg。中医诊断：膝痹，瘀血痹阻证。医嘱：给予对症处理及中医适宜技术治疗。

问题1：根据患者目前病情，请选择两种主要的中医护理措施（5分）。

问题2：根据上述所列护理措施，拟定中医护理操作应选择的主穴和配穴，并进行一项操作（5分）。

【案例六】

王某，女，45岁。患者自诉左侧头部胀痛5天，阵发性剧痛，伴恶心、头晕、咽干口苦；舌红，苔黄，脉弦。体温36.7℃，呼吸19次/分，脉搏86次/分，血压139/90mmHg。中医诊断：头痛，肝阳头痛证。医嘱：给予对症处理及中医适宜技术治疗。

问题1：根据患者目前病情，请选择两种主要的中医护理措施（5分）。

问题2：根据上述所列护理措施，拟定中医护理操作应选择的主穴和配穴，并进行一项操作（5分）。

【案例七】

张某，女，53岁。患者诉失眠心烦，时时耳鸣，口干舌燥，记忆力明显减退，偶有心慌，心绪不宁；舌红，脉细数。体温36.5℃，呼吸19次/分，脉搏90次/分，血压135/82mmHg。中医诊断：失眠，阴虚火旺证。医嘱：给予对症处理及中医适宜技术治疗。

问题1：根据患者目前病情，请选择两种主要的中医护理措施（5分）。

问题2：根据上述所列护理措施，拟定中医护理操作应选择的主穴和配穴，并进行一项操作（5分）。

【案例八】

黄某，男，16岁。淋雨后晨起发现左侧口眼歪斜，左眼不能闭合，口角流涎，吃饭时颊内存食，左侧额纹消失，眼裂增大，鼓腮示齿尚可，吹口哨漏气，口角下垂，左鼻唇沟消失；舌淡，苔薄白，脉浮。体温36.5℃，呼吸17次/分，脉搏74次/分，血压133/80mmHg。中医诊断：面瘫，风寒袭络证。医嘱：给予对症处理及中医适宜技术治疗。

问题1：根据患者目前病情，请选择两种主要的中医护理措施（5分）。

问题2：根据上述所列护理措施，拟定中医护理操作应选择的主穴和配穴，并进行一项操作（5分）。

【案例九】

向某，女，56 岁。患者因反复腹泻、腹痛 6 个月，加重 2 周入院。患者自诉常有胸胁胀痛，每遇情绪紧张即发腹痛，大便稀溏，泻后痛减，颜色正常，每日晨起发作，日行 3～5 次，伴有四肢乏力，形体消瘦，精神萎靡，纳差；舌淡，苔白腻，脉弦。体温 36.2℃，呼吸 17 次 / 分，脉搏 74 次 / 分，血压 123/77mmHg。中医诊断：泄泻，肝郁脾虚证。医嘱：给予对症处理及中医适宜技术治疗。

问题 1：根据患者目前病情，请选择两种主要的中医护理措施（5 分）。

问题 2：根据上述所列护理措施，拟定中医护理操作应选择的主穴和配穴，并选择其中一项进行操作（5 分）。

【案例十】

张某，女，40 岁。患者诉头晕目眩，上肢有麻木感，头重如裹，恶寒湿，食欲差，近几日进食量少；舌暗红，苔厚腻，脉弦滑。体温 36.0℃，呼吸 17 次 / 分，脉搏 72 次 / 分，血压 130/86mmHg。中医诊断：项痹，痰湿阻络证。医嘱：给予对症处理及中医适宜技术治疗。

问题 1：根据患者目前病情，请选择两种主要的中医护理措施（5 分）。

问题 2：根据上述所列护理措施，拟定中医护理操作应选择的主穴和配穴，并选择其中一项进行操作（5 分）。

第二节　耳穴埋籽

一、概述

（一）概念

耳穴埋籽法，又称耳穴贴压法，是将能够代替耳针的药丸、药籽、谷类或其他物品置于胶布上，贴于穴位，用手指按压，刺激耳郭上的穴位或反应点，通过经络传导，达到防治疾病目的的一种操作方法。

（二）原理

1. 调理脏腑：刺激耳穴，通过经络的络属与传导功能，调节脏腑功能，预防和治疗疾病。

2. 疏通经络：按压手法作用于耳穴，激发并调整经络之气的运行，进而影响经络所属的脏腑、组织、肢节，以调节机体的生理、病理状态。

（三）适应证

耳穴埋籽法适用于疼痛性疾病、炎性疾病、变态反应性疾病、内分泌代谢紊乱性疾病，以及其他内科、外科、妇科、儿科、五官科等疾病，亦可用于预防感冒、晕车、晕船及预防和处理输血、输液反应。

（四）禁忌证

1. 耳郭局部有炎症、冻疮或表面皮肤有破溃者，不宜进行耳穴埋籽。
2. 有习惯性流产史的孕妇不宜进行耳穴埋籽。
3. 严重贫血、过度疲劳、精神高度紧张者，慎用或暂不使用。

（五）常见疾病取穴（表7-2）

表7-2　常见疾病取穴

病症	主穴	配穴
休克	肾上腺、心、枕、皮质下	升压点
膈肌痉挛	耳中、神门、交感、胃	
尿频	交感、外生殖器、艇角、内分泌	
尿潴留	肾、膀胱、交感、内分泌、输尿管	皮质下、尿道
输尿管结石	输尿管、肾、交感、皮质下、膀胱	
糖尿病	胰、胆、内分泌、三焦、神门	肺
内分泌紊乱	内分泌、缘中、皮质下、肾、交感	（女性：卵巢）
口腔溃疡	口、内分泌、神门、舌、肺	
急慢性阑尾炎	阑尾、大肠、交感、肺	内分泌
内外痔	直肠、大肠、脾、肾上腺	神门、皮质下
扭伤、冻伤	神门、肝、皮质下、枕、相应部位	
晕车、晕船	肾、内耳、神门	胃
痛经	内生殖器、内分泌、交感、肾	卵巢
内耳眩晕症	肾、神门、枕、内耳、皮质下	心、胃
荨麻疹	风溪、神门、肺、枕、内分泌、交感、肾上腺	相应部位
中耳炎	肾、内耳、内分泌、枕、外耳	
过敏性鼻炎	内鼻、肾上腺、额、内分泌、肺	风溪
睑腺炎	眼、肝、脾	肾上腺
落枕	肺、肾上腺、枕、大肠、内分泌	

二、操作规程

（一）操作前准备

1. 护士准备：着装整洁，戴好口罩、帽子，修剪指甲，洗净双手。

2. 物品准备：治疗盘、王不留行籽、耳压板、胶布、75% 酒精、棉签、探棒、止血钳或镊子、弯盘、污物盘，必要时可备耳穴模型。

3. 评估患者：①主要症状、既往史，以及妊娠情况。②对疼痛的耐受程度。③有无对胶布、药物等过敏情况。④耳部皮肤情况。

（二）操作步骤

1. 核对医嘱及患者信息，做好解释。

2. 协助患者取合适、舒适的体位。

3. 遵医嘱，探查耳穴敏感点，确定贴压部位。

4. 用 75% 的酒精自上而下、由内到外、从前到后消毒耳部皮肤。

5. 选用质硬而光滑的王不留行籽或莱菔子等丸状物黏附在 7mm×7mm 大小的胶布中央，用止血钳或镊子夹住贴敷于选好耳穴的部位上，并给予适当按压（揉），使患者有热、麻、胀、痛的感觉，即"得气"。常用按压手法如下。

（1）对压法　对压法是指用食指和拇指的指腹置于患者耳郭的正面和背面，相对按压，至出现热、麻、胀、痛等感觉，食指和拇指可边压边左右移动，或做圆形移动，一旦找到敏感点，则持续对压 20 ～ 30 秒。对内脏痉挛性疼痛、躯体疼痛有较好的镇痛作用。

（2）直压法　直压法是指用指尖垂直按压耳穴，至患者产生胀痛感，持续按压 20 ～ 30 秒，间隔片刻，重复按压，每次按压 3 ～ 5 分钟。

（3）点压法　点压法是指用指尖一压一松地按压耳穴，每次间隔 0.5 秒。本法以患者感到胀而略沉重刺痛为宜，用力不宜过重。一般每次每穴可按压 2 ～ 7 下，具体可视病情而定。本法属于补法，具有补虚的作用，适用于各种虚证、久病体弱、年老体衰及耳穴敏感者。

（4）轻柔按摩法　轻柔按摩法是指用指腹将压贴的药丸压实贴紧，然后按顺时针方向，轻轻按压并旋转，以患者出现酸胀、胀痛或轻微刺痛为度。一般每穴按摩 27 转。此法若用力轻微属补法，具有补虚的作用，适用于久病体虚、年老体弱及疼痛敏感者；若用力适中，属平补平泻法，是最常用的一种手法。

6. 观察患者局部皮肤，询问有无不适感。

（三）操作后处理

1. 询问患者有无不适，观察病情及局部变化。

2. 交代注意事项。

3. 协助患者取舒适体位。

4. 整理床单位，洗手，做好记录。

（四）注意事项

1. 贴压耳穴应注意防水，以免脱落。

2. 夏天易出汗，贴压耳穴不宜过多，时间不宜过长，以防胶布潮湿或皮肤感染。

3. 如对胶布过敏者，可用黏合纸代之。

4. 耳郭皮肤有炎症或冻伤者，不宜采用本法。

5. 对过度饥饿、疲劳、精神高度紧张、年老体弱者及孕妇的按压宜轻，对急性疼痛性病症宜用重手法以产生强刺激，习惯性流产者慎用。

三、操作考核标准（表7-3）

表 7-3 耳穴埋籽操作评分标准

姓名：　　　　　得分：

项目	评分细则	分值	扣分标准	扣分
操作前准备20分	1. 护士准备：仪表大方，举止端庄，态度和蔼；服装、鞋帽整齐，洗手，戴口罩	6	一项未做到扣2分	
	2. 评估患者：核对姓名、诊断，介绍并解释，患者理解与配合。体位舒适合理	8	每缺一项扣2分	
	3. 物品准备：治疗盘、王不留行籽、皮肤消毒液、棉球、探棒、棉签、镊子、胶布、弯盘	6	每缺一项扣1分	
操作方法及程序60分	1. 将用物携至床旁，核对医嘱，向患者解释，取得合作	8	一项未做到扣2分	
	2. 协助患者取适宜体位，术者站于患者右侧，一手持耳轮后上方，一手持探针	8	未安排适宜体位扣3分 手持方法不对扣3分	
	3. 另一手持探棒自上而下在选区内找敏感点。轻重适宜，与患者有沟通	8	寻找顺序不对扣4分 未询问患者扣2分	
	4. 再次核对穴位后，用皮肤消毒液擦拭（其范围视耳郭大小而定）。复诊则先清洗后消毒	6	未再次核对扣3分 未消毒扣3分	
	5. 埋籽方法准确，指腹按压，选择的穴位与疾病相符、定穴位置正确、调节手法力度	15	一项未做到扣5分 不正确扣3分	
	6. 询问患者有无不适，观察病情及局部变化	5	一项未做到扣2分	
	7. 撤去用物，交代注意事项（防水、更换时间、按压次数及方法），协助患者取舒适体位。整理床单位，洗手，做好记录	10	未交代注意事项扣2分 未安排体位扣2分 其他酌情扣分	

续表

项目	评分细则	分值	扣分标准	扣分
效果评价20分	1. 操作熟练，动作规范，护患沟通有效	5	较熟练扣2分，不熟练扣5分	
	2. 关爱患者，体现以患者为中心的服务理念	5	酌情扣分	
	3. 患者无皮肤损伤、舒适、安全	5	一项达不到扣2分	
	4. 用物、污物处置正确	5	未处置不得分，处置不正确扣2分	
合计		100		

监考人：　　　　　日期：

四、模拟案例试题

【案例一】

李某，男，55岁。患者自诉夜眠差，性情急躁易怒，近日不思饮食，口渴喜饮，目赤口苦，小便黄赤，大便秘结；舌红，苔黄，脉弦数。中医诊断：不寐，肝郁化火证。医嘱：予对症处理及中医适宜技术治疗。

问题1：根据患者目前病情，请选择两种主要的中医护理措施（5分）。

问题2：根据上述所列护理措施，拟定中医护理操作应选择的主穴和配穴，并进行一项操作（5分）。

【案例二】

患者，男性，25岁。连日来偶感风寒，鼻塞、流涕、喷嚏、纳差、头痛乏力，体温38℃，遂前来就医。中医诊断：感冒，风寒袭表证。医嘱：予对症处理及中医适宜技术治疗。

问题1：根据患者目前病情，请选择两种主要的中医护理措施（5分）。

问题2：根据上述所列护理措施，拟定中医护理操作应选择的主穴和配穴，并进行一项操作（5分）。

【案例三】

患者，女，52岁。头晕目眩，动则加剧，面色㿠白，神疲乏力，心悸少寐；舌淡，苔薄白，脉细弱。中医诊断：眩晕，气血亏虚证。医嘱：予对症处理及中医适宜技术治疗。

问题1：根据患者目前病情，请选择两种主要的中医护理措施（5分）。

问题2：根据上述所列护理措施，拟定中医护理操作应选择的主穴和配穴，并进行

一项操作（5分）。

【案例四】

赵某，男，67岁。平素大便燥结，近来数日未行大便，诉腹部不适，腹部胀满，拒按；舌红，苔黄，有芒刺，脉沉实有力。中医诊断：便秘，热结肠道证。医嘱：予对症处理及中医适宜技术治疗。

问题1：根据患者目前病情，请选择两种主要的中医护理措施（5分）。

问题2：根据上述所列护理措施，拟定中医护理操作应选择的主穴和配穴，并进行一项操作（5分）。

【案例五】

孙某，女，48岁。胃痛隐隐，绵绵不休，冷痛不适，喜温喜按，空腹痛甚，得食则缓，劳累或食冷或受凉后疼痛发作或加重，泛吐清水，食少，神疲乏力，手足不温，大便溏薄；舌淡，苔白，脉虚弱。中医诊断：胃脘痛，脾胃虚寒证。医嘱：予对症处理及中医适宜技术治疗。

问题1：根据患者目前病情，请选择两种主要的中医护理措施（5分）。

问题2：根据上述所列护理措施，拟定中医护理操作应选择的主穴和配穴，并进行一项操作（5分）。

【案例六】

卢某，女，32岁。每于经前数日及经期小腹冷痛，得热痛减，按之痛甚，经量少，色不鲜，夹乌黑瘀块，质稀，疼痛时畏寒肢冷，甚则恶心呕吐、白带多；舌苔白腻，脉沉紧。中医诊断：痛经，寒凝气滞证。医嘱：予对症处理及中医适宜技术治疗。

问题1：根据患者目前病情，请选择两种主要的中医护理措施（5分）。

问题2：根据上述所列护理措施，拟定中医护理操作应选择的主穴和配穴，并进行一项操作（5分）。

【案例七】

曹某，男，47岁，身高170cm，体重90kg，形体肥胖，肌肉结实。患者常觉口渴、易饥饿、爱吃寒凉之品，食量大，大便燥结，数日一行；舌红，苔黄腻，脉沉迟。中医诊断：肥胖，胃火炽盛证。医嘱：予对症处理及中医适宜技术治疗。

问题1：根据患者目前病情，请选择两种主要的中医护理措施（5分）。

问题2：根据上述所列护理措施，拟定中医护理操作应选择的主穴和配穴，并进行一项操作（5分）。

【案例八】

蔡某，女，35岁。患者近日与家人发生口角，心情不快，情志不遂，不思饮食，呕吐吞酸，嗳气频作，胸胁胀满，烦闷不舒；舌边红，苔薄白，脉弦。中医诊断：呕吐，肝气犯胃证。医嘱：予对症处理及中医适宜技术治疗。

问题1：根据患者目前病情，请选择两种主要的中医护理措施（5分）。

问题2：根据上述所列护理措施，拟定中医护理操作应选择的主穴和配穴，并进行一项操作（5分）。

【案例九】

患者，女，30岁。头痛头胀，痛在两颞，时作时止，游走不定，痛连枕颈；舌质淡红，苔薄白，脉弦。中医诊断：少阳头痛，少阳气郁证。医嘱：予对症处理及中医适宜技术治疗。

问题1：根据患者目前病情，请选择两种主要的中医护理措施（5分）。

问题2：根据上述所列护理措施，拟定中医护理操作应选择的主穴和配穴，并进行一项操作（5分）。

【案例十】

患者，女，67岁。高血压病史5年余。患者现自觉眩晕，头重如蒙，视物旋转，胸闷恶心，呕吐痰涎，食少多寐；舌胖大，有齿痕，苔白腻，脉濡滑。中医诊断：眩晕，痰浊上扰证。医嘱：予对症处理及中医适宜技术治疗。

问题1：根据患者目前病情，请选择两种主要的中医护理措施（5分）。

问题2：根据上述所列护理措施，拟定中医护理操作应选择的主穴和配穴，并进行一项操作（5分）。

第三节　穴位按摩

一、概述

（一）概念

穴位按摩是在中医基本理论指导下，运用点、揉、叩击等手法，作用于经络腧穴或病变部位，疏通经络，达到预防和治疗疾病目的的一种物理疗法。

（二）原理

1.调理脏腑：穴位按摩刺激腧穴或病变部位，通过经络的络属与传导功能，调节脏腑功能，从而预防和治疗疾病。

2.疏通经络：按摩手法作用于人体的经络、腧穴，激发并调整人体经气的运行，进而影响经络所属的脏腑、组织、肢节，以调节机体的生理、病理状况。

3.行气活血：按摩手法的刺激，使局部毛细血管扩张，血液循环加快，缓解或消除血管痉挛，使瘀血得以消散。

4. 理筋整复：按摩手法通过其作用，对筋脉损伤和骨缝错位、紊乱等进行理筋整复，纠正其解剖位置的异常，从而缓解软组织的痉挛和恢复关节的功能。

（三）适应证

1. 骨伤科疾病，如颈椎病、肩周炎、腰椎间盘突出症、落枕、急性腰扭伤、四肢关节扭伤和各种关节脱位等。

2. 内科疾病，如胃脘痛、便秘、腹泻、眩晕等。

3. 妇科疾病，如痛经、子宫脱垂、产后缺乳、急性乳腺炎等。

4. 五官科疾病，如近视、慢性鼻炎、耳鸣、耳聋等。

5. 儿科疾病，如发热、咳嗽、呕吐、泄泻、疳积、肌性斜颈、盗汗等。

6. 神经内科疾病，如头痛、中风及颅脑外伤后遗症的康复等。

此外，穴位按摩也可用于减肥、美容、康复及保健等。

（四）禁忌证

1. 凝血机制障碍，如白血病、血小板减少症等患者，禁忌按摩。

2. 各种急性传染病（急性期）、恶性肿瘤病灶局部、各种溃疡性皮肤病局部、烧伤创面等，均禁忌按摩。

3. 严重的心血管疾病、肝病患者及精神疾病发作期患者，禁忌按摩。

4. 未复位的骨折移位或关节脱位、严重内脏器质性病变等，禁忌按摩。

5. 年老体弱及急危重症患者，禁忌按摩。

6. 饱食、饥饿、醉酒等状态下禁忌按摩。

7. 月经期、妊娠期妇女的腹部和腰骶部禁忌按摩。

二、操作规程

（一）操作前准备

1. 护士准备：着装整洁，戴好口罩、帽子，修剪指甲，洗净双手。

2. 物品准备：按摩床，高低不同的凳子，靠背椅，各种规格的软垫或大小不等的枕头，治疗卡，治疗盘，治疗巾，大毛巾等。按实际情况准备按摩介质（如滑石粉、凡士林、红花油等）。

3. 评估：①评估环境；②核对医嘱及患者信息；③向患者解释穴位按摩的作用、方法，以取得患者的合作；④评估患者当前主要症状、临床表现、既往史、心理状况、体质、按摩部位的皮肤情况。

（二）操作步骤

1. 备齐用物，携至床旁。

2.协助患者取合适、舒适的体位。

3.遵医嘱确定腧穴部位，选用适宜的按摩手法及强度。常见的按摩手法如下。

（1）点法　用指端或屈曲的指间关节部，着力于施术部位，持续进行点压的手法，称为点法。此法包括拇指端点法、屈拇指点法和屈食指点法等。临床常用拇指端点法。

拇指端点法：手握空拳，拇指伸直并紧靠于食指中节，以拇指端着力于施术部位或穴位上。前臂与拇指主动发力，进行持续点压。亦可采用拇指按法的手法形态，用拇指端进行持续点压。

屈拇指点法：屈拇指，以拇指指间关节桡侧，着力于施术部位或穴位。拇指端抵于食指中节桡侧缘以助力。前臂与拇指主动施力，进行持续点压。

屈食指点法：屈食指，其他手指相握，以食指第一指间关节突起部着力于施术部位或穴位上，拇指末节尺侧缘紧压食指指甲部以助力。前臂与食指主动施力，进行持续点压。

（2）揉法　以一定力度按压在施术部位，带动皮下组织做环形运动的手法，称为揉法。

拇指揉法：以拇指螺纹面着力，按压在施术部位，带动皮下组织做环形运动的手法。以拇指螺纹面置于施术部位上，余四指置于其相对或合适的位置以助力，腕关节微屈或伸直，拇指主动做环形运动，带动皮肤和皮下组织，每分钟操作120～160次。

中指揉法：以中指螺纹面着力，按压在施术部位，带动皮下组织做环形运动的手法。中指的指间关节伸直，掌指关节微屈，以中指螺纹面着力于施术部位上，前臂做主动运动，通过腕关节，使中指螺纹面在施术部位上，做轻柔灵活的小幅度的环形运动，带动皮肤和皮下组织，每分钟操作120～160次。为加强揉动的力量，可用食指螺纹面，搭于中指远端的指间关节背侧，进行操作，也可用无名指螺纹面，搭于中指远端的指间关节背侧，进行操作。

掌根揉法：以手掌掌面、掌根部位着力，按压在施术部位，带动皮下组织做环形运动的手法。肘关节微屈，腕关节放松，并略背伸，手指自然弯曲，以掌根部附着于施术部位上，前臂做主动运动，带动腕掌做小幅度的环形运动，使掌根部在施术部位上环形运动，带动皮肤和皮下组织，每分钟操作120～160次。

在临床治疗的实际运用中，上述这些基本操作方法可以单独或复合运用，也可以选用属于经穴推拿技术的其他手法，比如按法、点法、弹拨法、叩击法、拿法、掐法等，视具体情况而定。

（3）叩击法　用手的特定部位或特制的器械，在治疗部位反复叩击的手法，称为叩击法。各种叩击法操作时，用力应果断、快速。击打后，将施术手立即抬起，叩击的时间要短暂。击打时，手腕既要保持一定的姿势，又要放松，以一种有控制的弹性力进行叩击，使手法既有一定的力度，又让患者感觉缓和舒适，切忌用暴力打击，以免造成不必要的损伤。

（4）一指禅推法　该法是用拇指指端、螺纹面着力于一定部位或穴位上，腕部放松，沉肩、垂肘、悬腕，肘关节略低于手腕，以肘部为支点，前臂做主动摆动，带动腕部和拇指关节做屈伸活动，手法的频率为每分钟120～160次。腕部摆动时，使产生的力持续作用于治疗部位。本法接触面积较小，但渗透力度较大，适用于全身各部穴位，用于治疗头痛、胃痛、腹痛及关节筋骨酸痛等疾病。

（5）拿法　用拇指和食、中两指，或其余四指相对用力，在一定部位或穴位上，做一松一紧的提捏，这种方法被称为拿法。此法适用于颈项、肩、四肢等部位，常用于治疗颈椎病、肩周炎、失眠、感冒等病症。

4.按摩时间一般宜在饭后1～2小时进行。每个穴位施术1～2分钟，以局部透热为度。

5.操作过程中询问患者的感受。若患者感觉不适，应及时调整手法或停止操作，以防发生意外。

6.常见疾病推拿部位和穴位。

（1）头面部取印堂、太阳、头维、攒竹、睛明、鱼腰、丝竹空、四白等穴。

（2）颈项部取风池、风府、肩井、天柱、大椎等穴。

（3）胸腹部取天突、膻中、中脘、下脘、气海、关元、天枢等穴。

（4）腰背部取肺俞、肾俞、心俞、膈俞、华佗夹脊、大肠俞、命门、腰阳关等穴。

（5）肩部及上肢部取肩髃、肩贞、手三里、天宗、曲池、极泉、小海、内关、合谷等穴。

（6）臀及下肢部取环跳、居髎、风市、委中、昆仑、足三里、阳陵泉、梁丘、血海、膝眼等穴。

（三）操作后处理

1.询问患者有无不适，观察病情及局部皮肤。

2.协助患者整理衣着，安排舒适的体位。

3.交代注意事项，予以相关健康宣教。

4.整理床单位，洗手，做好记录并签字。

（四）注意事项

1.协助患者取舒适体位，注意保暖和保护患者隐私。

2.操作前应修剪指甲，以防损伤患者皮肤。

3.根据医嘱准确取穴，按摩用力要均匀、柔和、持久，禁用暴力。

4.操作过程中随时观察患者的一般情况，若患者对取穴、手法的反应感到不适，应及时调整或停止操作，以免发生意外。

5.使用叩击法时，有严重心血管疾病者禁用，冠状动脉旁路移植术患者慎用。

三、操作考核标准（表7-4）

表7-4　穴位按摩操作评分标准

姓名：　　　　　　得分：

项目	评分细则	分值	扣分标准	扣分
操作前准备20分	1. 护士准备：着装整洁，洗手，修剪指甲，戴口罩	4	一项未做到扣1分	
	2. 评估：评估环境，了解病情，评估患者当前主要症状、临床表现、既往史、心理状况、体质、按摩部位的皮肤情况	8	每缺一项扣1分	
	3. 物品准备：按摩床、高低不等的凳子、靠背椅、枕头、治疗卡、治疗盘、治疗巾、大毛巾等，必要时准备介质及屏风	8	每缺一项扣4分	
操作方法及程序60分	1. 将用物携至床旁，核对医嘱，向患者解释，取得合作	4	一项未做到扣1分	
	2. 根据病情协助患者取适宜体位，必要时协助松开衣着，注意保暖，铺治疗巾于按摩部位	5	未安排适宜体位扣3分	
	3. 根据患者的症状、发病部位、年龄及耐受性，选择四种以上适宜的按摩手法和刺激强度，确定穴位，进行按摩	25	缺少一种手法扣2分 动作要领一个不正确扣5分 穴位定位不准确扣2分	
	4. 告知按摩时穴位处出现得气的感觉。随时询问患者对手法的反应，若有不适，应及时调整手法或停止操作，以防意外	10	未告知扣2分 未询问扣3分 未做调整扣5分	
	5. 禁用暴力，按摩手法衔接流畅，操作时间安排合理。取穴准确，选择的穴位与疾病相符	10	一项未做到扣2分 不正确扣3分	
	6. 撤去治疗巾，评估病情缓解情况，交代注意事项，协助患者坐起。整理床单位，洗手，做好记录	6	未交代注意事项扣2分 未协助恢复体位扣2分 其他酌情扣分	
效果评价20分	1. 操作熟练，选用手法合理、力度适宜、均匀、柔和、深透	8	较熟练扣2分 不熟练扣5分	
	2. 患者无皮肤损伤、舒适、安全	6	一项达不到扣2分	
	3. 用物、污物处置正确，洗手，做好记录	6	未处置不得分 处置不正确扣2分	
合计		100		

监考人：　　　　　　日期：

四、模拟案例试题

【案例一】

刘某，43 岁。前一晚聚餐，多食肥甘厚味，晨起胃脘胀满疼痛，呕吐宿食，吐后舒畅，呕吐物酸臭；舌苔白腻，脉滑。体温 36.2℃，脉搏 81 次 / 分，呼吸 20 次 / 分，血压 138/83mmHg。中医诊断：呕吐，饮食内伤证。医嘱：给予对症处理及中医适宜技术治疗。

问题 1：根据患者目前病情，请选择两种主要的中医护理措施（5 分）。

问题 2：根据上述所列护理措施，拟定中医护理操作应选择的主穴和配穴，并进行一项操作（5 分）。

【案例二】

刘某，23 岁。既往有腰部扭伤史。患者腰部刺痛 3 天，现不能转侧，痛处拒按；舌质暗，有瘀斑，脉弦涩。腰椎 CT 平扫未见骨折。体温 36.2℃，脉搏 76 次 / 分，呼吸18 次 / 分，血压 108/73mmHg。中医诊断：腰痛，气滞血瘀证。医嘱：给予对症处理及中医适宜技术治疗。

问题 1：根据患者目前病情，请选择两种主要的中医护理措施（5 分）。

问题 2：根据上述所列护理措施，拟定中医护理操作应选择的主穴和配穴，并进行一项操作（5 分）。

【案例三】

肖某，43 岁。淋雨受寒后，患者腰腿部冷痛重着，转侧不利，虽静卧亦不减，遇寒痛增，得热则减，伴下肢活动受限；舌质胖淡，苔白腻，脉弦。体温 36.9℃，脉搏66 次 / 分，呼吸 17 次 / 分，血压 128/63mmHg。中医诊断：腰痛，寒湿痹阻证。医嘱：行相关检查，给予中医适宜技术治疗。

问题 1：根据患者目前病情，请选择两种主要的中医护理措施（5 分）。

问题 2：根据上述所列护理措施，拟定中医护理操作应选择的主穴和配穴，并进行一项操作（5 分）。

【案例四】

赵某，女，29 岁。产后面色无华，唇甲苍白，大便干燥，偶有头晕心悸；舌质淡，脉细弱。体温 36.8℃，脉搏 83 次 / 分，呼吸 18 次 / 分，血压 105/63mmHg。中医诊断：便秘，血虚肠燥证。医嘱：给予对症处理及中医适宜技术治疗。

问题 1：根据患者目前病情，请选择两种主要的中医护理措施（5 分）。

问题 2：根据上述所列护理措施，拟定中医护理操作应选择的主穴和配穴，并进行一项操作（5 分）。

【案例五】

刘某，38 岁。咳嗽气粗，咳痰黄稠，咳声嘶哑，咽痛，伴发热，口微渴；舌红，苔黄，脉浮数。体温 37.2℃，脉搏 81 次 / 分，呼吸 20 次 / 分，血压 128/73mmHg。中医诊断：咳嗽，风热犯肺证。医嘱：给予对症处理及中医适宜技术治疗。

问题 1：根据患者目前病情，请选择两种主要的中医护理措施（5 分）。

问题 2：根据上述所列护理措施，拟定中医护理操作应选择的主穴和配穴，并进行一项操作（5 分）。

【案例六】

王某，37 岁。今晨起床时感觉颈后部不适，疼痛且逐渐加重。现症见颈项部和左肩部酸痛不适，转头时加剧，局部肌肉有僵硬感，且压痛点刺痛明显；舌质暗，脉弦涩。中医诊断：落枕，气滞血瘀证。医嘱：给予对症处理及中医适宜技术治疗。

问题 1：根据患者目前病情，请选择两种主要的中医护理措施（5 分）。

问题 2：根据上述所列护理措施，拟定中医护理操作应选择的主穴和配穴，并进行一项操作（5 分）。

【案例七】

赵某，女，50 岁。面色潮红，急躁易怒，口干口苦，眩晕，头胀痛，夜眠差，大便干结，小便赤黄；舌红，苔黄，脉弦。体温 36.9℃，脉搏 78 次 / 分，呼吸 17 次 / 分，血压 112/69mmHg。中医诊断：眩晕，肝阳上亢证。医嘱：给予对症处理及中医适宜技术治疗。

问题 1：根据患者目前病情，请选择两种主要的中医护理措施（5 分）。

问题 2：根据上述所列护理措施，拟定中医护理操作应选择的主穴和配穴，并进行一项操作（5 分）。

【案例八】

刘某，女，32 岁。面色少华，诉多梦易醒，心悸健忘，神疲乏力，食欲差；舌淡，苔薄，脉细弱。体温 36.2℃，脉搏 69 次 / 分，呼吸 17 次 / 分，血压 102/67mmHg。中医诊断：不寐，心脾两虚证。医嘱：给予对症处理及中医适宜技术治疗。

问题 1：根据患者目前病情，请选择两种主要的中医护理措施（5 分）。

问题 2：根据上述所列护理措施，拟定中医护理操作应选择的主穴和配穴，并进行一项操作（5 分）。

【案例九】

刘某，女，35 岁。患者因受风寒，颈、肩、上肢窜痛麻木，以痛为主，头有沉重感，颈部僵硬，活动不利，恶寒畏风；舌淡红，苔薄白，脉弦紧。体温 36.2℃，脉搏

76次/分，呼吸17次/分，血压102/67mmHg。中医诊断：项痹，风寒痹阻证。医嘱：给予对症处理及中医适宜技术治疗。

问题1：根据患者目前病情，请选择两种主要的中医护理措施（5分）。

问题2：根据上述所列护理措施，拟定中医护理操作应选择的主穴和配穴，并进行一项操作（5分）。

【案例十】

张某，女，45岁，体型偏瘦。头晕目眩，心悸气短，面色苍白，唇甲少华，倦怠乏力；舌淡，苔少，脉细弱。体温36.5℃，脉搏80次/分，呼吸17次/分，血压112/67mmHg。中医诊断：项痹，气血亏虚证。医嘱：给予对症处理及中医适宜技术治疗。

问题1：根据患者目前病情，请选择两种主要的中医护理措施（5分）。

问题2：根据上述所列护理措施，拟定中医护理操作应选择的主穴和配穴，并进行一项操作（5分）。

第四节　拔罐法

一、概述

（一）概念

拔罐法是以罐或筒为工具，利用热力排出罐内空气，形成负压，使之吸附于腧穴或应拔部位的体表，使被拔部位的皮肤充血、瘀血，产生刺激以调节功能，而达到防治疾病目的的一种技术操作方法。

（二）原理

1. 邪出正复

通过拔罐使邪出正复，以协调脏腑、调节阴阳、扶助正气。

2. 气血通畅

通过拔罐使气血通畅，以温经通络、除湿逐寒。

3. 活血散瘀

通过拔罐可活血散瘀，以消肿止痛、排出病邪。

4. 吸毒排脓

通过拔罐的吸毒排脓作用，使毒邪排出、气血通畅，促进创口愈合。

（三）适应证

拔罐法适用于感冒咳嗽、支气管炎、哮喘、头痛、高血压、三叉神经痛、面神经麻痹、失眠、胃肠炎、腹泻、便秘、胆囊炎、胃肠痉挛、腰椎间盘突出症、肩周炎、落枕、月经不调、盆腔炎、痛经、功能性子宫出血、阳痿、早泄、遗精、前列腺增生症、百日咳、口腔溃疡、目赤肿痛、痤疮、湿疹等病症。

此外，拔罐法还可用于防病、强身。

（四）禁忌证

1. 孕妇的腹部、腰骶部不宜拔罐。
2. 皮肤过敏、溃疡破溃处，水肿、肿瘤、大血管处不宜拔罐。
3. 患有易出血疾病，如血友病、血小板减少症、紫癜等患者不宜拔罐。
4. 骨折部位、静脉曲张部位不宜拔罐。
5. 高热、抽搐、肺结核活动期的患者不宜拔罐。

二、操作规程

（一）操作前准备

1. 护士准备：着装整洁，戴好口罩、帽子，修剪指甲，洗净双手。
2. 物品准备：治疗盘、罐具（种类及大小适宜）、血管钳、95%酒精棉球、火柴或打火机、广口瓶、弯盘，必要时准备毛毯、屏风、垫枕。根据拔罐方法及局部情况备纸片、凡士林、棉签、0.5%碘伏、镊子、干棉球、三棱针或梅花针、胶布等。
3. 评估患者：核对医嘱，向患者解释操作目的、过程及注意事项，以取得患者的合作；检查患者拔罐部位有无皮肤破损、出血等情况。

（二）操作步骤

1. 备齐物品，携至床旁，做好解释，取得患者配合。
2. 根据拔罐部位协助患者取适宜体位，暴露拔罐部位，注意保暖。
3. 根据部位不同，选用合适的火罐，并检查罐口边缘是否光滑。
4. 根据拔罐目的，确定腧穴位置。
5. 点火：根据拔罐部位，选用不同的点火方法，具体如下。

（1）闪火法　闪火法是指用镊子夹一个95%酒精棉球，点燃后伸入罐内中段绕一周（切勿将罐口烧热，以免烫伤皮肤），迅速将火退出，立即将罐扣按在施术部位或穴位上。

（2）贴棉法　贴棉法是指用一块大小适宜的95%酒精棉，贴在罐内壁中段（不要过湿），点燃后迅速按扣在应拔的部位。

（3）投火法　投火法是指用一个易燃纸片或95%酒精棉球（拧干），点燃后投入罐内，迅速将罐按扣在应拔的部位。此法适用于侧位横拔。

6. 拔罐：根据病情需要，选用不同的拔罐方法，具体如下。

（1）留罐法　留罐法又名坐罐法，将罐吸附在皮肤上不动，直至皮肤呈现瘀血，一般留置10～15分钟，此法适用于镇痛治疗。

（2）闪罐法　闪罐法即将罐拔住后，立即起下，如此反复多次地拔住起下，至皮肤潮红充血或瘀血为度。该法多用于局部肌肤麻木、疼痛等症，尤其适用于不宜留罐的情况，如小儿患者及年轻女性的面部等部位。

（3）走罐法　走罐法又称推罐法，即拔罐时，先在所拔部位的皮肤及罐口上，涂一层凡士林等润滑油，再将罐拔住；然后，医者用右手握住罐体，向上、下或左、右方向往返推动，至所拔部位的皮肤红润、充血，甚或瘀血时，将罐取下。此法宜用于面积较大、肌肉丰厚部位的治疗，如脊背、腰臀、大腿等部位的酸痛、麻木、风湿痹痛等症。

（4）刺血拔罐法　刺血拔罐法指在患部皮肤常规消毒后，先用梅花针叩打，或用三棱针浅刺，使局部出血，再行拔罐，留置 5～10 分钟，起罐后消毒局部皮肤。该法多用于治疗丹毒、扭伤、乳痈等。

7.观察：随时检查火罐吸附情况，观察局部皮肤紫红的程度，查看皮肤有无烫伤、小水疱等异常情况，询问患者的感觉。

8.起罐：左手扶住罐体并使其向左倾斜，右手以拇指或食指从罐口旁边按压一下皮肤，待空气进入罐内即可将罐取下。

（三）操作后处理

1.询问患者有无不适，观察病情及局部变化。

2.向患者交代注意事项。

3.协助患者取舒适体位。

4.整理床单位，洗手，做好记录。

（四）注意事项

1.病室温度适宜，避免直接吹风，防止受凉。

2.拔罐时应取合适、舒适的体位。选择肌肉较丰满、富有弹性的部位拔罐，骨骼凹凸不平和毛发较多处不宜拔罐。

3.用闪火法拔罐时，酒精棉球应干湿适宜。棉球太干，火力不足，会影响罐的吸力；棉球太湿，则酒精易滴落，易发生意外。

4.拔罐时动作要稳、准、快，防止烫伤。

5.拔罐中应注意询问患者的感觉，观察局部情况。拔罐区出现冒凉气、温热感、紫斑、瘀血或痧痕、微痛等现象，属于拔罐的正常反应；若出现局部发紧、发酸、疼痛较明显或灼痛，应取下罐体，更换适宜部位后重新拔罐。

6.注意有无晕罐先兆，如出现头晕、心慌、恶心、面色苍白、呼吸急促、四肢厥冷、脉细数等现象，应立即起罐，让患者平卧（或头低足高位），轻者饮用温开水，一般休息片刻即可恢复；重者可点按水沟、合谷、内关、足三里、百会、气海、关元等穴，必要时采用中西医结合方法处理。

7.采用闪火法、投火法时不要让火源溅落，采用水煮罐或药煮罐时，应注意甩干罐内温水或药液，并检查罐口温度，以防烫伤。

8.起罐时禁止强拉硬拽。

9. 用过的火罐需要消毒后方可备用。

三、操作考核标准（表7-5）

表 7-5　拔罐法操作评分标准

姓名：　　　　　得分：

项目	评分细则	分值	扣分标准	扣分
操作前准备 20 分	1. 护士准备：着装整洁，洗净双手，修剪指甲，戴口罩	4	一项未做到扣1分	
	2. 评估患者：了解病情，评估患者当前主要症状、临床表现、既往史、心理状况、拔罐部位的皮肤情况等	6	每缺一项扣1分	
	3. 物品准备：治疗盘、罐具（种类及大小适宜）、血管钳、95%酒精棉球、火柴或打火机、广口瓶、弯盘，必要时准备毛毯、屏风、垫枕	10	每缺一项扣1分	
操作方法及程序 60 分	1. 将用物携至床旁，核对医嘱，向患者解释，取得合作	5	一项未做到扣1分	
	2. 协助患者取适宜体位，松开衣着，暴露拔罐部位，清洁皮肤，注意保暖	10	未安排适宜体位扣3分	
	3. 根据拔罐目的，确定腧穴位置，选择合适火罐，并检查罐口边缘是否光滑	10	定位不正确扣5分 未检查扣5分	
	4. 点火：选择合适的点火方式，酒精棉球干湿适宜。点燃明火后在罐内中下段环绕，未烧到罐口	10	酒精过干过湿扣5分 烧到罐口扣5分	
	5. 拔罐：准确扣在已经选定的部位，罐内形成负压，吸附力强；安全熄火后，将燃着的酒精棉球稳妥、迅速地投入广口瓶。 观察：随时检查火罐吸附情况，局部皮肤红紫的程度，皮肤有无烫伤或小水疱，一般留罐10分钟左右，询问患者的感觉	15	一项未做到扣5分 不正确扣3分 火罐吸附不强酌情扣分	
	6. 起罐：左手扶住罐体向左倾斜，右手以拇指或食指从罐口旁边按压一下皮肤，待空气进入罐内即可将罐取下。交代注意事项，协助患者取舒适体位。整理床单位，洗手，做好记录	10	起罐方法不正确扣3分 未交代注意事项扣2分 未协助取舒适体位扣2分	
效果评价 20 分	1. 操作熟练，拔罐部位及方法正确，手法稳、准、快	5	较熟练扣2分	
	2. 拔罐部位准确、操作熟练、皮肤情况、局部皮肤吸附力、患者感觉、目标达到的程度	6	酌情扣分	
	3. 患者无皮肤损伤，感觉舒适、安全	4	一项达不到扣1分	
	4. 用物、污物处置正确	5	未处置不得分 处置不正确扣2分	
合计		100		

注：若有皮肤烫伤、衣裤等被烧坏，均为不合格。

监考人：　　　　　日期：

四、模拟案例试题

【案例一】

李某，男，60岁。患者因喘息、气短、腰膝酸软半日入院。患者有慢性支气管炎、慢性阻塞性肺疾病病史。现咳嗽少痰，喘息、气短，动则加重，乏力，腰膝酸软，偶有头晕，手足心热；舌质淡，舌苔薄少。中医诊断：肺胀（慢性阻塞性肺疾病稳定期），肺肾气阴两虚证。医嘱：完善相关检查，给予对症处理及中医适宜技术治疗。

问题1：根据患者目前病情，请选择两种主要的中医护理措施（5分）。

问题2：根据上述所列护理措施，拟定中医护理操作应选择的穴位，并进行一项操作（5分）。

【案例二】

王某，女，22岁，未婚未育，既往体健。患者因突然胃脘部剧烈疼痛，呕吐不止2小时余，急诊入院。患者突发呕吐，胃脘部剧痛，呕吐物清稀无酸腐，头痛，恶寒，口淡不渴，肠鸣音亢进，腹泻3次，体温37.8℃；舌质淡红，苔白腻。中医诊断：呕吐（急性胃炎），风寒袭胃证。医嘱：完善相关检查，给予对症处理及中医适宜技术治疗。

问题1：根据患者目前病情，请选择两种主要的中医护理措施（5分）。

问题2：根据上述所列护理措施，拟定中医护理操作应选择的穴位，并进行一项操作（5分）。

【案例三】

周某，男，36岁。患者因寻常型银屑病10年入院。查体：皮损部位呈肥厚浸润状，经久不退，颜色暗红，鳞屑附着紧密；舌质紫暗，苔少。中医诊断：白疕（寻常型银屑病），瘀血阻络证。医嘱：给予对症处理及中医适宜技术治疗。

问题1：根据患者目前病情，请选择两种主要的中医护理措施（5分）。

问题2：根据上述所列护理措施，拟定中医护理操作应选择的穴位及操作方法，并进行一项操作（5分）。

【案例四】

张某，男，80岁。患者因中风5个月余，半身不遂，左侧肢体僵硬入院。患者现半身不遂，患肢僵硬，拘挛变形，舌强不语，肢体肌肉萎缩；舌红，苔少，脉细。中医诊断：中风（脑梗死恢复期），肝肾亏虚证。医嘱：给予对症处理及中医适宜技术治疗。

问题1：根据患者目前病情，请选择两种主要的中医护理措施（5分）。

问题2：根据上述所列护理措施，拟定中医护理操作应选择的穴位及操作方法，并进行一项操作（5分）。

【案例五】

苏某，女，60岁。患者因外感风邪，发热1天入院。既往有慢性支气管炎病史。患者发热，恶风，头痛，肢体酸痛，咳嗽咽痛，气急，痰黄质稠，不易咳出；舌质红，苔薄白，脉滑。中医诊断：喘病（慢性阻塞性肺疾病急性发作期），风热犯肺证。医嘱：给予对症处理及中医适宜技术治疗。

问题1：根据患者目前病情，请选择两种主要的中医护理措施（5分）。

问题2：根据上述所列护理措施，拟定中医护理操作应选择的穴位及操作方法，并进行一项操作（5分）。

【案例六】

何某，女。患者因与家人吵架，情志不畅，出现胃脘部胀痛不适，持续半日后入院。既往有胃溃疡病史。患者胃脘胀痛，窜及两胁，善叹息，嗳气频繁，口苦，性急易怒，嘈杂泛酸；舌质淡红，苔薄白。中医诊断：胃痛（消化性溃疡），肝胃不和证。医嘱：完善相关检查，给予对症处理及中医适宜技术治疗。

问题1：根据患者目前病情，请选择两种主要的中医护理措施（5分）。

问题2：根据上述所列护理措施，拟定中医护理操作应选择的穴位及操作方法，并进行一项操作（5分）。

【案例七】

赵某，男，20岁。患者因连续伏案工作多日，感觉颈肩部疼痛、麻木不适而入院。患者现颈、肩、上肢窜痛麻木，以痛为主，头有沉重感，颈部僵硬，活动不利，恶寒畏风；舌淡红，苔薄白，脉弦紧。中医诊断：项痹（神经根型颈椎病），风寒痹阻证。医嘱：完善相关检查，给予对症处理及中医适宜技术治疗。

问题1：根据患者目前病情，请选择两种主要的中医护理措施（5分）。

问题2：根据上述所列护理措施，拟定中医护理操作应选择的穴位及操作方法，并进行一项操作（5分）。

【案例八】

吴某，女，38岁。患者因腰部僵硬，腰腿痛剧烈2日入院。患者腰腿部疼痛剧烈，痛有定处，俯仰活动艰难；舌质暗紫，苔薄白。中医诊断：腰痹（腰椎间盘突出症），气滞血瘀证。医嘱：完善相关检查，给予对症处理及中医适宜技术治疗。

问题1：根据患者目前病情，请选择两种主要的中医护理措施（5分）。

问题2：根据上述所列护理措施，拟定中医护理操作应选择的穴位及操作方法，并进行一项操作（5分）。

【案例九】

唐某，女，18岁。患者因受寒后呼吸急促、喘息不适半日入院。既往有支气管哮喘病史。患者喉中哮鸣如水鸡声，呼吸急促，喘憋气逆，痰多、色白、多泡沫、易咳出，口不渴，喜喝热饮，恶寒，肢冷，面色青晦；舌苔白滑。中医诊断：哮病（支气管哮喘）发作期，寒哮证。医嘱：完善相关检查，给予对症处理及中医适宜技术治疗。

问题1：根据患者目前病情，请选择两种主要的中医护理措施（5分）。

问题2：根据上述所列护理措施，拟定中医护理操作应选择的穴位及操作方法，并进行一项操作（5分）。

【案例十】

王某，男，38岁。患者因腰部出现簇集性丘疹、水疱，疼痛不适2天而入院。患者腰部皮损处鲜红，疱壁紧张，灼热刺痛感明显，伴口苦咽干，烦躁，小便黄，大便干；舌质红，苔薄黄。中医诊断：蛇串疮（带状疱疹），肝经郁热证。医嘱：完善相关检查，给予对症处理及中医适宜技术治疗。

问题1：根据患者目前病情，请选择两种主要的中医护理措施（5分）。

问题2：根据上述所列护理措施，拟定中医护理操作应选择的穴位及操作方法，并进行一项操作（5分）。

第五节　艾条灸

一、概述

（一）概念

艾条灸属中医针灸疗法中的灸法，是以艾绒为主要原料制成的艾条为工具，通过熏烤、温熨体表腧穴或特定部位，借助热力与艾绒药性的共同作用，达到温通气血、祛风散寒、扶正祛邪的目的，从而防治疾病、保健强身的一种中医外治方法。

（二）原理

1. 调节局部与全身机能

温热刺激可促进局部皮肤充血、毛细血管扩张，增强血液循环与淋巴循环；缓解平滑肌痉挛，提升局部组织代谢能力，促进炎症、粘连、渗出物、血肿等病理产物的消散吸收，实现温通经络、活血化瘀、行气散结之效。

2. 镇静镇痛与扶正祛邪

艾条灸能促使大脑皮质抑制性物质扩散，降低神经系统兴奋性，发挥镇静、镇痛作用；同时激发人体正气，增强抗病能力，达到防病保健、延年益寿的目的。

3. 促进药物吸收

温热作用可辅助艾绒及相关配伍药物有效成分的吸收，增强治疗效果。

（三）适应证

艾条灸适用于各种慢性虚寒型疾病及寒湿所致的疼痛，如胃脘痛、腰背酸痛、四肢冷痛、月经寒痛等；亦适用于中气不足所致的急性腹痛、吐泻、四肢不温等症。

（四）禁忌证

1. 暴露部位，如颜面，不宜直接灸，以防形成瘢痕影响美观。
2. 皮薄、肌少、筋肉结聚处，妊娠期妇女的腰骶部、下腹部，男女乳头、阴部、睾丸等部位不宜施灸；关节部位、大血管处、心脏部位不宜直接灸；眼球因属颜面部暴露部位，亦不宜灸。
3. 极度疲劳、过饥、过饱、酒醉、大汗淋漓、中暑、情绪不稳者，以及妇女经期，忌灸。
4. 某些传染病、高热、昏迷、抽搐期间，或身体极度衰竭、形销骨立者，忌灸。
5. 实热证、阴虚发热、邪热内炽者，禁灸。

二、操作规程

（一）操作前准备

1. 护士准备：着装整洁，戴好口罩、帽子，修剪指甲，洗净双手。
2. 物品准备：治疗盘、火柴、广口瓶、艾条、弯盘，必要时准备浴巾、屏风等。
3. 评估患者：了解病情，评估患者当前主要症状、临床表现、既往史、心理状况、体质、对疼痛的耐受性、施灸部位的皮肤情况。

（二）操作步骤

1. 将用物携至床旁，核对医嘱，向患者解释，以取得患者的合作。
2. 遵医嘱选择施灸部位或穴位，协助患者取适宜体位，协助其松开施灸部位的衣着，注意保暖。
3. 告知患者在施灸过程中皮肤会出现烧灼、热烫的感觉，也有可能出现烫伤、水疱。艾绒点燃后可出现较淡的中药燃烧气味。
4. 手持艾条，将点燃的一端对准施灸部位，以患者感到温热但无灼痛为宜，并随时将艾灰弹入弯盘。灸至局部皮肤出现红晕即可。施灸部位宜遵循先上后下的原则，先灸头顶、胸背，后灸腹部、四肢。
5. 对于昏厥、局部知觉迟钝的患者，可将食指和中指分开，置于施灸部位的两侧，这样可以通过护士手指的感觉来测知患者局部的受热程度，以便随时调节施灸的距离，从而防止烫伤。为意识清醒的患者施灸时，应随时询问其有无灼痛感，并调整距离，防止烫伤。注意观察患者病情，若施灸部位出现水疱，须及时按照规范流程进行处理。

6. 正确选择不同的艾灸手法。

（1）温和灸　将点燃的艾条对准施灸部位，距离皮肤 2～3cm，使患者局部有温热感为宜，每处灸 10～15 分钟，至皮肤出现红晕为度。

（2）雀啄灸　将点燃的艾条对准施灸部位的皮肤，距离 2～3cm，如同鸟雀啄食般一上一下移动施灸，如此反复操作，一般每穴灸 10～15 分钟，至皮肤出现红晕为度。

（3）回旋灸　将点燃的艾条悬于施灸部位上方约 2cm 处，手持艾条反复旋转移动，移动范围约 3cm，每处灸 10～15 分钟，以皮肤出现红晕为度。

（三）操作后处理

1. 熄灭艾火，询问患者有无不适，观察病情及局部变化。

2. 清洁局部皮肤，向患者交代注意事项。

3. 协助患者取舒适体位。

4. 整理床单位，洗手，做好记录。

（四）注意事项

1. 大血管处、孕妇腹部和腰骶部、皮肤感染处、溃疡处、瘢痕部位，以及有出血倾向者不宜施灸。空腹或餐后 1 小时以内不宜施灸。

2. 一般情况下，施灸的顺序是先上后下，先阳后阴。

3. 施灸时及时将艾灰弹入弯盘，防止艾灰脱落烧伤皮肤或衣物。

4. 施灸过程中询问患者有无不适，注意观察患者的皮肤情况，对糖尿病、肢体麻木及感觉迟钝的患者，尤应注意防止烧伤。

5. 如局部出现小水疱，保持局部清洁干燥，无须特殊处理，可自行吸收；水疱较大时，可用无菌注射器抽吸疱液后，以无菌纱布覆盖。

6. 施灸结束，立即将艾条插入广口瓶以熄灭艾火。

7. 酌情开窗通风，注意保暖，避免吹对流风。

三、操作考核标准（表 7-6）

表 7-6　艾条灸操作评分标准

姓名：　　　　　　得分：

项目	评分细则	分值	扣分标准	扣分
操作前准备 20 分	1. 护士准备：着装整洁，洗手，剪指甲，戴口罩	4	一项未做到扣 1 分	
	2. 评估患者：了解病情，评估患者当前主要症状、临床表现、既往史、心理状况、体质、对疼痛的耐受性、施灸部位局部皮肤情况	8	每缺一项扣 1 分	
	3. 物品准备：治疗盘、火柴、广口瓶、艾条、弯盘，必要时准备浴巾、屏风等	8	每缺一项扣 1 分	

项目	评分细则	分值	扣分标准	扣分
操作方法及程序60分	1. 将用物携至床旁，核对医嘱，向患者解释，取得合作	4	一项未做到扣1分	
	2. 遵医嘱选择施灸部位或穴位，协助患者取适宜体位，协助松开衣着，注意保暖	5	未安排适宜体位扣3分	
	3. 告知施灸过程中皮肤会出现烧灼、热烫的感觉，也可能会出现烫伤、水疱，艾绒点燃后可出现较淡的中药燃烧气味	10	未告知扣5分 部分告知扣2分 其他酌情扣分	
	4. 手持艾条，将点燃的一端对准施灸部位，使患者感到温热但无灼痛为度，随时弹去艾灰至弯盘，灸至局部皮肤红晕，施灸部位宜先上后下，先灸头顶、胸背，后灸腹部、四肢	25	出现烫伤扣10分 灭火方法不正确扣2分 其他酌情扣分	
	5. 随时询问患者有无灼痛感，并调整距离，防止烧伤，注意观察病情，如有水疱，能正确处理，正确使用温和灸、雀啄灸和回旋灸的方法	10	未观察扣3分 时间不合理扣3分 穴位定位不准确扣2分 出现水疱，处理方法不正确扣2分	
	6. 正确熄灭艾火，清洁局部皮肤，协助患者取舒适体位，交代注意事项，整理床单位，洗手，做好记录	6	灭火方法不正确扣2分 未交代注意事项扣2分 未安排体位扣2分	
效果评价20分	1. 操作熟练，动作敏捷，稳、准、快	9	较熟练扣2分， 不熟练扣5分	
	2. 患者无皮肤损伤，感觉舒适、安全、体贴	6	一项达不到扣2分	
	3. 用物、污物处置正确	5	未处置不得分 处置不正确扣2分	
合计		100		

监考人：　　　　　　日期：

四、模拟案例试题

【案例一】

王某，男，21岁。患者在工地施工时淋雨，继而症见咳嗽，咳声重浊，咳痰稀薄色白，量中等，伴怕冷，无汗；舌苔薄白，脉浮紧。体温36.7℃，脉搏76次/分，呼吸19次/分，血压113/70mmHg。中医诊断：咳嗽，风寒袭肺证。医嘱：给予对症处理及中医适宜技术治疗。

问题1：根据患者目前病情，请选择两种主要的中医护理措施（5分）。

问题2：根据上述所列护理措施，拟定中医护理操作应选择的主穴和配穴，并进行

一项操作（5 分）。

【案例二】

罗某，女，67 岁，农民。主诉：左膝关节疼痛，伴活动不利 5 年，加剧 1 个月。症见左膝关节轻微肿胀，疼痛，外膝眼处有明显压痛，关节因疼痛而活动不利，遇寒湿时疼痛加剧，遇热痛减；舌淡，苔厚白稍腻，脉细。X 线检查示左胫骨髁间隆起稍尖锐，关节面尚平整，关节间隙变窄，提示退行性病变。中医诊断：膝痹，寒湿闭阻证。医嘱：给予对症处理及中医适宜技术治疗。

问题 1：根据患者目前病情，请选择两种主要的中医护理措施（5 分）。

问题 2：根据上述所列护理措施，拟定中医护理操作应选择的主穴和配穴，并进行一项操作（5 分）。

【案例三】

王某，女，36 岁，工人。主诉：口角右歪 1 天。患者自诉 1 天前，因受空调冷气直吹面颊后，逐渐出现口角右歪，左眼闭合障碍。症见口角右歪，左鼻唇沟变浅，左眼闭合时眼裂增宽，左眉抬举障碍，左侧额纹消失，鼓腮漏气，左耳后疼痛、压痛；舌淡红，苔白，脉弦滑有力。中医诊断：面瘫，风痰阻络证。医嘱：给予对症处理及中医适宜技术治疗。

问题 1：根据患者目前病情，请选择两种主要的中医护理措施（5 分）。

问题 2：根据上述所列护理措施，拟定中医护理操作应选择的主穴和配穴，并进行一项操作（5 分）。

【案例四】

周某，男，71 岁，退休职工。主诉：颈项部酸痛 10 年，加重 2 天。患者诉 10 年前无明显诱因，出现颈项部酸痛，赴当地医院就诊。经 X 线检查后诊断为颈椎病，经针灸治疗后，症状缓解，但 10 年间时有复发。2 天前，患者因伏案劳累，颈项部酸痛不适，活动时疼痛加剧。现颈项部肌肉稍有僵硬，第 4、第 5 颈椎旁压痛明显，颈部活动功能尚可，但活动时酸痛症状加重；上臂牵拉试验阴性；X 线检查示颈椎曲度变直，第 4、第 5、第 6 颈椎轻度增生；舌淡红，苔白，脉弦细。中医诊断：项痹，肝肾亏虚证。医嘱：给予对症处理及中医适宜技术治疗。

问题 1：根据患者目前病情，请选择两种主要的中医护理措施（5 分）。

问题 2：根据上述所列护理措施，拟定中医护理操作应选择的主穴和配穴，并进行一项操作（5 分）。

【案例五】

吴某，女，58 岁，家庭主妇。1 周前在家拖地后，患者出现右肘关节疼痛，并呈进行性加重，疼痛剧烈，右肘关节活动受限。查体：右侧肱骨外上髁稍有肿胀，局部压痛明显，前臂内、外旋受限，尤以内旋时疼痛加重，不能握拳。诊断：肱骨外上髁炎。医嘱：给予对症处理及中医适宜技术治疗。

问题1：根据患者目前病情，请选择两种主要的中医护理措施（5分）。

问题2：根据上述所列护理措施，拟定中医护理操作应选择的主穴和配穴，并进行一项操作（5分）。

【案例六】

余某，女，46岁，职工。主诉：右肩背部疼痛2年，加重3天。患者诉2年前受寒后出现右肩背部疼痛不适，经中药内服（药方不详）及针刺治疗，症状有所好转，但时有复发。3天前因沐浴受凉，致右肩部疼痛加重，活动时加剧，经针刺治疗，疗效不明显。现症见右肩部及右肩胛区肌肉僵硬、酸痛，有广泛性压痛，活动时疼痛加剧；舌质淡红，苔白腻，脉弦细滑。诊断：背部肌筋膜炎，寒湿阻滞证。医嘱：给予对症处理及中医适宜技术治疗。

问题1：根据患者目前病情，请选择两种主要的中医护理措施（5分）。

问题2：根据上述所列护理措施，拟定中医护理操作应选择的主穴和配穴，并进行一项操作（5分）。

【案例七】

马某，男，18岁，学生。平素畏寒怕冷，食欲差，稍进油腻或寒凉之物，则大便次数增加，大便稀溏，肢倦乏力，时有腹部冷痛胀满；舌淡胖，苔白滑，脉沉无力。中医诊断：泄泻，脾肾阳虚证。医嘱：给予对症处理及中医适宜技术治疗。

问题1：根据患者目前病情，请选择两种主要的中医护理措施（5分）。

问题2：根据上述所列护理措施，拟定中医护理操作应选择的主穴和配穴，并进行一项操作（5分）。

【案例八】

刘某，女，17岁。经行腹痛3年，此次月经第1天小腹疼痛难忍，面色苍白，形寒肢冷，经量少，夹有紫红色血块；舌苔白，脉沉细弦。诊断：痛经，寒凝气滞证。医嘱：给予对症处理及中医适宜技术治疗。

问题1：根据患者目前病情，请选择两种主要的中医护理措施（5分）。

问题2：根据上述所列护理措施，拟定中医护理操作应选择的主穴和配穴，并进行一项操作（5分）。

【案例九】

方某，女，37岁。主诉：左侧头痛时有发作2年，加重2天。发作前常有闪光、视物模糊、肢体麻木等先兆，数分钟至1小时出现一侧头部一跳一跳的疼痛，并逐渐加剧，伴有恶心、呕吐。中医诊断：头痛。医嘱：给予对症处理及中医适宜技术治疗。

问题1：根据患者目前病情，请选择两种主要的中医护理措施（5分）。

问题2：根据上述所列护理措施，拟定中医护理操作应选择的穴位，并进行一项操作（5分）。

【案例十】

张某，女，48岁，工人。上腹胃脘部疼痛隐隐，痛处喜按，空腹痛甚，纳后痛减，泛吐清水，喜暖，大便溏薄，神疲乏力，或手足不温；舌淡苔薄，脉虚弱或迟缓。西医诊断：慢性胃炎、十二指肠球部溃疡。中医诊断：胃脘痛，脾胃虚寒证。医嘱：给予对症处理及中医适宜技术治疗。

问题1：根据患者目前病情，请选择两种主要的中医护理措施（5分）。

问题2：根据上述所列护理措施，拟定中医护理操作应选择的主穴和配穴，并进行一项操作（5分）。

第六节　中药涂药

一、概述

（一）概念

中药涂药技术是将中药制成水剂、酊剂、油剂、膏剂等剂型，涂抹于患处或涂抹于纱布后外敷患处，以达到祛风除湿、解毒消肿、止痒镇痛目的的一种操作方法。

（二）原理

1. 药效：不同性味的药物，通过透皮吸收发挥活血化瘀、清热解毒、消肿止痛、祛瘀生新的作用。

2. 穴效：药物刺激穴位，产生局部刺激作用和经络调节作用，达到疏通经络、调和营卫、协调脏腑功能的目的。

（三）适应证

中药涂药技术适用于由各种皮肤病、虫蛇咬伤、烧烫伤、跌打损伤、疖痈、静脉炎等引起的红、肿、热、痛、瘙痒等症状。

（四）禁忌证

1. 药物过敏者禁用。

2. 婴幼儿的颜面部、过敏体质者及妊娠期妇女慎用。

二、操作规程

（一）操作前准备

1. 护士准备：着装整洁，戴好口罩、帽子，修剪指甲，洗净双手。

2. 物品准备：治疗盘、中药制剂、治疗碗、弯盘、涂药板（棉签）、镊子、生理盐水棉球、纱布或绵纸、胶布或弹力绷带、治疗巾等，必要时准备中单、屏风、大毛巾。

3. 评估患者：核对医嘱及患者信息，向患者解释操作目的、方法及配合要点，取得患者的合作，检查患者涂药部位有无皮肤破损、出血等情况。

（二）操作步骤

1. 调节病室温度。

2. 备齐用物，携至床旁。根据涂药部位，协助患者取适宜体位，暴露涂药部位，必要时用屏风遮挡以保护患者隐私。

3. 用生理盐水棉球清洁皮肤并观察局部皮肤情况，在患处下方铺治疗巾。

4. 将中药制剂均匀涂抹于患处或涂抹于纱布后外敷于患处，涂药范围以超出患处1～2cm 为宜。常见剂型用法如下。

（1）混悬液　先摇匀，再用棉签涂抹。

（2）水、酊剂类药物　用镊子夹棉球蘸取药物涂擦，干湿度适宜，以不滴水为度，涂药均匀。

（3）膏状类药物　用棉签或涂药板，取药涂擦，涂药厚薄均匀，以 0.2cm～0.3cm 为宜。

（4）霜剂　用手掌或手指，反复擦抹，使之渗入肌肤。

（5）散剂　将中药散剂用蜂蜜或麻油等调和后，加水或醋调匀，涂于患处，可覆盖纱布保湿，每1～2 日更换1 次。

5. 根据涂药的位置、药物的性质，必要时选择适当的敷料覆盖并固定。

6. 涂药过程中，随时询问患者有无不适。

7. 操作完毕，协助患者着衣，安排舒适体位。

（三）操作后处理

1. 询问患者有无不适，观察病情及局部变化，如皮肤温度等。

2. 撤去用物，向患者交代注意事项。

3. 协助患者取舒适体位。

4. 整理床单位，洗手，做好记录。

（四）注意事项

1. 过敏体质者及妊娠期妇女慎用。

2. 涂药前，须清洁局部皮肤。

3. 涂药不宜过厚，以防毛孔堵塞。

4. 涂药后，观察局部及全身的情况，如出现丘疹、瘙痒、水疱或局部肿胀等过敏现象，应停止用药，并将药物擦洗干净，报告医生，配合处理。

5. 患处若有敷料粘连，不可强行撕脱，可用生理盐水棉球蘸湿敷料后再揭，并擦去药渍。

6. 对初起有脓头或成脓阶段的肿疡，脓头部位不宜涂药。

7. 乳痈涂药时，在敷料上剪一缺口，使乳头露出，利于乳汁排空。

三、操作考核标准（表7-7）

表 7-7　涂药法操作评分标准

姓名：　　　　　得分：

项目	评分细则	分值	扣分标准	扣分
操作前准备20分	1. 护士准备：着装整洁，洗手，剪指甲，戴口罩	4	一项未做到扣1分	
	2. 物品准备：治疗盘、弯盘、药物、棉签、镊子、棉球、纱布、胶布、绷带	8	每缺一项扣1分	
	3. 评估患者：核对医嘱及患者信息，向患者解释，取得患者理解与配合；体位舒适合理，暴露湿敷部位；保暖	8	每缺一项扣1分	
操作方法及程序60分	1. 执行无菌操作，取镊子、清洗方法正确	8	一项不符合扣2分	
	2. 揭去污染敷料，方法正确	5	一项不符合扣3分	
	3. 用盐水棉球擦去原药渍	5	酌情扣分	
	4. 观察伤口情况	5	未做到扣2分	
	5. 再次核对涂药部位	4	未核对扣4分	
	6. 将药物摇匀（水剂）或调匀（膏药）	8	一项不符合扣5分	
	7. 涂药薄厚均匀，不污染衣物	10	一项不符合扣5分	
	8. 包扎松紧适宜、美观	5	酌情扣分	
	9. 整理床单位，合理安排体位	5	一项不符合扣3分	
	10. 清理用物，归还原处，洗手	3	一项未做扣2分	
	11 按要求记录及签名	2	未记录扣2分	
效果评价20分	1. 涂药方法、部位准确，皮肤清洁、患者感受、目标实现的程度达到标准	5	一项不符合扣1分	
	2. 操作正确、熟练，动作轻巧	5	一项达不到标准扣2分	
	3. 理论提问回答全面、正确	10	酌情扣分	
合计		100		

监考人：　　　　　日期：

四、模拟案例试题

【案例一】

患者，男，35岁。2小时前，患者在田间劳作时，被毒蛇咬伤。查体：右足内踝处有一明显咬痕，右下肢肿胀明显，皮温高，患者自诉疼痛难忍。中医诊断：毒蛇咬伤。医嘱：给予对症处理及中医适宜技术治疗。

问题1：请根据患者目前病情，选择两种主要的中医护理措施（5分）。

问题2：根据上述所列护理措施，拟定中医护理操作的选择范围，并进行一项操作（5分）。

【案例二】

患者，女，27岁，初产妇。产后3周，自觉左乳房逐渐疼痛，痛处红肿、硬实，表面灼热，触之有包块，如鸡蛋大小，压之疼痛明显，哺乳时疼痛加剧，伴畏寒、发热、全身不适，口苦咽干，胸闷不适，饮食不香；舌苔薄黄或黄腻，脉象弦数。血常规提示白细胞计数增多，患侧腋窝淋巴结肿大。中医诊断：乳痈。医嘱：给予对症处理及中医适宜技术治疗。

问题1：根据患者目前病情，请选择两种主要的中医护理措施（5分）。

问题2：根据上述所列护理措施，拟定中医护理操作的选择范围，并进行一项操作（5分）。

【案例三】

患者，男，60岁。住院诊疗过程中，患者周身皮肤散布红色丘疹，伴瘙痒。中医诊断：湿疮，湿热壅盛证。医嘱：给予对症处理及中医适宜技术治疗。

问题1：根据患者目前病情，请选择两种主要的中医护理措施（5分）。

问题2：根据上述所列护理措施，拟定中医护理操作的选择范围，并进行一项操作（5分）。

【案例四】

患者，男，40岁。患者搬家时，不慎扭伤腰部，立即出现腰部疼痛，呈持续性剧痛，卧床休息后，次日腰痛更为严重，遂前来就医。中医诊断：急性腰扭伤。医嘱：给予对症处理及中医适宜技术治疗。

问题1：根据患者目前病情，请选择两种主要的中医护理措施（5分）。

问题2：根据上述所列护理措施，拟定中医护理操作的选择范围，并进行一项操作（5分）。

【案例五】

秦某，男，82岁。诊断：上消化道出血。输液过程中，发现患者左右前臂肿胀。左前臂稍有疼痛感，右前臂肿胀较左前臂明显，两侧均无颜色改变。右前臂浅静脉留置针处发红，左手背浅静脉留置针在位通畅，回血好，于是拔除右侧留置针，将输液装置连接至左侧手背留置针处，并予硫酸镁溶液湿敷于双手臂肿胀处。次日早上观察患者右侧前臂约10cm×5cm皮肤颜色发红，左前臂出现大片发红。故立即停止左侧输液，予以积极处理。医嘱：给予对症处理及中医适宜技术治疗。

问题1：根据患者目前病情，请选择两种主要的中医护理措施（5分）。

问题2：根据上述所列护理措施，拟定中医护理操作的选择范围，并进行一项操作（5分）。

【案例六】

患者，男，49岁。患者因建筑工地煤气管道泄漏爆炸，患者被火焰烧伤面颈部、躯干及四肢，创面肿胀明显，有大小不等的水疱形成，部分创面表皮脱落。患者神志清，呈痛苦面容，生命体征平稳。医嘱：给予对症处理及中医适宜技术治疗。

问题1：根据患者目前病情，请选择两种主要的中医护理措施（5分）。

问题2：根据上述所列护理措施，拟定中医护理操作的选择范围，并进行一项操作（5分）。

【案例七】

患儿，4岁。患者因被热水烫伤右上肢、右大腿，水疱形成2小时，伴疼痛，患儿哭闹挣扎，致部分水疱破溃。医嘱：给予对症处理及中医适宜技术治疗。

问题1：根据患者目前病情，请选择两种主要的中医护理措施（5分）。

问题2：根据上述所列护理措施，拟定中医护理操作的选择范围，并进行一项操作（5分）。

【案例八】

患者，老年男性。患者因病长期卧床，骶尾部有一1cm×2cm大小的破溃，为Ⅱ期压疮。医嘱：给予对症处理及中医适宜技术治疗。

问题1：根据患者目前病情，请选择两种主要的中医护理措施（5分）。

问题2：请问霜剂在涂擦时有何操作要点？并进行一项操作（5分）。

【案例九】

赵某，19岁。3天前打篮球时扭伤右脚，足踝处肿胀明显，行走不便，皮温不高。医嘱：给予对症处理及中医适宜技术治疗。

问题1：根据患者目前病情，请选择两种主要的中医护理措施（5分）。

问题2：根据上述所列护理措施，拟定中医护理操作的选择范围，并进行一项操作（5分）。

【案例十】

患者，男，37岁。突发喉部红肿剧痛，呼吸急促，痰涎壅盛，语言难出，汤水难下。中医诊断：急喉风，痰热互结证。医嘱：给予对症处理及中医适宜技术治疗。

问题1：根据患者目前病情，请选择两种主要的中医护理措施（5分）。

问题2：根据上述所列护理措施，拟定中医护理操作选穴部位，并进行一项操作（5分）。

第七节　中药湿敷

一、概述

（一）概念

中药湿敷技术，是采用中草药煎汤，或用其他溶媒浸泡，或新鲜药材取汁后，根据治疗需要，选择不同温度，将经中药浸泡的敷料，敷于体表一定部位或腧穴，通过药物作用和经络腧穴的传导作用，达到防治疾病目的的一种方法。

（二）原理

1. 温经散结

通过中药本身和热力作用疏通腠理、温经散寒、散结止痛。

2. 消肿止痛

通过中药透皮吸收，同时应用低于皮温的冷湿敷物理刺激机体，可降温止痛，并减轻炎症渗出。

（三）适应证

中药湿敷技术适用于腹痛腹胀、皮肤湿疹、痈疔疖肿、压疮、烧伤、虫咬蜇伤、带状疱疹、关节肿痛、跌打损伤、颈肩腰腿痛、类风湿关节炎等病症。

（四）禁忌证

1. 孕妇、女性经期腹部及腰骶部禁用，其他部位慎用。

2. 疮疡脓肿迅速扩散者禁用。

3. 有明显出血倾向者禁用。

4. 药物过敏及不合作者禁用。

二、操作规程

（一）操作前准备

1. 护士准备：着装整洁，戴好口罩、帽子，修剪指甲。

2. 物品准备：治疗盘、药液、敷料、水温计、镊子、弯盘、橡胶单、中单、纱布、医疗垃圾桶，必要时准备屏风。

3. 评估患者：①核对医嘱及患者信息，向患者解释操作目的、方法及配合要点，取得患者的合作。②检查患者中药湿敷部位的皮肤情况。

（二）操作步骤

1. 根据中药湿敷部位不同，先协助患者取适宜体位，暴露湿敷部位，注意保暖。

2. 用七步洗手法洗手。

3. 遵医嘱配制药液。常用的湿敷药液种类如下。

（1）三黄液湿敷　用纱布浸泡于三黄液中，拧半干敷于患处，每隔 2～4 小时用注射器抽吸三黄液反复淋于纱布上，每日更换纱布 1 次。

（2）四味黄连洗剂　将纱布浸泡于洗剂中，将湿纱布直接敷于患处，每 2～4 小时更换一次。

（3）炉甘石洗剂　湿敷前先摇匀液体，将洗剂倒入盛有纱布的治疗碗中，再将湿纱布敷于患处，每 2～4 小时更换 1 次。

4. 铺橡胶单和中单。

5. 将温度适宜的药液倒入容器中，纱布在药液中浸湿后，敷于患处。

6. 及时更换敷料或用镊子夹取纱布浸药后淋药液于敷布上，保持湿润及温度。

7. 观察患者皮肤反应，询问患者感受。

8. 操作完毕，擦干局部药液，取下橡胶单和中单，协助患者整理衣物。

（三）操作后处理

1. 观察病情及局部变化，询问患者有无不适。

2. 交代注意事项。

3. 协助患者取舒适体位。

4. 整理床单位，洗手，做好记录。

（四）注意事项

1. 操作前向患者做好解释，以取得患者的合作。

2. 注意保暖，防止受凉。

3. 做好消毒隔离措施，避免交叉感染。

4. 治疗过程中，观察局部皮肤反应，如出现苍白、红斑、水疱、疼痛、瘙痒等症状时，须立即停止治疗，报告医师，配合处理。

三、操作考核标准（表7-8）

表7-8 中药湿敷操作评分标准

姓名： 　　　　得分：

项目	评分细则	分值	扣分标准	扣分
操作前准备 20分	1. 护士准备：着装整洁，洗手，修剪指甲、戴口罩	4	一项未做到扣1分	
	2. 评估患者：了解病情，评估患者当前主要症状、药物过敏史、既往史、心理状况、体质、湿敷部位的皮肤情况、对温度的耐受度	8	每缺一项扣1分	
	3. 物品准备：治疗盘、治疗碗内盛38～43℃药液、敷料、水温计、镊子2把、纱布、必要时准备中单、屏风等	8	每缺一项扣1分	
操作方法及程序 60分	1. 将用物携至床旁，核对医嘱，向患者解释，取得合作	4	一项未做到扣1分	
	2. 协助患者取适宜体位，松开衣着，暴露湿敷部位，注意保暖，测试温度	10	未安排适宜体位扣3分 未测试温度扣5分	
	3. 告知患者湿敷时间20～30分钟，湿敷时皮肤感觉不适、过热、瘙痒等，应及时告知护士；中药可致皮肤着色，数日后自行消退	5	未告知扣5分 部分告知酌情扣分	
	4. 再次核对湿敷部位，将敷料浸于38～43℃药液中，浸透后将敷料拧至不滴水即可，敷于患处；及时更换敷料，或频繁淋药液于敷料上，以保持温度及湿度	20	未核对部位扣5分，温度不适宜扣5分，敷料大小不合适扣3分，湿敷时间不准确扣3分，沾湿患者衣裤床单扣2分	
	5. 询问患者有无不适，观察局部皮肤反应，有无水疱、疼痛、瘙痒、破溃；部位准确，选择的部位与疾病相符	15	一项未做到扣3分 不正确扣5分	
	6. 撤去敷料，交代注意事项，协助患者取舒适体位；整理床单位，洗手，做好记录	6	未交代注意事项扣2分 未安排体位扣2分 其他酌情扣分	
效果评价 20分	1. 操作熟练，注意保护患者隐私并保暖	6	较熟练扣2分 不熟练扣5分	
	2. 人文关怀	2	酌情扣分	
	3. 患者无皮肤损伤、舒适、安全	6	一项达不到扣2分	
	4. 用物、污物处置正确	6	未处置不得分	
合计		100		

监考人： 　　　　日期：

四、模拟案例试题

【案例一】

徐某，女，25岁，已婚。患者因受风寒突然口眼歪斜，眼睑闭合不全1天入院就诊；舌淡，苔薄白，脉细。体温36.6℃，脉搏82次/分，呼吸20次/分，血压108/80mmHg。中医诊断：面瘫，风寒袭络证。医嘱：给予对症处理及中医适宜技术治疗。

问题1：根据患者目前病情，请选择两种合适的中医护理措施（5分）。

问题2：根据上述所列护理措施，拟定中医护理操作的部位或穴位，并进行一项操作（5分）。

【案例二】

窦某，男，45岁，已婚。因双下肢红赤肿胀、灼热疼痛渐进加重3天入院就诊，伴恶寒发热，胃纳不香；舌质红，苔黄腻。体温38.6℃，脉搏92次/分，呼吸24次/分，血压133/87mmHg。血常规检查结果显示白细胞计数 10.04×10^9/L。中医诊断：丹毒，湿热毒蕴证。医嘱：给予抗感染处理并辅以中医适宜技术治疗。

问题1：根据患者目前病情，请选择两种合适的中医护理措施（5分）。

问题2：根据上述所列护理措施，拟定中医护理操作的部位或穴位，并进行一项操作（5分）。

【案例三】

张某，男，66岁。因左小腿破溃渗出数年，再发、加重2周入院就诊，伴发热，大便秘结，夜难入寐；舌质红，舌苔黄腻，脉数。查体：疮周痒痛，皮肤灼热，可见黄色渗液。体温37.8℃，脉搏88次/分，呼吸22次/分，血压135/77mmHg。血常规检查结果显示白细胞计数 11.1×10^9/L。中医诊断：臁疮，湿热毒蕴证。医嘱：给予抗感染处理及中医适宜技术治疗。

问题1：根据患者目前病情，请选择两种合适的中医护理措施（5分）。

问题2：根据上述所列护理措施，拟定中医护理操作的部位或穴位，并进行一项操作（5分）。

【案例四】

赵某，女，45岁，已婚。患者腰部疼痛不适，伴活动受限2个月余；舌质胖淡，苔白腻。体温36.3℃，脉搏72次/分，呼吸20次/分，血压110/70mmHg。中医诊断：腰痛，寒湿痹阻证。医嘱：给予对症处理及中医适宜技术治疗。

问题1：根据患者目前病情，请选择两种合适的中医护理措施（5分）。

问题2：根据上述所列护理措施，拟定中医护理操作的部位或穴位，并进行一项操作（5分）。

【案例五】

李某，男，56岁，已婚。因左膝关节酸痛、局部肿胀、屈伸不利3天入院就诊。患者现左膝关节局部畏寒，皮色不红，触之不热，活动时疼痛加重，纳食欠佳，大便溏薄，小便清长；舌苔薄白或白滑。体温36.1℃，脉搏78次/分，呼吸20次/分，血压112/70mmHg。中医诊断：膝痹，寒湿痹阻证。医嘱：给予对症处理及中医适宜技术治疗。

问题1：根据患者目前病情，请选择两种合适的中医护理措施（5分）。

问题2：根据上述所列护理措施，拟定中医护理操作的部位或穴位，并进行一项操作（5分）。

【案例六】

梁某，女，26岁，已婚。患者产后3天出现左乳肿胀疼痛，已持续2天，伴头痛、恶寒发热，遂入院就诊。患者左乳皮色微红，局部可及硬结；舌红，苔黄。体温38.1℃，脉搏88次/分，呼吸22次/分，血压116/74mmHg。血常规检查结果显示白细胞计数$11.02×10^9$/L。中医诊断：乳痈，气滞热壅证。医嘱：给予手法排乳及中医适宜技术治疗。

问题1：根据患者目前病情，请选择两种合适的中医护理措施（5分）。

问题2：根据上述所列护理措施，拟定中医护理操作的部位或穴位，并进行一项操作（5分）。

【案例七】

林某，女，46岁，已婚。主诉：右腰背部疼痛2天，伴皮疹。患者右腰部出现大量丘疹，皮损鲜红，疱壁紧张；舌质红，苔薄黄或黄厚。体温37.1℃，脉搏88次/分，呼吸21次/分，血压126/78mmHg。中医诊断：蛇串疮，肝经郁热证。医嘱：给予抗病毒、营养神经治疗，以及中医适宜技术治疗。

问题1：根据患者目前病情，请选择两种合适的中医护理措施（5分）。

问题2：根据上述所列护理措施，拟定中医护理操作的部位，并进行一项操作（5分）。

【案例八】

方某，女，36岁，已婚。主诉：患者腰腹部疼痛不适2年余。患者现腰腹部疼痛，伴带下量多，经行不畅、有血块；舌质暗，苔白腻。体温36.1℃，脉搏82次/分，呼吸21次/分，血压95/58mmHg。中医诊断：带下病，气滞血瘀证。医嘱：给予行气、活血、化瘀治疗及中医适宜技术治疗。

问题1：根据患者目前病情，请选择两种合适的中医护理措施（5分）。

问题2：根据上述所列护理措施，拟定中医护理操作的穴位，并进行一项操作（5分）。

【案例九】

季某，男，32 岁，已婚。患者肛外缘肿物突起胀痛 5 年余，伴排便时肿物增大。患者现大便秘结，肛外缘局部可触及硬性结节；舌紫暗，苔薄黄。体温 36.2℃，脉搏 82 次 / 分，呼吸 21 次 / 分，血压 145/88mmHg。中医诊断：痔病，气滞血瘀证。医嘱：给予中医适宜技术治疗。

问题 1：根据患者目前病情，请选择两种合适的中医护理措施（5 分）。

问题 2：根据上述案例为患者选用护理措施，并进行一项操作（5 分）。

【案例十】

武某，男，28 岁，未婚。患者因左足被马蜂蜇伤 4 小时，伴畏寒、头痛入院就诊。症见左足红肿瘀斑，水疱较大，大便秘结；舌红，苔黄，脉数。体温 37.5℃，脉搏 84 次 / 分，呼吸 21 次 / 分，血压 124/82mmHg。中医诊断：虫咬伤，热毒蕴结证。医嘱：给予清热解毒治疗及中医适宜技术治疗。

问题 1：根据患者目前病情，请选择两种合适的中医护理措施（5 分）。

问题 2：根据上述案例，简述中药湿敷护理措施，并进行一项操作（5 分）。

第八节　中药足浴

一、概述

（一）概念

中药足浴是通过水的热力作用和中药汤剂的药物作用，刺激足部皮肤血管和神经，从而改善血液循环和周围神经功能，达到活血、消肿、止痛、祛瘀生新等目的的一种操作方法。

（二）原理

中药足浴是通过水温和中药的药物作用，利用皮肤的御邪、分泌、吸收、渗透、排泄、感觉等多种功能，作用于局部皮肤、肌肉、关节，改善三者的代谢，强化其功能；并且通过皮肤对药物的吸收，针对局部及全身疾病进行治疗，从而调和周身气血，调整脏腑功能，治疗多种疾病。

（三）适应证

1. 头晕、头痛、失眠、耳鸣、颈椎综合征、神经衰弱等。

2. 慢性咽炎、鼻炎、视神经萎缩、感冒、咳嗽、气管炎、支气管哮喘。

3. 糖尿病周围神经病变、风湿性关节痛、足跟痛、腰痛及坐骨神经痛。

4. 心血管疾病，如稳定期心房颤动、高血压、低血压、冠心病、中风后遗症。

（四）禁忌证

1. 妊娠及月经期妇女慎用，尤其应注意避免水温过高或使用活血药物。

2. 患有各种严重出血性疾病，如呕血、便血、脑出血、胃出血等的患者禁用。

3. 肾衰竭、心力衰竭、心肌梗死、肝坏死等各种危重患者禁用。

4. 急性传染病、急性中毒，以及外科急症，如外伤、骨折、烧伤、穿孔、大出血等患者禁用。

5. 精神紧张、情绪激动及身体过度疲劳者慎用足浴。

6. 足部疾病已破溃者禁用，有皮损者慎用。

7. 药物、皮肤过敏者慎用。

二、操作规程

（一）操作前准备

1. 护士准备：着装整洁，戴好口罩、帽子，修剪指甲，洗净双手。

2. 物品准备：足浴盆或足浴器、中药、一次性塑料袋、水温计、37～40℃热水、毛巾、指甲钳、弯盘、速干手消毒液。

3. 环境准备：①安静整洁，温度、湿度适宜，光线适中。②必要时用屏风遮挡。

4. 评估患者：①检查患者有无皮肤破损、出血等情况，询问有无禁忌证。②评估患者下肢对温度的感知觉。

5. 告知患者中药泡洗的过程及注意事项，如有不适，及时与医务人员沟通。

（二）操作步骤

1. 核对解释：备齐用物至床边，关闭门窗，核对医嘱及患者信息，向患者解释操作目的、方法及配合要点，取得患者的合作。

2. 准备药液：垫一次性塑料袋于足浴盆上，将药液倒入足浴盆内，加热水至所需刻度，药液以没过踝部为宜。温度调节至 37～40℃，足浴过程中注意水温不可过低，防止受凉。

3. 安置体位：协助患者取坐位，充分暴露双踝以下足部皮肤，注意保暖，必要时遮挡。

4. 协助患者将双足置于药液中，注意观察患者病情变化及局部皮肤情况，随时询问患者有无不适，及时检查药液的温度，温度过低时应予调节，足浴时间以 20～30 分钟为宜。

（三）操作后处理

1. 足浴完毕，协助患者清洁并擦干双脚，再次评估足部皮肤。

2. 妥善安置患者，协助衣着，取舒适体位，整理床单位。

3. 进行必要的健康指导，交代注意事项。

4. 整理用物。

5. 洗手，做好记录。

（四）注意事项

1. 空腹及餐后 1 小时内不宜泡洗。餐后若立即泡洗，可因局部末梢血管扩张而影响消化。

2. 操作环境宜温暖，关闭门窗，注意为患者保暖及隐私保护。

3. 充分暴露泡洗部位，药液以浸过患者双足踝关节为宜。

4. 药液温度一般以 37 ～ 40℃为宜，泡洗时间不宜过长，以 30 ～ 40 分钟为宜。考虑病种的差异性，以防烫伤。

5. 治疗过程中观察患者局部及全身的情况，如出现红疹、瘙痒、心悸、汗出、头晕目眩等症状，立即报告医师，遵医嘱配合处理。

6. 泡浴后以浅色毛巾轻轻拭干皮肤，注意拭干趾间皮肤，趾甲过长者给予修剪。

7. 实施中药泡洗后，嘱患者饮 200mL 温开水。

8. 操作完毕后，记录泡洗的温度、时间、泡洗部位的皮肤情况及患者感受等。

三、操作考核标准（表 7-9）

表 7-9 中药足浴操作评分标准

姓名：　　　　　得分：

项目	评分细则	分值	扣分标准	扣分
操作前准备20分	护士准备：着装整洁，洗手，剪指甲，戴口罩	4	一项未做到扣 1 分	
	评估患者： 1. 核对患者信息、了解病情，评估当前主要症状、既往史、体质、进餐时间、心理状况 2. 告知中药足浴的作用、操作方法，取得患者的合作 3. 检查双下肢及双足部位的皮肤情况，评估患者配合程度 4. 签署热疗告知书	8	评估不全每项扣 1 分	
	环境准备： 1. 安静整洁，温度、湿度适宜，光线适中 2. 必要时用屏风遮挡	3	评估不全每缺一项扣 1 分	
	物品准备： 足浴盆或足浴器、中药、一次性塑料袋、水温计、37 ～ 40℃热水、毛巾、指甲钳、弯盘、速干手消毒液，必要时准备屏风	5	每缺一项扣 1 分	

项目	评分细则	分值	扣分标准	扣分
操作方法与程序60分	1. 携用物至患者床旁，关闭门窗，注意保护隐私，核对医嘱，向患者解释	7	一项未做到扣2分	
	2. 垫一次性塑料袋于足浴盆上	2	未做到扣2分	
	3. 将准备好的温水倒入足浴器内并没过第一水孔；将中药加入足浴器内，药液以没过踝部为宜	10	水位线不对扣4分 药量不对扣6分	
	4. 协助患者取适宜体位，暴露双踝以下足部皮肤，注意保暖	5	未安排适宜体位扣2分 未注意保暖扣3分	
	5. 水温计测试温度，协助患者将双足浸浴水中，并记录开始时间	8	未测试温度扣5分 未记录开始时间扣3分	
	6. 30～40分钟后，协助患者擦干双脚，再次评估足部皮肤，过程中注意观察患者反应	16	足浴时间不准确扣4分 足浴后未协助擦干双脚扣3分 未评估足部皮肤扣5分 未观察反应扣4分	
	7. 协助患者整理衣物，询问有无需要，将呼叫器放于患者易取得处，交代注意事项（口述）	6	未询问患者需要扣2分 未交代注意事项扣4分	
	8. 整理用物，洗手，做好记录（计时结束）	6	未做到一项扣2分	
效果评价20分	1. 操作熟练，动作敏捷，快、准、稳	5	较熟练扣2分 不熟练扣5分	
	2. 人文关怀	2	未做到扣2分	
	3. 患者无足部皮肤烫伤、舒适、安全	8	一项达不到扣2分	
	4. 用物、污物处置正确	5	未处置不得分 处置不正确扣2分	
合计		100		

监考人：　　　　　　　　日期：

四、模拟案例试题

【案例一】

李某，女，48岁。近5日患者自觉心中悸动，五心烦热，失眠多梦，短气，咽干，口干烦躁；舌红少苔。入院生命体征：体温36.1℃，脉搏110次/分，呼吸24次/分，血压132/82mmHg。中医诊断：心悸，气阴两虚证。医嘱：给予对症处理及中医适宜技术治疗。

问题1：请根据患者目前病情，选择两种主要的中医护理措施（5分）。

问题2：请进行一项中医护理操作，并概述该操作的作用机理（5分）。

【案例二】

王某，女，65岁，有糖尿病史15年。患者现自觉下肢麻木，腿足挛急，酸胀疼痛，或小腿抽搐，夜间为甚，伴五心烦热，失眠多梦，皮肤干燥，腰膝酸软，头晕耳鸣，口干不欲饮，便秘；舌质嫩红或淡红，苔花剥少津。中医诊断：消渴（糖尿病），阴虚血瘀证。医嘱：给予对症处理及中医适宜技术治疗。

问题1：请根据患者目前病情，选择两种主要的中医护理措施（5分）。

问题2：请进行一项中医护理操作，并简述操作后的注意事项（5分）。

【案例三】

刘某，女，52岁，近2年来频繁出现心悸，睡眠不安，心烦懊恼，胸闷脘痞，口苦痰多，头晕目眩，胸闷或胸痛；舌红，苔黄腻。入院生命体征：体温36.4℃，脉搏116次/分，呼吸25次/分，血压145/90mmHg。中医诊断：心悸，痰热内扰证。医嘱：给予对症处理及中医适宜技术治疗。

问题1：请根据患者目前病情，选择两种主要的中医护理措施（5分）。

问题2：请进行一项中医护理操作，并概述该项中医护理操作的定义（5分）。

【案例四】

赵某，男，75岁，有糖尿病史22年。患者现自觉下肢麻木不止，常有定处，足如踩棉，伴肢体困倦，头重如裹，昏蒙不清，口黏乏味，胸闷纳呆，腹胀不适，大便黏滞；舌质紫暗，舌体胖大，边有齿痕，苔白厚腻。中医诊断：消渴，痰瘀阻络证。医嘱：给予对症处理及中医适宜技术治疗。

问题1：请根据患者目前病情，选择两种主要的中医护理措施（5分）。

问题2：请列举3种以上具有活血通经作用的中药，并进行一项中医操作（5分）。

【案例五】

王某，女，48岁。近1周下肢关节疼痛、重着、肿胀，痛处游走不定，关节屈伸不利；舌淡红，苔白腻。类风湿因子180IU/mL，血沉49mm/h。中医诊断：尪痹，风湿痹阻。医嘱：给予对症处理及中医适宜技术治疗。

问题1：请根据患者目前病情，选择两种主要的中医护理措施（5分）。

问题2：尪痹可参考西医的何种疾病？并进行一项中医操作（5分）。

【案例六】

张某，女，72岁，双眼昏蒙日久，渐至失明，口眼干涩，头晕耳鸣，腰酸肢软，烦热盗汗，大便干；舌红，苔薄白。入院专科检查：右眼0.3，左眼0.1，结膜慢性充血，眼底见视盘边界不清楚，颜色呈淡红色，视盘无隆起。中医诊断：青盲，肝肾不足证。医嘱：给予对症处理及中医适宜技术治疗。

问题1：请根据患者目前病情，选择两种主要的中医护理措施（5分）。

问题2：请进行一项中医护理操作，并简述该项中医护理操作的禁忌证有哪些（5分）？

【案例七】

王某，男，68岁。双眼视物模糊6年余，视野中央区或某象限可有大片暗影遮挡；心烦郁闷，口苦胁痛，头晕目胀；舌红，苔薄白。入院专科检查：右眼0.2，左眼0.1，结膜慢性充血，眼底见视神经乳头边界不清楚，颜色呈淡红色，视神经乳头无隆起。中医诊断：青盲，肝郁气滞证。医嘱：给予对症处理及中医适宜技术治疗。

问题1：请根据患者目前病情，选择两种主要的中医护理措施（5分）。

问题2：请进行一项中医护理操作，青盲可参考西医的何种疾病（5分）？

【案例八】

苏某，女，66岁，有类风湿关节炎病史8年。现下肢关节肌肉疼痛，肿大，屈伸不利，腰膝酸软无力，关节发凉，畏寒喜暖；舌红，苔薄白。入院检查：类风湿因子152IU/mL，血沉82mm/h。中医诊断：尪痹，肝肾不足证。医嘱：给予对症处理及中医适宜技术治疗。

问题1：请根据患者目前病情，选择两种主要的中医护理措施（5分）。

问题2：请列举3种以上具有祛风除湿作用的中药，并进行一项中医护理操作（5分）。

【案例九】

王某，男，22岁。患者淋雨后，出现怕冷，低热，无汗，头项强痛，鼻塞声重，鼻涕清稀，偶有咳嗽，痰白而稀，口不渴，肢节酸痛；舌苔薄白。查体：体温38.4℃，脉搏80次/分，呼吸20次/分，血压128/76mmHg。中医诊断：外感发热。医嘱：给予对症处理及中医适宜技术治疗。

问题1：请根据患者目前病情，选择两种主要的中医护理措施（5分）。

问题2：请根据患者的四诊信息，判断其疾病证型，并进行一项中医护理操作（5分）。

【案例十】

吴某，女，35岁，一天前突发高热，鼻塞，流黄浊涕，身热无汗，头痛，咽痛，口渴欲饮，咳嗽痰黄；舌苔薄黄。查体：体温39.1℃，脉搏88次/分，呼吸21次/分，血压132/82mmHg。中医诊断：外感发热，风热犯表证。医嘱：给予对症处理及中医适宜技术治疗。

问题 1：请根据患者目前病情，选择两种主要的中医护理措施（5 分）。

问题 2：进行一项中医护理操作，概述该操作的作用机理（5 分）。

第九节 中药热熨

一、概述

（一）概念

中药热熨法是将中药与适量的水、白酒或食醋混合后加热，装入布袋内，在人体局部或相应的穴位来回移动或回旋运转。该方法利用温热及药物的共同作用，将药性通过体表渗入经脉，以达到行气活血、散寒止痛、祛瘀消肿、温经通络等功效。

（二）原理

1. 温热刺激能够温通经络、行气活血、祛湿散寒。

2. 血管扩张促进药物渗透、吸收和运输。

3. 刺激腧穴或经络能够调节机体，促进阴阳平衡，起到防病保健的作用。

（三）适应证

1. 脾胃虚寒引起的胃脘疼痛、腹冷泄泻、呕吐等病症。

2. 跌打损伤等引起的局部瘀血、肿痛等病症。

3. 扭伤引起的腰背不适、行动不便等病症。

4. 风湿痹证引起的关节冷痛、麻木、沉重、酸胀等症。

（四）禁忌证

1. 各种实热证或麻醉未清醒者禁用。

2. 腹部包块性质不明者及孕妇腹部禁用。

3. 身体大血管处、皮肤有破损处及局部反应迟钝者禁用。

二、操作规程

（一）操作前准备

1. 护士准备：着装整洁，戴好口罩、帽子，修剪指甲，洗净双手。

2. 物品准备：治疗盘、药物（根据医嘱准备）、白酒或醋、治疗碗、棉签、凡士林纱布袋或布袋 2 个、毛巾、炒锅、电磁炉或微波炉、竹铲或竹筷。

3. 环境准备：①安静整洁，温度、湿度适宜，光线适中。②必要时用屏风遮挡。

4. 评估患者：①核对医嘱及患者信息，向患者解释，取得患者的合作。②检查患者有无皮肤破损、出血等情况。

（二）操作步骤

1. 根据医嘱，将药物倒入锅中，用适量水、白酒或醋混合均匀后，用文火炒至 60～70℃，装入布袋内，用毛巾包好，保温备用。

2. 备齐用物，携至床旁，再次核对；向患者解释治疗目的、方法，以取得患者的配合；热熨前协助患者取舒适、合理的体位，并暴露药熨部位；注意保暖，视情况给予屏风遮挡。

3. 用棉签在药熨处涂一层凡士林，将药袋放到患处或相应穴位处来回推熨，开始时用力要轻，速度可稍慢；随着药袋温度的降低，力量可增大，同时加快速度；药袋温度过低时，应及时更换药袋，以保持温度，保证疗效。

4. 操作时间 15～30 分钟，每日 1～2 次。

5. 药熨过程中要注意观察局部皮肤情况，防止烫伤。

6. 药熨完毕擦净局部皮肤，协助患者着衣，取舒适体位，整理床单位，给予健康教育指导。

（三）操作后处理

1. 询问患者有无不适，观察病情及局部变化。

2. 交代注意事项。

3. 协助患者取舒适体位。

4. 整理床单位，洗手，做好记录。

（四）注意事项

1. 药熨治疗前嘱患者排空小便，冬季注意保暖。

2. 药熨温度一般在 50～60℃，不宜超过 70℃。老年人及婴幼儿所用的药袋，温度不宜过热，以防烫伤。

3. 操作过程中应保持药袋温度，冷却后应及时更换或加热。如患者感到局部疼痛或不适，则应停止操作，并进行适当处理。

4. 观察患者对热感的反应，以及局部皮肤情况，一旦出现水疱，应立即停止操作，及时报告医生进行处理。

5. 布袋用后清洗消毒备用，中药可连续使用 1 周。

三、操作考核标准（表7-10）

表 7-10　中药热熨操作评分标准

姓名：　　　　　　得分：

项目	评分细则	分值	扣分标准	扣分
操作前准备 20 分	1. 护士准备：着装整洁，洗手，修剪指甲，戴口罩	4	一项未做到扣1分	
	2. 评估患者：临床表现、主要症状、药物过敏史、对疼痛的耐受程度、心理状况、女性患者评估月经期及孕产史	8	每缺一项扣1分	
	3. 物品准备：治疗盘、药物（根据医嘱准备）、水、白酒或醋、治疗碗、棉签、凡士林、纱布袋或布袋2个、毛巾、炒锅、电磁炉或微波炉、竹铲或竹筷，必要时准备屏风	8	每缺一项扣1分	
操作方法及程序 60 分	1. 将用物携至床旁，核对医嘱，向患者解释，取得合作	4	一项未做到扣1分	
	2. 协助患者取适宜体位，松开衣着，暴露药熨部位，注意保暖，为患者进行必要的遮挡	10	未安排适宜体位扣5分	
	3. 告知患者药熨的目的、适应证，以及药熨过程中的注意事项	5	未告知扣5分 部分告知酌情扣分	
	4. 定位：根据医嘱确定药熨的部位，观察药熨部位的皮肤有无破损、炎症及知觉的敏感度	15	定位不正确扣5分 未观察局部皮肤扣10分 观察皮肤不到位酌情扣分	
	5. 患处涂少量凡士林；将药袋放到患处或穴位处，用力来回推熨，力量要均匀；根据患者的感受调整药熨的位置及温度；每次15～30分钟；密切观察患者的反应；随时询问患者的感受；观察局部皮肤及病情变化	20	一项未做到扣3分 不正确扣5分	
	6. 药熨后擦净皮肤，整理床单位，协助患者穿衣，取舒适体位，交代注意事项，洗手，做好记录	6	未擦净局部皮肤扣2分 未交代注意事项扣2分 其他酌情扣分	
效果评价 20 分	1. 操作熟练，手法有力、均匀、柔和、渗透	5	较熟练扣2分， 不熟练扣5分	
	2. 治疗部位准确、治疗目的达到的程度	4	酌情扣分	
	3. 患者无皮肤损伤，感觉舒适、安全	6	一项达不到扣2分	
	4. 用物、污物处置正确	5	未处置不得分 处置不正确扣2分	
合计		100		

监考人：　　　　　　日期：

四、模拟案例试题

【案例一】

付某，女，27岁，已婚未孕。患者因胃脘部隐痛不适3天入院。既往有幽门螺杆菌感染病史。患者现胃脘隐痛，喜暖喜按，空腹痛甚，得食痛减，纳呆食少，畏寒肢冷，头晕肢倦，泛吐清水，便溏腹泻；舌体胖，边有齿痕，苔薄白，脉迟缓。中医诊断：胃痛（消化性溃疡），脾胃虚寒证。医嘱：完善相关检查，给予对症处理及中医适宜技术治疗。

问题1：根据患者目前病情，针对胃脘部疼痛不适情况，选择两种中医护理措施（5分）。

问题2：根据上述所列护理措施，协助医生拟定中医护理操作所需的药物，以及操作部位和操作方法，并进行中医护理技术操作（5分）。

【案例二】

周某，女，85岁，因中风4个月余，半身不遂入院。既往有高血压、1型糖尿病史。患者现左侧肢体偏瘫，肢软无力，面色萎黄，语言謇涩；舌质淡紫，有瘀斑，苔薄白，脉细涩无力。中医诊断：中风（脑梗死恢复期），气虚血瘀证。医嘱：给予对症处理及中医适宜技术治疗。

问题1：根据患者目前病情，针对其左侧肢体偏瘫无力，选择两种中医护理措施（5分）。

问题2：根据上述所列护理措施，协助医生拟定中医护理操作所需的药物，以及操作部位和操作方法，并进行中医护理技术操作（5分）。

【案例三】

方某，女，38岁，因颈肩部刺痛半日入院。患者既往体健，长期伏案工作。患者现颈肩部刺痛，痛处固定，伴有肢体麻木；舌质暗，苔白腻，脉弦。中医诊断：项痹（神经根型颈椎病），血瘀气滞证。医嘱：完善相关检查，给予对症处理及中医适宜技术治疗。

问题1：根据患者目前病情，针对其颈肩部刺痛，选择两种中医护理措施（5分）。

问题2：根据上述所列护理措施，协助医生拟定中医护理操作所需的药物，以及操作部位和操作方法，并进行中医护理技术操作（5分）。

【案例四】

陈某，男，45岁，因腰腿部剧烈疼痛1日入院。患者现腰腿痛剧烈、痛有定处，腰部僵硬，俯仰活动艰难；舌质暗紫，有瘀斑，舌苔薄白，脉细涩。中医诊断：腰痹（腰椎间盘突出症），血瘀气滞证。医嘱：完善相关检查，给予对症处理及中医适宜技术治疗。

问题1：根据患者目前病情，针对其症状，选择两种中医护理措施（5分）。

问题2：根据上述所列护理措施，协助医生拟定中医护理操作所需的药物，以及操作部位和操作方法，并进行中医护理技术操作（5分）。

【案例五】

刘某，男，68岁，因右侧胁肋胀痛不适3天入院。既往有慢性乙型肝炎病史。患者现胁肋胀痛，时有窜痛，急躁易怒，喜太息，口干口苦，咽部有异物感，纳差，腹胀，嗳气，便溏；舌质淡红，苔薄黄，脉细数。中医诊断：积聚（肝硬化），肝郁脾虚证。医嘱：完善相关检查，给予对症处理，以及中医适宜技术治疗。

问题1：根据患者目前病情，针对其胁肋胀痛不适的症状，选择两种中医护理措施（5分）。

问题2：根据上述所列护理措施，协助医生拟定中医护理操作所需的药物，以及操作部位和操作方法，并进行中医护理技术操作（5分）。

【案例六】

许某，女，70岁，因食后胃脘胀满，腹胀不适3天入院。既往有慢性乙型肝炎病史。查体：腹大胀满，绷急如鼓。患者现进食后胃脘部胀满，便溏，腹胀，气短，乏力，恶心，呕吐，自汗，口淡不欲饮，面色萎黄；舌质淡，舌苔薄白，脉缓。中医诊断：臌胀（肝硬化），脾虚湿盛证。医嘱：完善相关检查，给予对症处理及中医适宜技术治疗。

问题1：根据患者目前病情，针对其腹胀不适的症状，选择两种中医护理措施（5分）。

问题2：根据上述所列护理措施，协助医生拟定中医护理操作所需的药物，以及操作部位和操作方法，并进行中医护理技术操作（5分）。

【案例七】

齐某，女，40岁，因胃脘部不适，数次呕吐清水而入院。患者现呕吐清水，胃脘隐痛不适，纳谷不振，神疲乏力，大便稀溏；舌淡红，苔薄白，脉濡弱。中医诊断：呕吐（急性胃炎），脾胃虚弱证。医嘱：完善相关检查，给予对症处理及中医适宜技术治疗。

问题1：根据患者目前病情，针对其症状，选择两种中医护理措施（5分）。

问题2：根据上述所列护理措施，协助医生拟定中医护理操作所需的药物，以及操作部位和操作方法，并进行中医护理技术操作（5分）。

【案例八】

张某，女，38岁，因腰腹部冷痛不适，伴带下色白、质稀半个月入院。患者腰腹冷痛，带下色白、质稀、无臭；舌质暗，苔白腻。中医诊断：带下病，寒湿瘀滞证。医嘱：完善相关检查，给予对症处理及中医适宜技术治疗。

问题1：根据患者目前病情，针对其症状，选择两种中医护理措施（5分）。

问题2：治疗带下病必祛湿，请列举2味祛湿的中药，中药热熨的适应证、禁忌证、注意事项、中药热熨的部位，并进行中药热熨操作（5分）。

【案例九】

李某，男，52岁，因食少纳呆，腰膝酸软1周入院。既往有慢性肾衰竭病史。患者现畏寒肢冷，倦怠乏力，气短懒言，食少纳呆，腰膝酸软，腰部冷痛，脘腹胀满，大便溏，夜尿清长；舌淡，边有齿痕，脉沉细。诊断：慢性肾衰竭，脾肾阳虚证。医嘱：完善相关检查，给予对症处理，以及中医适宜技术中药热熨治疗。

问题1：此病例中中药热熨主要针对患者哪一种症状进行护理（5分）？

问题2：请说出中药热熨作用机理，叙述该患者中药热熨的部位，并进行中药热熨操作（5分）。

【案例十】

王某，男，35岁，因肛门肿痛剧烈2天入院。患者现肛门肿痛剧烈，痛如鸡啄，夜寐不安，伴有恶寒发热，口干便秘，小便困难，肛周红肿，按之有波动感或穿刺有脓；舌质红，苔黄。体温38℃，脉搏84次/分，呼吸20次/分，血压130/80mmHg。中医诊断：肛痈，热毒炽盛证。医嘱：完善相关检查，给予对症处理及中医适宜技术治疗。

问题1：针对此患者小便困难的症状，请选择一项中医适宜技术进行护理（5分）。

问题2：列举此项中医适宜技术所用的3个穴位，叙述穴位的位置、作用，并进行此项中医适宜技术操作（5分）。

第十节　穴位贴敷

一、概述

（一）概念

穴位贴敷法是将中药研磨成细末，与各种不同的赋形剂调成糊状、膏状、丸状、饼状等制剂，贴敷在一定的穴位上，通过药效和穴效的双重效应，治疗疾病的一种外治方法。

（二）原理

1. 药效：不同性味的药物，通过透皮吸收作用，发挥药效，达到活血化瘀、清热解毒、消肿止痛、祛瘀生新的目的。

2.穴效：药物刺激穴位，产生的局部刺激作用和经络的调节作用，共同达到疏通经络、调和营卫、协调脏腑功能的目的。

（三）适应证

穴位贴敷法适用于疖、痈、疽、疔疮、关节肿痛、跌打损伤、烫伤、肠痈、感冒、咳嗽、哮喘、自汗、盗汗、肺痈、不寐、胃脘痛、泄泻、呕吐、便秘、食积、黄疸、胁痛、头痛、眩晕、面瘫、消渴、遗精、遗尿、阳痿、月经不调、痛经、子宫脱垂、乳痈、乳核、痄腮、牙痛、口疮、高热、小儿夜啼、厌食、流涎等病症。此外，穴位贴敷法还可用于防病保健。

（四）禁忌证

1.皮肤对药物过敏者，易起丘疹、水疱的患者，应禁用。

2.对于孕妇、幼儿，应避免贴敷刺激性强、毒性大的药物。

3.穴位贴敷法在患者眼部、唇部等部位慎用。

二、操作规程

（一）操作前准备

1.护士准备：着装整洁，戴好口罩、帽子，修剪指甲，洗净双手。

2.物品准备：治疗卡、治疗巾、治疗盘、敷贴、治疗碗、弯盘、生理盐水、棉签、纱布、胶布或绷带，必要时准备毛毯、屏风。

3.环境准备：①安静整洁，温度、湿度适宜，光线适中。②必要时用屏风遮挡。

4.评估患者：①核对医嘱及患者信息，向患者解释操作目的、方法及配合要点，取得患者的合作。②询问患者有无中药过敏史，检查患者敷药部位皮肤有无破损、皮疹、红肿等情况，确定敷药部位及敷药范围，遵医嘱选择适宜的药物剂型和用量。

（二）操作步骤

1.备齐用物，携至床旁。

2.根据敷药部位，协助患者取适宜的体位，充分暴露患处。注意保暖，必要时用屏风遮挡患者。

3.用0.9%生理盐水棉签擦拭皮肤，待干。

4.根据病情、敷药面积、皮肤状况，取合适的敷贴和药物。正确选穴，用生理盐水棉签清洁标记部位。

5.将药物敷贴于穴位上，做好固定。为避免药物溢出污染衣物，可加纱布覆盖。以胶布或绷带固定，松紧适宜。

6.若药物需要加热，温度以患者耐受为宜。

7. 观察患者局部皮肤，询问有无不适感，敷贴时间遵医嘱（一般 1 ～ 24 小时不等）。

8. 操作完毕，撤去治疗巾，协助患者整理衣物及床单位，交代注意事项。

（三）操作后处理

1. 协助患者着衣，安排舒适体位。

2. 告知患者局部皮肤有轻微灼热、痒感为正常反应。

3. 整理床单位，洗手，记录所敷药物、时间、部位及皮肤情况。

（四）注意事项

1. 孕妇的脐部、腹部、腰骶部及某些敏感穴位，如合谷、三阴交等处都不宜敷贴，以免局部刺激引起流产。

2. 药物贴敷，厚度一般以 0.2 ～ 0.3cm 为宜，覆盖敷料大小适宜。

3. 贴敷时间一般为 4 ～ 8 小时，儿童可贴敷 2 ～ 4 小时。患者贴敷期间应穿宽松透气的棉麻衣服。贴敷药物后，注意局部防水。

4. 敷贴部位应交替使用，不宜单个部位连续敷贴。

5. 除拔毒膏外，患处有红肿及溃烂时不宜敷贴药物，以免发生化脓性感染。

6. 对于残留在皮肤上的药物，不宜采用肥皂或刺激性物品擦洗。

7. 敷药后，如果出现红疹、瘙痒、水疱等过敏现象，应暂停使用，报告医师，配合处理。

8. 根据病情的性质和阶段的不同，分别采用水、酒、醋、蜂蜜、饴糖、植物油、鸡蛋清、葱汁、姜汁、蒜汁、茶汁、凡士林等作为赋形剂。

9. "三伏贴"是将药膏（直径 1cm，高度 0.5cm 左右）敷于 5cm×5cm（小儿患者可适当减小）的医用胶布上，在特定穴位进行贴敷治疗。

（1）每年夏季，三伏天（初、中、末伏）的第一天进行贴敷治疗。

（2）每两次贴敷之间，间隔 7 ～ 10 天，连续贴敷 3 年为 1 个疗程。

（3）局部皮肤有轻微灼热、痒感为正常反应；若出现奇痒或难以耐受的灼痛感，应立即去除药膏；贴敷后若出现范围较大、程度较重的皮肤红斑、水疱、瘙痒现象，应立即停药，并进行对症处理。小的水疱，一般不必特殊处理，让其自然吸收；大的水疱，应以无菌针挑破其底部，排尽液体，消毒后用无菌纱布覆盖。

（4）贴敷期间应忌食生冷、海鲜、辛辣刺激性的食物。

10. 贴敷部位起水疱或破溃者，应待皮肤愈后再贴敷。

三、操作考核标准（表7-11）

表7-11　穴位敷贴操作评分标准

姓名：　　　　　　　得分：

项目	评分细则	分值	扣分标准	扣分
操作前准备20分	1.护士准备：着装整洁，洗手，修剪指甲，戴口罩	4	一项未做到扣1分	
	2.评估患者：了解病情，评估患者当前主要症状、临床表现、既往史、心理状况、体质、过敏史、贴敷部位的皮肤情况	8	每缺一项扣1分	
	3.物品准备：治疗盘、治疗卡、棉签、0.5%碘伏、药丸、敷贴、治疗碗内盛少量生理盐水、弯盘，必要时准备浴巾、屏风等	8	每缺一项扣1分	
操作方法及程序65分	1.将用物携至床旁，核对医嘱，向患者解释，取得合作	4	一项未做到扣1分	
	2.协助患者取适宜体位，松开衣着，暴露敷贴部位。注意保暖。观察局部皮肤情况	5	未安排适宜体位扣2分 未注意保暖扣2分 未观察皮肤扣2分	
	3.根据病情选穴，并口述主穴、配穴名称及选穴方法，确定穴位后消毒标记	18	选穴错一个扣2分 未清洁消毒扣5分 定位错一个扣2分	
	4.将药丸轻压于所定穴位，以药丸为中心贴好敷贴	10	药丸未贴在穴位一穴扣2分 敷贴未贴牢一穴扣2分 部分酌情扣分	
	5.询问患者有无不适，观察病情及局部变化，告知患者局部皮肤有轻微灼热、痒感为正常反应，出现奇痒、灼痛感难耐受应立即去除药膏	10	未询问扣3分 未观察扣2分 未告知扣5分	
	6.交代注意事项，饮食禁忌。协助患者取舒适体位	6	未交代注意事项扣3分 未安排体位扣2分	
	7.整理床单位，洗手（口述）	4	未口述扣2分	
	8.贴敷时间到，去除药物，观察局部皮肤情况，清洁局部皮肤，评估病情变化	6	未清洗扣3分 未观察皮肤扣3分	
	9.整理床单位，洗手，做好记录	2	未整理床单位扣1分 未洗手扣1分	
效果评价15分	1.操作熟练，手法轻柔、贴敷牢固	4	较熟练扣1～2分，不熟练扣4分	
	2.患者无皮肤损伤、舒适、安全	5	一项达不到扣2分	
	3.用物、污物处置正确	5	未处置不得分 处置不正确扣2分	
	4.时间不超过8分钟	1	超时扣1分	
合计		100		

监考人：　　　　　　日期：

四、模拟案例试题

【案例一】

王某，17岁。患者淋雨后1小时，突然呕吐，呕吐物为胃内容物，量多，吐后胃脘胀满不适减轻。半日后，患者恶寒，胃部胀满不适，恶心反酸；舌质淡，苔白腻，脉浮。体温37.2℃，脉搏72次/分，呼吸18次/分，血压118/63mmHg。中医诊断：呕吐，寒邪犯胃证。医嘱：给予对症处理及中医适宜技术治疗。

问题1：根据患者目前病情，请选择两种主要的中医护理措施（5分）。

问题2：根据上述所列护理措施，拟定中医护理操作应选择的主穴和配穴，并进行一项操作（5分）。

【案例二】

刘某，男，47岁。1个月前因受凉，腰部重着不适，继而腰冷痛渐重，现阴雨天腰痛难耐，不能转侧，活动受限；舌质淡，苔白，脉沉。体温36.2℃，脉搏79次/分，呼吸18次/分，血压138/83mmHg。中医诊断：腰痛，寒湿证。医嘱：给予对症处理及中医适宜技术治疗。

问题1：根据患者目前病情，请选择两种主要的中医护理措施（5分）。

问题2：根据上述所列护理措施，拟定中医护理操作应选择的主穴和配穴，并进行一项操作（5分）。

【案例三】

赵某，男，19岁。因过食辛辣烧烤食物，致大便干结，腹部胀满，小便短赤，口干口臭；舌红，苔黄，脉滑数。体温37.2℃，脉搏81次/分，呼吸19次/分，血压115/73mmHg。中医诊断：便秘，肠道实热证。医嘱：给予对症处理及中医适宜技术治疗。

问题1：根据患者目前病情，请选择两种主要的中医护理措施（5分）。

问题2：根据上述所列护理措施，拟定中医护理操作应选择的主穴和配穴，并进行一项操作（5分）。

【案例四】

赵某，女，69岁。面色萎黄无华，大便艰涩难出，偶有头眩心悸，少腹冷痛，小便清长，畏寒肢冷，喜热恶寒，腰酸背冷；舌质淡，苔白，脉沉迟。体温36.0℃，脉搏63次/分，呼吸18次/分，血压115/63mmHg。中医诊断：便秘，脾肾阳虚证。医嘱：给予对症处理及中医适宜技术治疗。

问题1：根据患者目前病情，请选择两种主要的中医护理措施（5分）。

问题2：根据上述所列护理措施，拟定中医护理操作应选择的主穴和配穴，并进行

一项操作（5分）。

【案例五】

王某，57岁。受凉后出现头痛，身痛，发热畏寒，咳嗽声重，咳痰稀薄色白，无汗；舌质淡，舌苔薄白，脉浮紧。体温38.0℃，脉搏86次/分，呼吸20次/分，血压118/83mmHg。中医诊断：咳嗽，风寒袭肺证。医嘱：给予对症处理及中医适宜技术治疗。

问题1：根据患者目前病情，请选择两种主要的中医护理措施（5分）。

问题2：根据上述所列护理措施，拟定中医护理操作应选择的主穴和配穴，并进行一项操作（5分）。

【案例六】

刘某，64岁。患者自诉每日晨起咳嗽严重，咳声重浊，痰多色白，胸闷，食欲差，神疲乏力；苔白腻，脉滑。体温36.2℃，脉搏71次/分，呼吸19次/分，血压128/87mmHg。中医诊断：咳嗽，痰湿蕴肺证。医嘱：给予对症处理及中医适宜技术治疗。

问题1：根据患者目前病情，请选择两种主要的中医护理措施（5分）。

问题2：根据上述所列护理措施，拟定中医护理操作应选择的主穴和配穴，并进行一项操作（5分）。

【案例七】

韩某，女，24岁。面色萎黄，形体瘦弱，稍食油腻或多食，则大便次数增多，且大便时清时稀，多有完谷不化，反复发作；舌淡，苔白，脉细弱。体温36.2℃，脉搏70次/分，呼吸18次/分，血压108/67mmHg。中医诊断：泄泻，脾胃虚弱证。医嘱：给予对症处理及中医适宜技术治疗。

问题1：根据患者目前病情，请选择两种主要的中医护理措施（5分）。

问题2：根据上述所列护理措施，拟定中医护理操作应选择的主穴和配穴，并进行一项操作（5分）。

【案例八】

孙某，女，40岁。患者自诉上腹部隐隐作痛频发，进食后或得温则痛减，按揉可痛缓，劳累或受凉后痛甚，口中多泛吐清水，食欲差，乏力，手足不温，大便多不成形；舌淡，苔白，脉迟缓。体温36.4℃，脉搏71次/分，呼吸17次/分，血压113/77mmHg。中医诊断：胃痛，脾胃虚寒证。医嘱：给予对症处理及中医适宜技术治疗。

问题1：根据患者目前病情，请选择两种主要的中医护理措施（5分）。

问题2：根据上述所列护理措施，拟定中医护理操作应选择的主穴和配穴，并进行

一项操作（5分）。

【案例九】

韩某，男，44岁。患者自诉腰膝酸软，腹中冷痛，多在凌晨5点到7点肠鸣腹痛，泻后痛减，大便稀薄混杂未消化的食物，体寒肢冷，疲乏无力，小便清长，夜尿频多；舌淡，苔白，脉沉细。体温36.5℃，脉搏76次/分，呼吸18次/分，血压118/79mmHg。中医诊断：泄泻，脾肾阳虚证。医嘱：给予对症处理及中医适宜技术治疗。

问题1：根据患者目前病情，请选择两种主要的中医护理措施（5分）。

问题2：根据上述所列护理措施，拟定中医护理操作应选择的主穴和配穴，并进行一项操作（5分）。

【案例十】

刘某，女，49岁。心烦失眠，口干，手足心热，午后颧红潮热，健忘，偶有心悸，腰膝酸软；舌红，苔少，脉细数。体温36.9℃，脉搏81次/分，呼吸19次/分，血压138/87mmHg。中医诊断：不寐，阴虚火旺证。医嘱：给予对症处理及中医适宜技术治疗。

问题1：根据患者目前病情，请选择两种主要的中医护理措施（5分）。

问题2：根据上述所列护理措施，拟定中医护理操作应选择的主穴和配穴，并进行一项操作（5分）。

参考书目

［1］刘革新 . 中医护理学［M］. 2 版 . 北京：人民卫生出版社，2006.

［2］孙秋华 . 中医护理学［M］. 2 版 . 北京：人民卫生出版社，2017.

［3］徐桂华 . 中医护理学基础［M］. 2 版 . 北京：中国中医药出版社，2016.

［4］徐桂华，李佃贵 . 中医护理学［M］. 北京：人民卫生出版社，2009.

［5］陈佩仪 . 中医护理学基础［M］. 2 版 . 北京：人民卫生出版社，2017.

［6］陈家旭 . 中医诊断学［M］. 9 版 . 北京：中国中医药出版社，2012.

［7］李峰，王天芳 . 中医诊断学基本技能实训［M］. 北京：中国中医药出版社，2014.

［8］孙秋华 . 中医护理学基础［M］. 2 版 . 北京：人民卫生出版社，2016.

［9］李敏 . 中医护理学概论［M］. 北京：人民卫生出版社，2017.

［10］刘锐，刘英翠 . 中医护理学［M］. 北京：人民卫生出版社，2015.

［11］马凤英，郭怀玲 . 中医护理学［M］. 北京：人民卫生出版社，2016.

［12］程英梅 . 中医护理学实用教程［M］. 北京：科学出版社，2014.

［13］陈怀礼 . 中医护理学［M］. 北京：人民卫生出版社，2018.

［14］王峰，谢洪涛，刘昊 . 中医护理学实验教程［M］. 北京：科学出版社，2018.

［15］张军，韩建华 . 中医护理学［M］. 北京：科学出版社，2015.

［16］李文萍，赵志红 . 中医护理学基础与实践［M］. 北京：人民卫生出版社，2016.

［17］龚晓明 . 中医护理学［M］. 北京：人民军医出版社，2019.

［18］杨秋芳 . 中医护理学实用教程［M］. 北京：科学出版社，2017.

［19］周昕，任勇 . 中医护理学实践指南［M］. 北京：科学出版社，2019.

［20］张素秋 . 中医科护士规范操作指南［M］. 北京：中国中医药科技出版社，2017.

［21］徐桂华，张先庚 . 中医临床护理学［M］. 北京：人民卫生出版社，2012.

［22］宋柏林，于天源 . 推拿治疗学［M］. 北京：人民卫生出版社，2012.

［23］池建淮，胡慧 . 中医护理学基础［M］. 北京：人民卫生出版社，2014.

［24］徐桂华 . 中医护理学基础［M］. 北京：中国中医药出版社，2012.

［25］李正姐，刘耀辉，叶明华，等 . 常用护理技术实训指导护理技术操作流程及评分标准［M］. 南京：江苏科学技术出版社，2011.

［26］于卫华 . 临床护理技术操作流程及考核指南［M］. 合肥：中国科学技术大学

出版社，2017.

　　［27］龚勤慧，陆静波．养老机构慢性病护理实用手册［M］．上海：上海科技教育出版社，2019.

　　［28］沈小平．新编当代护理学：下［M］．上海：复旦大学出版社，2018.

　　［29］施慧，徐为群．中医护理学基础［M］．北京：中国协和医科大学出版社，2019.

　　［30］中国中医药管理局医政司．护理人员中医技术使用手册［M］．北京：中国中医药出版社，2015.

　　［31］陈桂敏．艾灸疗法知识［M］．北京：人民军医出版社，2011.